功能性外科骨增量技术与牙种植修复
新设计模式

Surgical Design for Dental Reconstruction with Implants:
A New Paradigm

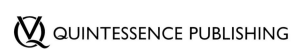

QUINTESSENCE PUBLISHING

Berlin | Chicago | Tokyo
Barcelona | London | Milan | Mexico City | Moscow | Paris | Prague | Seoul | Warsaw
Beijing | Istanbul | Sao Paulo | Zagreb

功能性外科骨增量技术
与牙种植修复新设计模式

Surgical Design for Dental Reconstruction
with Implants: A New Paradigm

（美）马丁·陈（Martin Chin） 编 著

魏建华 马 威 主 译

彭 歆 白石柱 曲行舟 付 钢 副主译

北方联合出版传媒（集团）股份有限公司

辽宁科学技术出版社

沈 阳

图文编辑

王静雅　纪凤薇　刘玉卿　张　浩　曹　勇

This is translation of Surgical Design for Dental Reconstruction with Implants: A New Paradigm, the English edition published by Quintessence Publishing Co., Inc
By Martin Chin
© 2016 Quintessence Publishing Co., Inc

©2021，辽宁科学技术出版社。
著作权合同登记号：06-2019第184号。

图书在版编目（CIP）数据

功能性外科骨增量技术与牙种植修复新设计模式 /（美）
马丁·陈（Martin Chin）编著；魏建华，马威主译. — 沈阳：
辽宁科学技术出版社，2021.6
　　ISBN 978-7-5591-1723-6

　　Ⅰ. ①功… Ⅱ. ①马… ②魏… ③马… Ⅲ. ①种植牙—口
腔外科学　Ⅳ. ①R782.12

中国版本图书馆CIP数据核字（2020）第157372号

出版发行：辽宁科学技术出版社
　　　　　（地址：沈阳市和平区十一纬路25号　邮编：110003）
印　刷　者：上海利丰雅高印刷有限公司
经　销　者：各地新华书店
幅面尺寸：210mm×285mm
印　　张：15.75
插　　页：4
字　　数：320千字
出版时间：2021年6月第1版
印刷时间：2021年6月第1次印刷
策划编辑：陈　刚
责任编辑：殷　欣　苏　阳　金　烁
封面设计：袁　舒
版式设计：袁　舒
责任校对：李　霞

书　　　号：ISBN 978-7-5591-1723-6
定　　　价：398.00元

投稿热线：024-23280336
邮购热线：024-23280336
E-mail:cyclonechen@126.com
http://www.lnkj.com.cn

译者名单
Translators

主 译

魏建华 马 威

副主译

彭 歆 白石柱 曲行舟 付 钢

参 译（按姓名首字笔画为序）

马 威	第四军医大学口腔医院种植科	杨子桧	第四军医大学口腔医院颌面外科
王 震	上海交通大学医学院口腔颌面头颈肿瘤科	杨向明	第四军医大学口腔医院颌面外科
方 巍	第四军医大学口腔医院种植科	杨新杰	第四军医大学口腔医院颌面外科
付 钢	重庆医科大学附属口腔医院种植科	吴 炜	第四军医大学口腔医院颌面外科
付 琳	中国人民解放军66069部队92分队	胡文军	中国人民解放军联勤保障部队第991医院
白石柱	第四军医大学口腔医院数字化中心	高 敏	北京大学口腔医院
曲行舟	上海交通大学医学院口腔颌面头颈肿瘤科	黄 弘	重庆医科大学附属口腔医院种植科
朱靖恺	中国人民解放军32105部队	彭 歆	北京大学口腔医院
闫志伟	第四军医大学口腔医院颌面外科	魏建华	第四军医大学口腔医院颌面肿瘤科

献词
Dedication

致James F.Chin（1910—2010）
　　——发明家、教师、敬爱的父亲

父亲授予我的几条人生箴言：

- 一种获得满足感的方式：了解我们周围的事物是如何运作的。
- 一项不成功的发明不代表失败，而是发现过程的一部分。
- 发明家的使命是开辟一条道路，找到以前不存在的解决方案。
- 没有比两个人之间的相互信任更重要的责任了。

前言
Preface

　　本书的目的是，展示一种通过结合神经生理学、组织工程学的进化原理和综合外科、实验室技术来改善口腔颌面重建结果的策略。本书会引起外科医生和正畸医生的强烈兴趣。书中介绍的外科原理同样适用于种植牙外科医生、颌面外科医生和颅面外科医生。

　　目前的外科教科书都是基于解剖操作来解决临床问题，使畸形的外观正常化成为建立功能的一种手段。然而，许多善于思索的"观察家"已经认识到，形态和功能之间的关系比解剖结构更为复杂。Wolff[1]首先确定了形态和功能之间的关系，并提出一些机制促进解剖单元形成，以响应对形态和功能的要求。Moss[2]提出了功能矩阵理论，指出骨骼发育依赖于周围软组织。Harvold[3]试图定义参数，如果满足参数，将导致面部骨骼的形成。

　　上述理论都提出，外部的、远处的组织进程决定了骨骼结构的形成和维护。目前缺乏的是一种将研究人员对生长发育原理的主观结论与外科手术的客观过程相结合的方法。这一目标尤其具有挑战性，因为现代患者要求，在手术耐受范围内，能获得精确的结果。因此，本书的目标是，在颌面外科的常规实践和理论实验室科学之间架起一座桥梁。第一个任务是制订一个具体的、可以在每一个手术设计中都应该考虑的治疗计划原则，以促进愈合；第二个任务是定义特定的实验室和外科技术，使精确的骨骼运动具有可预测性；第三个任务是通过临床实例验证该方法，包括长期随访。

　　本书还讨论了新兴的生物技术是如何将理论和临床相结合的。并建立一个工作模型，用于解决患者的实际问题。这种综合的方法提供了一种可能，来解决对传统疗法效果不佳的临床问题。

参考文献

[1] Wolff J. The Law of Bone Remodeling. Maquet P, Furlong R (trans). Berlin: Springer, 1986.
[2] Moss ML. The functional matrix. In: Kraus B, Reidel R (eds). Vistas in Orthodontics. Philadelphia: Lea and Febiger, 1962:85–98.
[3] Harvold EP. The theoretical basis for the treatment of hemifacial microsomia. In: Harvold EP, Vargervik K, Chierici G (eds). Treatment of Hemifacial Microsomia. New York: Alan R. Liss, 1983.

鸣谢
Acknowledgments

我真诚地感谢在过去35年中治疗过的许多患者及其家属。没有什么比被信任、被托付照顾患者更大的荣耀了。

感谢Theodore Ng和William K. Tom在多年来规划、手术和随访护理患者方面的合作。

Galen Wagnild和Kathy Mueller在这些病例中为许多患者提供了口腔修复治疗。这些疾病的治疗难度使得修复医生经常面临更多的技术和患者管理方面的挑战。我非常欣赏他们对待患者的高标准和富有同情心的态度。

特别感谢Lisa Bywaters，是她用自己的视角和鼓励引导我完成了编写本书的"旅程"。在将自身经验以外科实践的形式，明确和有效地传达给其他临床医生的过程中，她对出版和牙科学的独特理解是至关重要的。没有她的信任和信心，本书是不可能完成的。

我的女儿Lauren Chin是一名注册牙科卫生士和记者，她的许多贡献值得特别的认可。她完成了本书中的许多插图，这些插图将复杂的手术过程提炼成可理解的形式。最重要的是，她一直坚定地支持该项目，并致力于将这些概念转化为临床医生、基础科学家和患者将来可能受益的形式。

目录
Contents

第1章
基于胚胎发育理念的外科设计

Introduction to Surgical Design Using Embryologic Processes

现有情况下，面部骨骼可由两种方式形成。第一种是宫内胚胎发育，是"胚胎发生"这一复杂过程的一部分。在此过程中，骨骼系统与其他器官系统形成一致。第二种是重建手术，通常涉及组织移植技术。

新兴生物技术引入了骨骼构建的其他方法，包括组织工程、干细胞转移和基因治疗。这些手术是将胚胎发育常见的过程与普通重建手术的机制结合起来的杂交技术。为了更好地应用这些新技术，临床医生必须了解骨再生过程如何受手术和内在胚胎学机制的影响。

关于术语的说明：重建手术定义为修复损坏或缺失的结构，因为替换是手术目的。在身体中构建胚胎发育中未形成的部分则被定义为构建性手术。创建一个没有现成前体的解剖结构是一个特殊的挑战，与替换或修复的任务有本质的不同。研究胚胎发育过程中，解剖结构如何形成可以为解决构建手术中的挑战提供线索。

在本书中，术语"重建手术"通常用于指代重建手术和构建性手术的基本原则，而构建性手术将专门应用于缺失组织的发育不全病例。本章节将致力于统合重建手术和胚胎发育的差异，以期发掘再生过程在重建手术和构建性手术中的应用潜能。

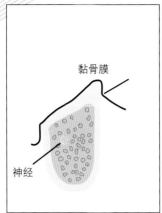

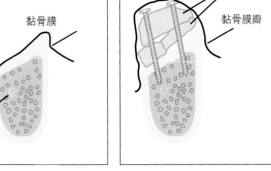

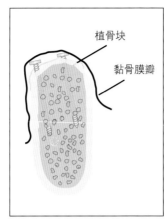

图1-1a 下颌右侧第一磨牙牙槽嵴示意图，种植骨量不足。

图1-1b 传统技术采用骨块重建牙槽嵴缺陷。

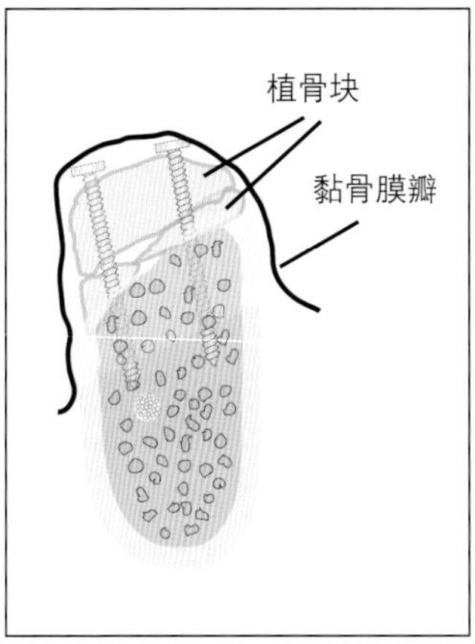

图1-1c 当移植物吸收时，活性骨组织垂直生长到所形成的空间中。

图1-1d 物理骨块增量技术成功进行牙槽嵴重建。

外科手术和胚胎形成的目标与原则

功能和美学解剖结构的创建是口腔颌面外科的基本目标。为了达到这个目标，外科医生要修改现有的解剖结构或者制造那些已经失去或者未能发育的解剖结构。工作任务可以是修复因为肿瘤切除导致的节段性颌骨缺失，或在上颌骨中产生足够的骨量以放置牙种植体。此外，患有先天性唇腭裂的患者要创造发育中未形成的面部部分。还有些患者要求放置骨结合种植体来固定假牙。

现在已经开发了许多不同的治疗方法来解决各种各样的疾病。无论是放置牙种植体还是进行复杂的颅面手术，治疗的理论基础都是一样的。所有的程序都是基于一般重建手术的基本原则。重建手术在生理学背景和伤口愈合理念之上，遵循机械建筑模型的方法。用这种方法，一个缺失的解剖单元被机械地用移植物或合成材料代替。其是否成功主要取决于局部因素，例如，移植物放置的血管床质量以及在无张力情况下软组织闭合覆盖移植物的能力。外科医生手术操作的精度被认为是获得成功治愈的关键因素。

用块状骨移植物增高牙槽嵴是代表机械性骨骼构建策略的一种传统技术。缺乏足够的骨量以支撑牙种植体的牙槽嵴以一种相对萎缩的稳定状态存在（图1-1a）。其标准重建手术策略是将某种类型的骨移植材料置于牙槽嵴上，并用螺钉将其固定在现有的皮质骨中（图1-1b）。根据增加的骨质体积转

移、滑行黏骨膜瓣以促进愈合过程。这一愈合过程包括现有移植骨质的吸收，以及周围新生骨质的爬行和替换（图1-1c、d）。这个过程的术语是爬行代换。

使用骨块成功重建牙槽嵴必须克服许多障碍。扩增体积上的软组织闭合有时是具有挑战性的。愈合过程需要吸收现有的解剖结构，这一过程必须先于同时进行的移植物吸收，继而形成活性骨组织。然而，以这种方式进行重建的主要问题是常会出现局部凹陷、继续出现骨量不足的倾向。植入缺损部位的骨量不能保持，除非与神经肌肉系统整合在一起，才能建立并维持骨骼形态稳定。

目前这种手术方法是多年来逐步改善的结果。先前的经验，无论是积极的还是消极的，都是指导外科学发展的主要力量。在目前的手术实践中，医生主要关注畸形部位。移植物如何快速被受区邻近组织接纳是大家关注的，而远处的效应，例如，中枢神经系统的影响被认为是次要的。

胚胎发生和重建手术的目标是相同的：建立和维持新构建的骨骼结构。然而，胚胎发生和重建手术的过程遵循不同的路径。发育解剖学家已经证明，在形成面部骨骼之前，面部肌肉、筋膜、脉管系统和神经已经形成并就位了[1]，面部骨骼最后才形成。因此，下颌骨是在已经存在的软组织床上发育形成的[2]，没有骨骼或软骨前体。它不是通过将软骨模板转化为骨化骨骼单元而形成的。下颌骨从一开始就是在适当的位置形成，并且可以终身维持。虽然

发育解剖学家已经提供了胚胎学结构如何形成的生理描述，但控制和指导其发展的潜在机制仍然不明确[3-4]。调控这一过程的大多数重要事件都发生在分子水平上。单个细胞之间和内部的通信在细胞纳米结构的水平上进行。

胚胎形成是在一个显微水平上发生的。胚胎发生是一个动态的过程，其中胚胎在细胞系统及体积水平快速增加，胚胎的组织切片勾勒了一个浅显的发育时间点。当许多单独的切片被连续考虑时，就可以勾勒出一个连续发展过程。然而，胚胎协调构建过程的方法并没有通过解剖学研究来揭示。在对胚胎发生缺乏全面理解的情况下，理论是科学家和临床医生可用的最佳指南。目前认为中枢神经系统在胚胎发生的调控中起主要作用[5-6]。而局部软组织系统的反应被认为是次要的，这些未完全阐明的过程还难以应用于临床治疗，但是如果重建外科医生可以利用发育中胚胎形成骨骼结构的过程，那么这些过程可能是有价值的。

手术和胚胎发生的演化差异

为了理解胚胎发生和手术这两个骨骼形成过程的基本性质，我们需要了解每个过程如何成为现实的。这两种方式的发展路径完全不同。

时间尺度上的差异

两个过程相关的时间长度是胚胎发生和手术之间的第一个主要区别。目前的胚胎发育状态是几亿年的产物，而手术发展到目前的状态仅仅是几百年。手术科学和技术在这段时间内的进步是基于在生理学知识上取得的巨大进步。胚胎发生则主要依靠物种进化而发展。

手术的演变

从历史上看，手术是由人类开发的，以解决由某种类型的外伤造成的问题。当发生创伤性缺损时，用简单的机械解决方案进行治疗是首先尝试的方法。如果外科医生遇到开放性伤口的患者，采取这种方法将伤口包扎以允许纤维结缔组织用瘢痕组织代替缺失结构。这种方法代表修复过程，由此固有的愈合反应以瘢痕组织取代丢失的特定组织。为了缩小创伤的范围，创新型外科医生使用缝线将剩余组织的边缘拉近。同样是靠瘢痕组织弥补剩余的缺陷，故而修复过程保持不变。

在麻醉和抗生素出现之前，手术仅限于一些直接和简单的干预。没有麻醉，患者不能接受广泛或选择性的手术。如果没有抗生素和无菌技术，扩大手术范围会增加无法控制的感染风险。在19世纪全麻的出现与发展及在20世纪抗生素的发明代表了重建手术实践中的重大进展，允许外科医生进行一系列更复杂的手术[7-11]。因此，抗生素和全麻辅助的现代手术发展过程不到175年。

随着手术范围的扩大，重建手术成为创伤手术合乎逻辑的延伸，指导替换丢失或有缺陷的解剖结构。目标是提供兼具功能性和美观性的适合组织的替代品。例如，在由牙源性肿瘤切除引起的下颌骨缺损的情况下，来自患者髂嵴的自体骨移植可以修复下颌骨不连续缺损。

胚胎发生的进化

胚胎形成骨骼结构的路径与外科手术的发展大不相同。数亿年来，逐渐积累的修改才导致了现代胚胎发生。分子进化和自然选择是驱动胚胎发育进化到目前状态的原动力。尽管多年来人们一直在研究，但对这一生命现象的认识仍在路上。以下问题的解答会引起在颌面部重建领域工作的外科医生的兴趣：

- 发育中的胚胎通过什么机制形成骨骼器官？
- 胚胎如何执行这一过程？
- 什么控制了这一过程？
- 在发育中，通过这一方式成骨的能力会丧失吗？或者保持在一个潜伏的状态？
- 胚胎成骨最主要的机制是否可以用于设计新的理念指导下的手术？

物理尺度的不同

胚胎发生和手术重建之间的另一个鲜明对比是

物理尺度的差异。两种构建过程中所涉及的解剖结构的物理尺度存在很大差异。外科手术包括由外科医生的双眼指导的手部宏观操作组织。即使是显微镜辅助手术也是在与胚胎发生环境相比尺度大得多的组织结构上进行的。手工操作是制约先进手术技术发展的一个内在局限，手术过程中的决策取决于外科医生的眼睛和大脑。手术医生不能直接参与在细胞和分子水平上进行的过程。相比之下，胚胎发生是在单细胞水平上启动的。分子水平的机制是指导生产和组装数十亿个细胞进入功能正常的人体的过程。在每个步骤的每个时刻，所有关键器官系统必须单独运作，并与身体其他部位保持协调。当细胞被添加到发育中的和正在增长的生物体中时，它们必须与先前存在和未来细胞的无缝同步中发挥其适当的作用。随着生物体的尺寸急剧变化，从一个细胞到数十亿个细胞，所有系统必须一致运行。骨架系统只是在该过程中需要创建的一个组件。

将胚胎发育过程运用于临床

现代外科医生和科学家的任务是更好地理解胚胎如何发育和生长的机制。在新的知识体系建立之前，临床医生必须满足并立足于使用目前的理论模型。已有先例将生物机制不甚明确的知识应用于临床实践，这一直是创新型外科医生的挑战。过去几百年来，科学知识的迅速增长，未来的研究可能会解开胚胎使用的隐藏机制，并使其应用到医疗过程成为可能。在实现这一目标之前，外科医生将继续努力。即使我们对这个过程缺乏充分地理解，理论胚胎学模型可能提供一个使用这些机制的途径。详细的计划、客观的观察和临床结果的长期随访将继续成为外科学进步的阶梯。

目前的不足

寻找将胚胎发生原理及其相关过程应用于患者治疗的方法是临床实践中的重要前沿方向。胚胎发育是一个"优雅"的自组装过程。从基本的细胞类型到完整的器官系统都和周围组织无缝合成。在临床环境中控制这个过程对于重建外科医生来说是非常重要的工具。然而，外科医生无法用传统技术重现这一过程。因为发育过程是每个胚胎的固有过程，必须编码在遗传基因物质DNA中。DNA不仅仅是完成出生的有机体的蓝图，其中蕴含的是一个复杂的系统，通过该系统，生物体从一种生命形态、一个单细胞，转变为具有多种复杂和协调系统的完全不同的生物体。解读这一过程如何编码到DNA中是再生医学研究的一个主要挑战。

在1953年，Watson和Crick对DNA进行分子鉴定，以及随后在2003年，对人类基因组进行了完整的测序之后，似乎很快就会有新技术的产生并广泛应用于临床[12-14]。随着人类DNA全序列的发现，人们希望组织和器官再生的关键很快就会被揭示出来。尽管这个方向上的努力很大，但事实证明进展仍然是缓慢的。

尽管存在巨大的潜力，胚胎发生的复杂机制在外科临床中的应用依然有限。迄今为止，现代生物技术最重要的进步是我们认识到胚胎发生过程比最初认为的更复杂。科学家正试图穿透生物技术"黑盒子"的外部边界来揭示潜在的过程。没有人知道对胚胎发生的理解障碍是源自这一过程的复杂性还是涉及的机制太多，还是两者兼而有之。

尽管我们对这一领域的有限认知仍会持续很多年，但仍有机会通过将这些概念纳入现有临床实践来改进患者治疗。虽然目前相关知识体系的不健全仍会持续下去，但创新型的科学家需要建立一些假设的模型去预测可能的机制，并将这些假设转化为可在实验室和临床环境中进行测试的工作模型。如果检测结果和临床结果一致，那么将会得出一个理论来为常规治疗计划提供指导。目标是建立一条可遵循的路径，为改善治疗结果提供可能性。

Harvold工作模式

20世纪70年代，正畸医生Egil Harvold（图1-2）及其同事开发了一系列治疗颅面部患者的新型治疗方案[15]。Harvold认识到修改现有颅面外科手术的潜在益处，纳入了模拟胚胎发育过程的治疗技术流程。Harvold及其同事的工作代表了将胚胎学过程纳入临床患者治疗的重要早期尝试。

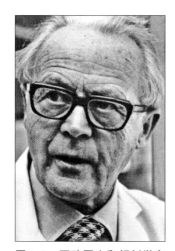

图1-2　正畸医生和解剖学家 Egil Harvold博士根据胚胎发育的概念开发了新颖的手术策略。

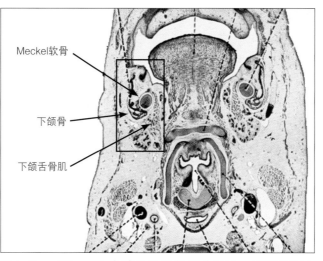

图1-3a　50mm人类胎儿的冠状切片显示，下颌骨在由 Meckel软骨和下颌舌骨肌建立的骨生长促进环境中发育（经 Archie Mossman许可，引自《Human Embryology》[4]）。

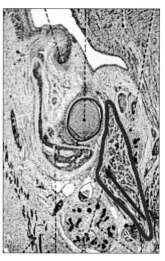

图1-3b　（放大）50mm人类胎儿的冠状切片显示，下颌骨（黄色轮廓）在由Meckel软骨（蓝色轮廓）围成的区间内发育并受到下颌舌骨肌（红色轮廓）的机械运动影响。蓝色箭头表示肌肉纤维的方向（经 Archie Mossman许可，引自《Human Embryology》[4]）。

临床挑战

作为加利福尼亚大学旧金山分校（UCSF）颅面中心的主任，Harvold及其治疗团队负责管理各种儿童面部发育受损相关畸形的治疗。他认识到，不论从外科或者是正畸的角度出发，治疗半侧面部短小畸形都非常困难[16-17]。受限于软组织不够，或者无法形成支持和调节新生骨组织长期生理机制，延长缺陷的下颌骨非常困难。

当时，这些患者的面部骨骼缺陷的标准治疗需要遵循基本矫形原理。使用从儿童的肋骨获取的骨移植物来构建缺失的解剖单元。这与用于替换因创伤或切除而丢失的骨骼部分的方法相同。尽管外科医生采用已有的治疗方法治疗相似的疾病并非不合理，但这种方法的结果往往令人失望。在许多情况下，移植组织发生不愈合及排异。还有些患者，虽然实现初始愈合，但移植组织缓慢吸收并且面部骨骼最终恢复到原始状态。这些失败病例部分归结于未能认识到：我们替换的是该区域从未形成过的一个解剖结构，这和重建一个缺失的结构是不同问题。

UCSF颅面中心的各种颅面异常病例为研究在临床环境中异常面部骨骼发育和异常肌肉功能之间的关系提供了机会。大多数重建外科医生专注于移植骨块以填补由先天性骨发育缺失或发育不全导致的间隙。在手术计划中没有考虑缺乏肌肉发育不足的影响。相比之下，Harvold探讨了肌肉功能与骨形态学之间的相互作用，旨在为面部骨骼畸形设计更好的治疗方法[18]。

Harvold及其同事通过多种方法研究了骨骼肌肉相互作用。对胚胎学和发育解剖学的观察形成了这样的概念，即骨形成于特定的生理环境中，并受中枢神经系统调节[19]，这些理论此后在动物模型中进行了测试[15]。最后，对现有的手术方案进行了修改，并对结果进行疗效评估[20-21]。Harvold及其同事在颅面中心进行的研究和临床工作试图统一两个相隔甚远的学科：胚胎学和重建外科学。

胚胎组织学的线索

不同发育阶段的胚胎的连续组织学切片显示了包括面部骨骼在内的器官的逐步形成过程[4,15]。在发育的第4周，下颌骨被发现在先前由软组织占据的空间内形成（图1-3a）。而不是在软骨前体内形成，它在特定的适当区域内新生。

在出现早期下颌骨之前，Meckel软骨可以看作是位于未来下颌骨发育部位的内侧。指向这个部位的是下颌舌骨肌的纤维（图1-3b）。肌肉及其相关的三叉神经分支出现在肌肉最终附着的下颌骨形成之前。

这种解剖上的排列，肌肉神经单元的早期出现以及相邻的软骨棒是胚胎发育的一致特征。Harvold推测，Meckel软骨的存在导致面部软组织中的一部分获得机械支撑[10]。下颌舌骨肌延伸到未来下颌骨发育区的方向是胚胎自组装机制的一部分。

Harvold进一步推测，下颌舌骨肌的运动会为未来的下颌区带来力学信号。该区域内的细胞活动也受到邻近Meckel软骨提供的相对机械稳定性的影响。通过三叉神经和三叉神经运动核以及大脑的连接支配下颌舌骨肌的运动。Harvold发展他的理论时，肌肉活动可能控制细胞代谢的机制尚不清楚。Ingber进一步研究这个过程如何运作[22-24]。刺激骨形成的肌肉活动的特定模式一直是深入研究的主题。Harvold和生理学家Arthur Miller试图破译大脑提供的肌肉刺激模式[25-26]。非人灵长类动物成为测试对象，因为不可能对胚胎进行电生理学研究。这些研究没有揭示胚胎可能用于控制骨形成的关键信号模式。使用已发育成熟的动物很可能不会产生胚胎利用的信号传导模式。因此，该过程的这一部分仍然是理论性的。

来自临床观察的线索

如何更好地处理棘手的临床问题，最重要的和有价值的一步是提高诊断质量。对于颅面部患者，诊断必须超越明显的身体缺陷，延伸到基础生理学和病因学。Harvold的研究小组分析了肌肉发育的相关缺陷[25,27]。为了更好地理解神经肌肉系统的缺陷，他们研究了临床和放射学特征。在确诊一个特定骨缺陷时，给予术前肌肉调节的建议。口腔功能矫治器实现了围术期肌肉调理[28]。骨骼手术后继续进行这种肌肉疗法，以促进移植物的愈合并为新修复的

骨骼建立支持性环境。在这些情况下，自体骨移植物将成骨细胞递送至下颌骨缺损部位。对于患有颞下肌发育不良和无外侧翼肌的患者，当移植物靠近颞肌腱部位时，往往愈合最好。这些患者在手术后使用功能性矫治器时也显示出构建的下颌升支生长[20]。结论是骨植入颞肌肌力机械信号传导范围内时促进了骨的愈合。肌肉和骨之间在移植物愈合后继续相互作用并且对于构建的骨骼单元的维持和生长是重要的。

灵长类动物实验的线索

根据胚胎切片的发现推断，Harvold将依赖肌肉功能的特定机械刺激进而在组织区域中成骨这一知识理论化。临床与实践发现肌肉活动和骨质形成之间具有一致性。随之而来的是必须有一种机制来启动和调节特定形态的骨形成。因为肌肉功能来源于中枢神经系统，大脑必须是驱动力的最终来源。这个概念与局部诱导的解释形成鲜明对比，后者认为邻近组织的形态改变导致形成新结构。例如，眼睛的晶状体被认为是在相邻组织的诱导作用下形成的[29]。

如果中枢神经系统是解剖结构形成的主控制中心，那么信息是如何传输的，并由单个细胞接受？因为肌肉和控制神经的存在是一体的，所以至少有一部分调节过程涉及通过肌肉收缩引起的组织扭曲发出信号。这是一种将机械细胞变形转化为代谢调节的方法，从而导致骨形成。现在已经阐明了细胞物理形变如何导致细胞代谢的修饰和调节[30-34]。解读胚胎时期用于指导细胞形成下颌骨的特定信号传导模式可能产生一种可用于临床的骨骼建造方法。

为了深入了解这一过程如何起作用，Harvold和Miller设计了一系列实验[19]。第一阶段包括：如果神经肌肉活动控制着骨骼的形成，相同的活动在成年动物中仍然可以保持；如果肌肉活动影响成熟动物的骨形态，则可能通过改变肌肉活动来改变成骨效应。在他们的研究中，电生理学技术被用来分析面部肌肉的正常活动。在第二阶段，他们用特定的频率和模式刺激肌肉以确定相关的肌肉附着或骨移植物是否会受到影响。然而，没有特定的肌肉刺激模式可以实现新骨形成。

但对细胞受机械控制的过程的研究仍在继续，

主要与Ingber所描述的"张拉整体（Tensegrity）"的概念有关[23]。Ingber使用工程概念来理解细胞膜和细胞器如何与纳米结构纤维网络连接。研究表明，这些纳米结构为细胞提供机械支撑。Ingber证明，细胞的机械扭曲导致代谢活动发生快速变化。Ingber提出的理论是提供细胞支持结构的细胞内纳米管也是细胞器之间通信的载体。纳米管本身可以通过启动它们自身的生物化学合成来响应机械力或信号。Harvold的理论认为，后者具备解剖学的支持，或者必须有从肌肉附着的Sharpey纤维接收机械信号的途径，或者牙周膜系统的Sharpey纤维必须进入并指导细胞活动。张拉整体的机制是神经肌肉信号传导到达细胞的可能载体。

Harvold理论

根据胚胎学、临床和非人灵长类动物研究的观察结果，Harvold开发了一种工作模型[15]。他建议应根据一系列指导方针规划面部骨骼手术，以优化愈合反应。这些建议直接来自他关于胚胎如何形成骨骼系统的理解，以及对肌肉缺陷影响成人骨骼手术愈合的理解。当进行骨外科手术时，应注意手术要注意以下参数：稳定的环境、细胞的来源和神经肌肉的信号输入。此外，外科手术应在非病理性的环境中进行。

稳定的环境。骨骼形成的区域或腔室必须满足特定的机械力学条件。未成熟骨过度运动影响骨发育成熟，导致纤维结缔组织形成，而不是骨形成。如果环境太稳定，不允许组织缓慢运动，同样不会再生骨质。在一个稳定度和活动度达到良好平衡的状态下，骨骼形成的质量是最好的。外科医生必须把符合条件的这些机械区作为潜在的骨构造室来设计，这样新生的骨骼结构就可以长期维持。

细胞的来源。有一个具有成骨潜能的细胞来源是构建成骨单元的基本前提。在大多数重建手术的部位，具有骨形成潜能的细胞可以从邻近组织（包括现有的邻近骨）中募集。如果具有骨形成潜能的骨细胞在数量和质量上不足，那么就需要从别的地方引进。在过去，这种情况可以通过自体骨移植来

完成。在目前和将来，这一要求可以通过骨形成蛋白、干细胞移植或体外组织工程来满足。

神经肌肉的信号输入。该因素提供调节细胞形成骨的特定刺激。当环境和刺激信号正确时，骨骼形成于软组织床内。在没有肌肉功能刺激的情况下，骨质则不会形成。由于涉及肌肉活动，中枢神经系统最终负责以适当的频率、模式和幅度生成信号。对骨骼形成的部位进行构建设计需要一些肌肉系统在该区域实现机械（通过神经）输入。在牙齿发育以及萌出的情况下可能会出现特殊情况，在没有肌肉附着时骨质在发育牙齿附近形成牙槽突。但是牙周膜将纤维插入骨中，其功能上与肌肉附着类似。

没有病变。如果环境的基本生理功能受到损害，骨质就不会形成。例如，内分泌系统相关全身性疾病或营养问题，即使环境正确，也不利于骨形成。又如，囊性病变或上颌窦感染将阻止上颌骨提升术中移植物的成功愈合，即使物理环境适宜并存在能形成骨的细胞[15]。

对于Harvold理论的临床支持：喙突再生的启示。如果因为环境完整、正确，就能获得成骨并得以维持，那么应该在临床病例中可以证实这一过程。手术切除后喙突再生说明成人在没有重建外科医生的帮助下，仍然没有失去新生骨组织替代缺失的解剖结构的能力[35-36]。这表明成年后依然具有自组装的能力。在这种情况下，该过程始终如一地发生，并且没有来自外科医生的帮助。这一过程恢复正确的组织类型、内部组织结构以及原有的外部形态。

再生循环。喙突是颞肌附着的结构（图1-4a）。众所周知，喙突要生长过大就会影响下颌骨的全方位运动。通过喙突切除可以解决这个问题。术后喙突愈合过程表明，在颌面部环境再生的过程是活跃的[35,37]。

喙突切除术涉及的截骨范围自喙突经下颌升支到乙状切迹水平，继而切除颞肌附着的区域（图

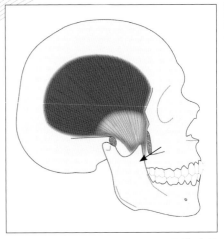

图1-4a 喙突（箭头）是下颌骨熟悉的解剖特征。它用作颞肌附丽的部位。

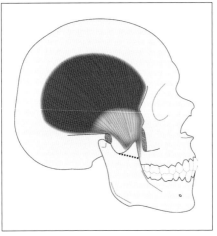

图1-4b 在颞骨肌肉附着剥离后，在乙状切迹水平截骨（虚线）使喙突发生移动。

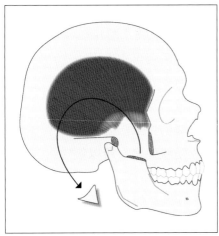

图1-4c 颞肌附着垂直缩入颞窝。去除喙突（箭头）导致空隙。

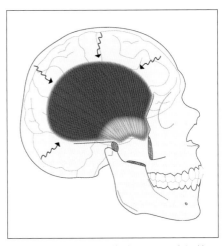

图1-4d 颞肌最初收缩后，肌腱向其原始位置下降。这可能涉及颞肌的主动或被动作用。箭头表示在大脑控制下持续的肌肉活动。

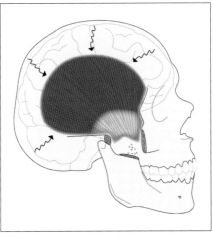

图1-4e 最初通过切除喙突和颞肌收缩产生的空隙逐渐被重新占据。颞肌下降，骨质开始在截骨切口和肌腱的Sharpey纤维末端之间形成。

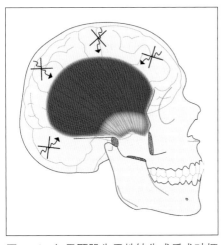

图1-4f 如果颞肌先天性缺失或手术破坏了，喙突不会重新形成。肌肉活动对于正常骨骼结构的形成、再生和维持是必需的。

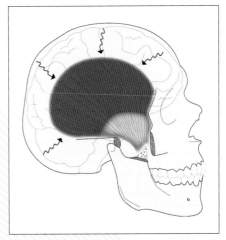

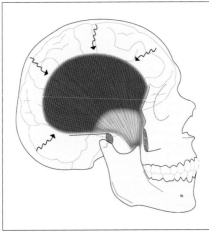

图1-4g （最左）切除空隙中的骨形成需要有效的颞肌参与。当肌腱下降时，裸露的Sharpey纤维进入再生部位。Sharpey纤维与周围细胞之间的相互作用导致新的骨形成。Sharpey纤维嵌入新形成的骨骼中，加强肌肉对发育中的骨骼的机械作用。

图1-4h （左）喙突再生并合并颞肌的新的有效附丽。结构形成和维持，再现原始喙突形态和内部结构。中枢神经系统的调节通过颞肌的作用传导，是指导该过程的最可能机制。

1-4b）。切除的喙突被移除后，颞肌朝起始点（颞窝）向上收缩（图1-4c）。随访X线片常常显示喙突在切除后会再次出现[35]。在颞肌收缩到颞窝后，会缓缓下降（图1-4d、e）。切断的肌纤维刚好朝向喙突切除区域。大脑通过三叉神经控制收缩，从而控制肌肉的位置。因为肌腱占据一个与相邻平面连续的软组织间隔，所以任何肌肉运动都将力传递到周围的结构。

在大脑的指挥下，肌张力往复出现。尽管刺激模式的定义不明确，但不可否认是重要的。如果将肌肉的作用屏蔽或减弱，则难以正常愈合[15,38]（图1-4f）。这一现象可以假定是由于在特定的大脑信号的振荡刺激下，原先切除喙突占据区域邻近软组织出现扭曲，相关的单个细胞出现变形，引发再生程序激活（图1-4g）。

机械力传导这个过程由细胞的纳米结构通过张拉结构实现[31]。细胞通过修改它们的蛋白质合成响应微变形。细胞内的管状框架可能是将机械信号转化为生化机制之一。通过这种方式，大脑控制并指挥再生过程。颞肌腱继续在大脑的支配下向下运动。细胞按照机械信号指令执行特定的代谢任务。因此，干细胞被招募到再生区，并定向分化成成骨细胞系。局部产生的细胞因子直接影响形态发生。除了产生正确的细胞类型外，脑介导的合成和重塑将细胞组织成一个工作单元。

活的构建体在形式和功能上均类似于原始的喙突过程（图1-4h）。在相同的位置上，它的三维形态得到恢复，获得完整的血液供应。这种愈合过程的结果使得切除结构得到真正的替换，组织类型与原始相同。手术检查显示颞部功能性肌肉附着的存在[15]。大脑的作用在再生过程中至关重要。病变破坏再生部位接受来自大脑的调节信号后，临床表现证实了这一理论的正确性。最近，研究人员已经能够描述一种理论解剖学途径，通过该途径将来自大脑的信号传递给单个细胞的内部纳米结构[30-33,39]。

讨论

切除后喙突的再生过程是再生的一个例子。丧失的结构重新塑造，重现正确的形态和功能。不引

入移植物或细胞也可以实现正常的骨再生。外科手术中断开的颞肌重新附着于新生的骨中。最终结果是无须手术干预即可完全再生。

这是一个在成年个体中，遵循胚胎发育模式的自我组装过程。这个过程的发生是因为骨骼形成和形态调节所需的关键因素仍然存在，即使骨已被去除。颞肌与胚胎中喙突的发育有关。在形成下颌骨之前，肌肉及其相关的神经支配已经形成，它将神经肌肉信号导入将成为喙突的胚胎区域。因此，喙突在颞肌插入的方向形成。

成年人中，在大脑支配下通过肌肉功能将力引入该区域，起到维持改建后骨的结构形态作用。即使骨骼在一生中多次改建，喙突的基本形状和功能依然存在。该过程保持解剖单位处于稳定状态。喙突特定解剖形态很可能来源于存储在大脑中并通过神经肌肉系统递送至该部位的信息。

临床医生观察结构（无论是在X线片上、手术中还是作为样本）并将其作为静态结构。这些观点无法正确反映持续发生的内在复杂过程。最初由胚胎形成然后维持一生，需要一个持续的动态过程。切除后再生现象的发生表明，该过程在成人中仍然活跃。质疑者认为，骨质只是填充了去除喙突后留下的骨膜袖的潜在空间。还有人声称，其余的局部细胞感知缺失，并简单地产生更多的骨细胞填补空白。在一段时间内，对潜在机制运作还达不到充分认识，每项工作理论的临床价值只能通过结果的有效性来判断。一个科学上合理的模型在临床上并不具有价值，除非它能产生更好的治疗结果，并且在不符合治愈原则的情况下表现出更差的结果，符合治愈原则时具有更高可预测性的例子，以及初期失败但后来改变环境以符合治愈原则的条件下逆转发生了愈合。

创造构建腔室作为重建外科的新方法

因为在前面的讨论中描述的新喙突有一个类似的前体，即一个被去除的喙突，这种现象可恰当地称之为再生。该理论的逻辑延伸是通过设计和构建

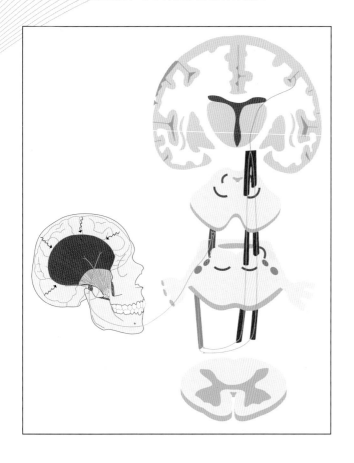

图1-5　面部骨骼结构的发育、维持和再生依赖于来自中枢神经系统的神经肌肉信号传导。下颌喙突的细胞活动来自大脑的调节。颞肌活动受三叉神经的控制。通过颞肌功能的特定机械信号导致局部细胞活性的改变。如果操作得当，组织能够保持稳定状态或启动维修或维护功能。

适当生长环境的手术来创建从未在子宫内形成的解剖结构。这种思想和技术的进步超越了通过从移植组织手术组装的先天缺失骨骼单元的构建理念。这些手术结构应被当作是构建重建腔室。在患者体内设计和建造的位点，赋予具有组装理想的骨骼单元和长期维持结构的能力。

旨在利用胚胎学机制制订和设计治疗计划需要了解远程过程如何影响局部愈合事件。喙突再生的例子说明修复部位细胞行为的调节与大脑控制下的肌肉功能有关。完整的肌肉功能对于骨骼单元的发育、再生和维持是必需的。

指导骨骼发育和组织再生部位肌肉活动的确切模式尚未完全阐明。这显然是一个精确的系统，通过多种载体将信号从大脑传递到修复部位的细胞。化学、电和机械方式的信息传递导致胚胎朝高效和准确的方向发育。胚胎有能力指导自己的组装过程。这些相同的机制持续存在于成长中的孩子和成人中。尽管对这个过程的理解是有限的，但如果将其贯穿在外科手术设计的工程原理中，它仍然可以有益于手术结果。

尽管骨骼形成腔室的设计和建造集中在局部修复部位，但基础工程涉及生物学原理，必须考虑提供神经肌肉输入的机制和途径。直接控制遵循从大脑到细胞发育位点的已知途径（图1-5）。该修复部位必须支持在合适的生理环境中进行再生，并包含能够响应调节信号以构建复杂解剖结构的细胞。

在某些情况下，不可能通过外科手术直接将神经肌肉输入单元（如功能肌肉附着）引入形成骨骼单元的位置。在这些情况下，愈合部位的刺激可能来自相邻结构。例如，在下颌骨重建的情况下，控制对侧运动可能会在缺失的一侧形成支持性环境[16]。这是可能的，因为下颌骨是双侧联动结构，单侧运动可以使双侧都受到刺激。

总体目标是通过控制适度的运动来改变愈合环境，以刺激该部位成功成骨和改建。相反，如果将骨移植物放置在不动的重建环境中，机体回到原始解剖形态的趋势将会导致骨吸收的出现。如果骨增量是目标，最好的策略是将移植过程置于支持性软组织环境中。

结论

面部骨骼发育的生物学知识使临床医生能够更准确地诊断所面临的疾病。当这些原则被理解和应用时，重建手术可以获得最好的设计。当临床医生考虑到应创造出有利骨生成的基础工程原理时，就可以开发改进新型治疗方案。Harvold提出的骨形成的基本要求是开始这一过程的起点[15]。随着新技术的出现，构造骨形成的设计和手术方式将会发生变化。

参考文献

[1] Carlson BM. Development of the body systems. In: Carlson BM (ed). Human Embryology and Developmental Biology, ed 3. Philadelphia: Mosby, 2004.

[2] Patten BM. Histogenesis of bone. In: Patten BM (ed). Foundations of Embryology. New York: McGraw-Hill, 1964.

[3] Carlson BM. Establishment of the basic embryologic body plan. In: Carlson BM (ed). Human Embryology and Developmental Biology, ed 3. Philadelphia: Mosby, 2004.

[4] Hamilton WJ, Boyd JD, Mossman HW. Alimentary and respiratory systems, pleural and peritoneal cavities. In: Hamilton WJ, Mossman HW (eds). Hamilton, Boyd and Mossman's Human Embryology, ed 4. Baltimore: Williams and Wilkins, 1972.

[5] Carstens MH. Neural tube programming and the pathogenesis of craniofacial clefts, part I: The neuromeric organization of the head and neck. Handb Clin Neurol 2008;87:247–276.

[6] Carstens MH. Neural tube programming and craniofacial cleft formation. I. The neuromeric organization of the head and neck. Eur J Paediatric Neurol 2004;8:181–210; discussion 179–180.

[7] Morton WT. SMW 100 years ago. William Thomas Green Morton and the discovery of anesthesia [in German]. Schweiz Med Wochenschr 1996;126:2040–2042.

[8] Archer WH, William TG. Morton, dentist, who first publicly demonstrated ether anesthesia; a short biography. J Am Dent Assoc 1946;33:1528–1532.

[9] Fleming A. On the bacterial action of cultures of penicillin with special reference to the use in the isolation of B. influenza. Br J Exp Pathol 1929;10:226–236.

[10] Fleming A, Chain E, et al. Penicillin and streptomycin. Lancet 1947;2:397.

[11] Fleming A, Walters W, et al. Penicillin in surgery. Lancet 1947;2:479.

[12] Watson JD, Crick FH. Molecular structure of nucleic acids; a structure for deoxyribose nucleic acid. Nature 1953;171:737–738.

[13] Pauling L, Corey RB. A proposed structure for the nucleic acids. Proc Natl Acad Sci U S A 1953;39:84–97.

[14] Schmutz J, Wheeler J, Grimwood J, et al. Quality assessment of the human genome sequence. Nature 2004;429:365–368.

[15] Harvold EP. The theoretical basis for the treatment of hemifacial microsomia. In: Harvold EP, Vargervik K, Chierici G (eds). Treatment of Hemifacial Microsomia. New York: Alan R. Liss, 1983.

[16] Vargervik K. Sequence and timing of treatment phases in hemifacial microsomia. In: Harvold EP, Vargervik K, Chierici G (eds). Treatment of Hemifacial Microsomia. New York: Alan R. Liss, 1983.

[17] Ousterhout DK. Skeletal surgery in hemifacial microsomia. In: Harvold EP, Vargervik K, Chierici G (eds). Treatment of Hemifacial Microsomia. New York: Alan R. Liss, 1983.

[18] Vargervik K. Assessment of facial and masticatory muscles in hemifacial microsomia. In: Harvold EP, Vargervik K, Chierici G (eds). Treatment of Hemifacial Microsomia. New York: Alan R. Liss, 1983.

[19] Miller A. Electromyography as a technique to study neuromuscular characteristics in hemifacial microsomia and other congenital anomalies. In: Harvold EP, Vargervik K, Chierici G (eds). Treatment of Hemifacial Microsomia. New York: Alan R. Liss, 1983.

[20] Vargervik K. Treatment of hemifacial microsomia in patients without a functioning temporomandibular joint articulation. In: Harvold EP, Vargervik K, Chierici G (eds). Treatment of Hemifacial Microsomia. New York: Alan R. Liss, 1983.

[21] Vargervik K. Treatment of hemifacial microsomia in patients with abnormal, but functioning temporomandibular articulation. In: Harvold EP, Vargervik K, Chierici G (eds). Treatment of Hemifacial Microsomia. New York: Alan R. Liss, 1983.

[22] Ingber DE. Integrins, tensegrity, and mechanotransduction. Gravit Space Biol Bull 1997;10:49–55.

[23] Ingber DE. Tensegrity: The architectural basis of cellular mechanotransduction. Annual Rev Physiol 1997;59:575–599.

[24] Ingber DE. The architecture of life. Sci Am 1998;278:48–57.

[25] Vargervik K, Miller AJ. Neuromuscular patterns in hemifacial microsomia. Am J Orthod 1984;86:33–42.

[26] Miller AJ, Chierici G. Concepts related to adaptation of neuromuscular function and craniofacial morphology. Birth Defects Orig Artic Ser 1982;18:21–43.

[27] Miller AJ, Vargervik K, Chierici G. Sequential neuromuscular changes in rhesus monkeys during the initial adaptation to oral respiration. Am J Orthod 1982;81:99–107.

[28] Vargervik K. Appliances utilized in the treatment of hemifacial microsomia. In: Harvold EP, Vargervik K, Chierici G (eds). Treatment of Hemifacial Microsomia. New York: Alan R. Liss, 1983.

[29] Carlson BM. Sense organs. In: Carlson BM (ed). Human Embryology and Developmental Biology, ed 3. Philadelphia: Mosby, 2004.

[30] Ingber DE. Tensegrity II. How structural networks influence cellular information processing networks. J Cell Sci 2003;116:1397–1408.

[31] Ingber DE. Tensegrity I. Cell structure and hierarchical systems biology. J Cell Sci 2003;116:1157–1173.

[32] Ingber DE. Tensegrity and mechanotransduction. J Bodyw Mov Ther 2008;12:198–200.

[33] Ingber DE. Tensegrity-based mechanosensing from macro to micro. Prog Biophys Mol Biol 2008;97:163–179.

[34] Ingber DE, Dike L, Hansen L, et al. Cellular tensegrity: Exploring how mechanical changes in the cytoskeleton regulate cell growth, migration, and tissue pattern during morphogenesis. Int Rev Cytol 1994;150:173–224.

[35] Smyth AG, Wake MJ. Recurrent bilateral coronoid hyperplasia: An unusual case. Br J Oral Maxillofac Surg 1994;32:100–104.

[36] McLoughlin PM, Hopper C, Bowley NB. Hyperplasia of the mandibular coronoid process: An analysis of 31 cases and a review of the literature. J Oral Maxillofac Surg 1995;53:250–255.

[37] Gerbino G, Bianchi SD, Bernardi M, Berrone S. Hyperplasia of the mandibular coronoid process: Long-term follow-up after coronoidotomy. J Craniomaxillofac Surg 1997;25:169–173.

[38] Horowitz SL, Shapiro HH. Modifications of mandibular architecture following removal of temporalis muscle in the rat. J Dent Res 1951;30:276–280.

[39] Aaron JE. Periosteal Sharpey's fibers: A novel bone matrix regulatory system? Front Endinocrinol 2012;3:98.

第2章

在功能性基质中建立和维持骨结合

Establishing and Maintaining Osseointegration within the Functional Matrix

　　设计牙种植手术时，利用骨组织可以形成和维持其一定解剖形态的机制，开辟了新的种植治疗方案可能性。这些新颖的手术策略通过利用患者潜在的骨调节能力来提高现行种植治疗程序的可预期性，从而促进种植体的骨结合。只要手术方案设计得当，先前已经失败的、具有挑战性的骨重建病例也可以被重新治疗并取得成功。这些新颖的种植治疗策略并不是只专注于牙种植体的植入，而是旨在建立一种能够支持种植体周围骨组织、种植体和骨结合界面的整体骨再生环境。

　　这些骨构建的工作原理已在第1章中进行了描述。我们在第1章中的讨论为这些种植手术设计体系提供了基本的设计原则。根据Harvold的研究，骨组织成功新生需要一个稳定的环境、细胞的来源和神经肌肉的信号输入，并且没有局部病变[1]。必须理解骨组织形成的每个基本元素的性质及其作用，并将其应用在种植手术设计中。任何一个方面的遗漏都会损害骨组织愈合潜力，并妨碍对这种新骨形成理论做出有价值的评估。术者如何满足上述骨组织工程的要求是需要有创造力的。在某些情况下，即使超出正常愈合能力的手术设计，只要满足上述骨组织再生的要素，在临床实践中也是可行的和实用的。

上述的新的理论挑战了有活力的骨单位是种植体成功愈合的先决条件这一前提。在这个理论指导下的种植体成功愈合的新的临床策略中，主要设计目标是在新的骨再生位点营造新骨形成的环境。该新位点可能有一些预先存在的骨，也可能没有。如果治疗目标是在骨再生位点植入种植体，则种植体也是成骨构建要素的一部分。在这些手术的设计中，我们通过将种植体部分悬空固定在骨新生腔室中来实现骨结合。在此再生环境空间内，骨组织围绕着种植体形成，并由此产生骨结合界面。

与传统方法相比，这种建立和维持种植体骨结合的方法在技术和理论上都有所不同。这种方法取决于机体潜在的控制骨组织形态的调控机制。局部骨组织的代谢包括植入骨内牙种植体的骨结合，是受机体局部和远处信号的共同调节，这一理论对传统观念和实践是一种挑战。该理论认为，骨结合涉及骨调节的各个层次，上至大脑下至细胞内纳米结构，而不仅仅是骨和种植体的钛氧化层之间的相互作用。因为传统的骨结合概念和本书中提出的新的骨结合概念是存在于同一个生物体系中的，所以它们必然是同一生理反应过程的一部分。尽管外科医生更倾向于停留在传统领域中，但是深入了解种植体植入部位发生的过程和机体维持骨组织的全局过程密切相关，对于一名外科医生来说是十分有意义的。

骨结合的传统概念

比较两种不同的种植治疗理念是非常有意义的。Brånemark教授在建立和维护人体植入式骨锚定装置方面开展的革命性工作为牙科和骨科治疗翻开了新的一页[2-3]。早期使用的机械加工表面的纯钛种植体产生了非常可喜的结果[4]。随后的研究探索了不同的材料与不同的钛表面处理如何影响这些植入物的骨结合和长期稳定性[5-7]。显然，对于适合种植治疗的患者，现在其种植骨界面愈合和长期的固定修复的效果是可预期的。现在的学生被教导的理念是只要遵循特定的技术标准，那么种植体的骨结合将很容易实现。

我们经常把种植体骨结合的失败归咎于一系列问题，包括但不仅限于这几个方面：（1）外科手术技术性错误，例如，钻孔过程中过度产热或过度预备损害种植体的初期稳定性；（2）患者不健康的生活习惯，例如，吸烟；（3）慢性牙周病的有害微生物群落影响植入的种植体；（4）修复体的设计和种植体的负载过大。

尽管关于种植体的研究已经涉及了种植相关的多个方面，但是目前治疗的技术方法和理论依据基本上与Brånemark最初的描述相同[2-3]。手术过程仍然涉及非创伤性的精准钻孔预备。在种植窝洞的钻孔预备过程中控制摩擦产热仍然是外科手术的关键要求。种植体的形状和表面处理方式多种多样，但钛仍然是最常用的材料。

当种植体植入骨内时，手术医生应确认该种植体具有一定的机械的初期稳定性。在常规的种植临床治疗流程的两步法中，首先是在种植体骨结合建立之前，不安装种植修复的上部结构。在这个阶段，种植体是通过植入后通过其上螺纹结构机械揳入预备好种植窝洞的骨壁来实现其机械稳定性。而这种机械稳定性必须转化为活骨直接生长在种植体表面的氧化钛层上即我们常说的骨结合过程。因此，理解种植体表面与相邻的骨的反应过程是很重要的。当种植钻孔预备完后，它与种植体的表面轮廓并不完全匹配。备洞攻丝以及自攻式种植体的自攻植入等临床操作都会使种植体和骨组织之间产生一定的间隙。同时这些操作过程不仅会产生骨裂，还会损害这些区域的血供。而种植手术的成功与否取决于骨结合界面的建立是否完成。如果在种植体和骨组织之间形成了纤维结缔组织，那么种植体就会因为松动而无法使用。

在种植体植入旋转就位时，种植体表面对种植预备窝洞所施加的力会造成种植窝骨壁压缩以及随后的骨坏死。机体通过吸收去除上述死骨组织的过程也是愈合过程的一部分。在这个过程中种植窝骨壁脱矿会释放其中的生长因子，其对愈合过程的调节也很重要。这个分解代谢过程发生于新骨形成之前。在整个骨结合过程中，种植体必须保持机械稳定性。种植体的松动会引起种植体周围纤维包裹，

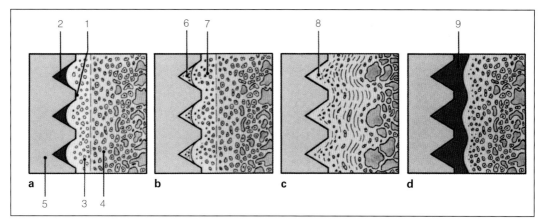

图2-1a 1977年，Brånemark用这个图简要展示了钛种植体周围骨愈合的原理。这仍然是目前建立骨结合的标准方法。如图所示，有螺纹的骨壁不能与种植体完全吻合，而在骨中预备有螺纹的种植窝是为了在种植体植入后和初期愈合阶段立即获得稳定性。1，种植体和骨直接接触；2，封闭腔隙中的血凝块，边界是种植体和骨；3，因不可避免地产热和机械创伤而受损的骨；4，原始的未破坏的骨；5，种植体。

图2-1b 在未负载的骨愈合期间，血凝块通过骨痂的形成转化为新骨（6）。受损的骨也能愈合，其会经历血运重建、脱矿和再矿化（7）。

图2-1c 在初始愈合阶段之后，活骨与种植体表面紧密接触，其间没有任何其他组织。两者交界区的骨组织（8）通过施加的咀嚼力刺激而进行重塑。

图2-1d 在失败的病例里，非矿化的结缔组织（9）以假关节的形式存在于种植体和骨组织之间。这种情况可由过度的预备创伤、感染及在有足够矿化的硬组织形成之前的愈合期过早负重，或者在任何时候甚至骨结合形成多年后负载过重引发。骨结合一旦丢失就难以重建。形成的结缔组织由于其机械性能和生物学性能不足以提供足够的固位力，因此会导致局部对力的抵抗力不足（经Brånemark等[3]许可转载）。

导致骨结合失败[8-9]。

要保证种植体骨结合成功，则必须有一种机制来维持种植体的稳定，这时相邻的骨质都一直处于吸收和沉积状态。在愈合的初期阶段，如果新植入种植体周围的骨组织都发生骨吸收，那么种植体就失去了骨组织为其提供的机械固位力作用，从而引起种植体松动。松动种植体周围会形成纤维包裹，而不能形成骨结合界面。

Brånemark为现代种植体植入后发生的愈合过程提供了最初的也是盛行最久的解释[2]（图2-1）。最初的Brånemark理论提出非创伤性地制备用于植入种植体的螺纹窝洞。种植窝洞和种植体的密合旨在建立骨组织和钛表面的连续物理性接触。即使种植体表面的骨组织脱矿过程中，骨组织与种植体表面的物理接触也能保持种植体稳定。

Misch重新定义了种植体植入不久后发生的反应。在他的描述中，第一个反应是合成代谢阶段，在此期间骨和种植体表面之间形成愈合瘢痕[10]。愈合瘢痕填补了种植体与种植窝洞之间不匹配形成的间隙。这种作用是由局部血凝块释放的细胞因子介导的。种植体的机械稳定性也是通过其与种植窝壁的物理接触来维持的。即使这些骨组织已被手术器械破坏，甚至成为了无活力的死骨，但它仍然能为种植体提供机械支撑。然后通过种植体-骨界面的改建过程去除死骨，直到骨结合界面建立。

活骨与种植体的直接接触是成功完成骨结合的先决条件。钛一直是口腔种植体的首选材料。过去曾尝试过许多其他的种植体材料，但纤维包裹和种植体失败是最常见的结果。当在动物和人体中证实钛种植材料的种植体能成功形成骨结合后，研究就集中在为什么这种材料比其他的材料能有更好的骨结合。Kasemo描述了种植体和受体组织之间的界面，即钛氧化层的化学特性[11]。他的结论是钛氧化层具有与有机系统形成化学结合的亲和力，而这种亲和力能够保持成骨细胞黏附在种植体表面。

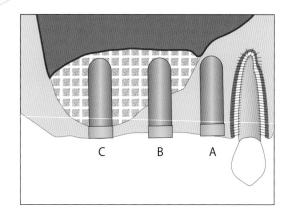

图2-2　3类种植位点，存在不同的天然骨量。位点A：骨组织能完全包绕种植体并提供初期稳定性。位点B：骨组织只能部分包绕种植体，但也存在即刻稳定性。种植体的尖端伸入到用于窦底提升的骨移植材料中。位点C：没有骨组织覆盖在潜在骨结合表面的任何部位，并且不具有提供初期稳定性的能力。种植体周围只有骨移植材料。

在骨形成环境中建立骨结合

在理想的临床情况下，种植体需要植入健康患者的骨量充足的颌骨内。种植位点应该没有复杂的治疗史，只是萌出后的天然牙由于各种原因缺失了。牙周病从来不是问题。牙龈生物型为厚龈型，低位笑线。咬合主要集中在天然、健康的牙齿上。在这种情况下，可以植入种植体，并有良好的预期效果。在上述情况下，没有必要违背我们熟悉的标准的操作流程，也没有理由质疑过去接受的概念是否在这种情况下不起作用。

然而，当种植体骨结合不良时，明确其发生的具体原因就显得格外重要。其原因可归咎于选择的材料有缺陷、外科医生的操作错误或机体自身修复能力的缺陷，但通常我们无法明确失败的具体原因。然而，在某些情况下，解剖上的缺陷似乎让种植体的骨结合无法获得成功，但种植却取得了成功。令人惊讶的是，该种植位点的骨结合良好，并且种植体持续使用多年。出现与预期结果不同的情况表明，种植体的骨结合的生理学机制需要一个比目前所理解的更复杂机制来解释。有的时候即使我们没有遵循经典的已被接受的种植手术原则，种植体也能够成功愈合；而有的时候虽然我们严格遵守手术方案并且患者自身没有愈合能力问题，仍然无法形成骨结合。我们必须探索和理解这些自相矛盾的临床现象。种植牙愈合的另一种理论是考虑种植体与全身骨骼系统是如何在生理性上相互作用的。这一理论不仅有助于解释目前所采用的骨结合理论不能解释的、无法预期的种植骨结合临床现象，而且还可能寻找出新的治疗理论，以取得更好的临床效果。在这一理论中，我们需要检验骨结合过程如何满足第1章所述的以下成骨要求：稳定的环境、细胞的来源、神经肌肉的信号输入和没有病变。

稳定的环境

骨结合的基本要素之一是稳定的环境。控制骨组织形成区域的机械运动是传统骨结合理论和新骨骨结构形成理论的共同基础。如前所述，种植体的稳定是通过预备的种植窝洞和种植体表面的机械匹配来建立和维持的。图2-2描述了将种植体植入3个骨量不同的位点。种植体A完全被天然骨所包绕，不需要做骨增量，并且种植体植入时具有良好的初期稳定性。种植体B的周围也有足够的天然骨建立初期稳定性，但种植体根尖部分延伸并超出上颌窦底。种植体C植入薄的窦底骨质中，在种植体和骨之间只存在极少的接触面积，并且种植体在植入后显然是松动的。窦底骨的厚度小于种植体光滑颈部的高度。用于形成骨结合的种植体表面的任何部分都没有和天然骨接触。作为窦底提升的骨移植材料覆盖种植体B和种植体C的暴露的表面。

在上面描述的3种情况中，种植体A将最有可能成功愈合并形成骨结合。即使该种植体某些区域缺乏支持性骨来稳定种植体，但还有其他部位骨组织可承担起固定种植体的作用。

尽管种植体和预备的种植窝洞不完全匹配，种植体B一开始还是有初期稳定性。当种植体周围的骨组织经历分解脱矿时，部分通过种植体与预备窝洞的骨壁之间机械楔入而获得的机械稳定性就会丢失。如果在分解代谢阶段丧失太多的骨组织机械支持，则种植体就会开始松动并最终形成纤维包裹。在这种情

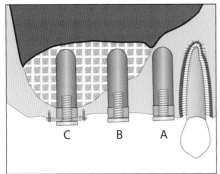
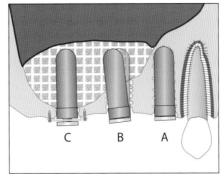
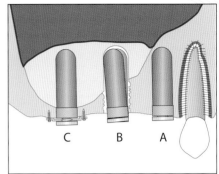

图2-3　将钛板用于固定种植体C以建立相对的机械稳定性。钛板采用的是0.3mm厚的钛合金，并由两颗螺钉固定。

图2-4　邻近种植体的骨组织脱矿是自然愈合过程的一部分。尽管种植体C周围存在骨吸收，但钛板可以维持其稳定性。种植体A能保持稳定，因为周围骨组织能提供足够的支持。而天然骨组织的支持力由于骨组织脱矿而减少，种植体B存在失去机械稳定性的风险。

图2-5　种植体B愈合失败，因为提供初始机械稳定性的天然骨量有限，不足以在脱矿阶段给予种植体持续支持。种植体A成功愈合，因为其周围的骨量能在局部的、短暂的脱矿阶段为种植体提供足够的机械支持。种植体C也成功愈合，因为钛板能保持其机械稳定性，直到种植体周围有新骨形成并完全包绕种植体。

况下，有些种植体在分解代谢阶段也能够保持稳定性，并最终形成骨结合。

如果种植体在植入时是松动的，如种植体C一样，那么不太可能成功愈合并形成骨结合界面。大多数外科医生会选择在位点C延期种植，让窦底提升移植材料骨化后变得更坚固。这种延期的植入策略是为了保证种植植入的位点区域有足够的骨组织以使种植体植入后有较好的稳定性。

种植位点不同的天然骨量将影响：（1）建立初期稳定性的能力；（2）在分解代谢愈合阶段维持种植体稳定的能力；（3）成骨细胞的来源。种植体A的愈合可预期性最高，而种植体C的最低。种植体B可能会愈合，但成功率有所降低。B型种植体的失败率高于A型种植体，但低于C型种植体。

增加稳定性的钛板

为了增加种植体初期稳定性，可以将钛板用于固定种植体C（图2-3）。钛板的臂延伸到远离种植位点的地方。用2颗微螺钉将钛板臂固定在天然骨上。

在种植体愈合的分解代谢阶段，骨吸收对不同种植类型有不同的影响（图2-4）。尽管在种植窝壁上有骨吸收，但种植体A仍保持稳定。而维持种植体

B的稳定更具挑战性，因为稳定种植体的骨量较少，并且种植体暴露于与其他种植体相同的受力环境中。种植体B也容易受到从口腔黏膜和上颌窦黏膜两个方向迁移而来的上皮的影响。相比之下，种植体A只受到从口腔侧长入的上皮的影响。种植体B在分解代谢阶段的骨吸收可能会导致种植体松动，其结果是形成纤维包裹。

种植体C完全丧失与自体骨的接触。当口腔侧的黏骨膜以及上方的窦底黏膜被剥离之后，萎缩的上颌窦底所剩的极少量的骨是没有血供的。种植体植入时，钻孔时会进一步损伤植入位点。因此，种植体C是被钛板和微螺钉悬挂固定在种植窝内。微螺钉的尺寸较小且被固定在远离种植窝的地方，使钛板能够保持稳定，进而维持种植体的稳定性。

这些微螺钉本身也是种植体，也会因骨分解代谢而松动。与种植体的松动相比，微螺钉的松动相对延迟。这使得钛板-微螺钉组件能够稳定种植体，直到骨移植材料骨化后在种植体上产生机械卡抱力。

因为没有采用辅助稳定性装置，种植体B在口腔行使功能，例如，呼吸和咀嚼时容易受到由骨弯曲所施加的微作用力的影响。这些力将会导致种植体移动和形成纤维包裹。种植体C是能保持相对稳定的。因此，在种植体A和种植体C上将会产生骨结

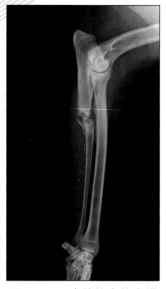

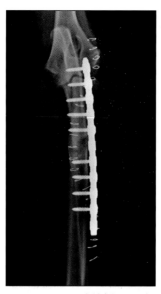

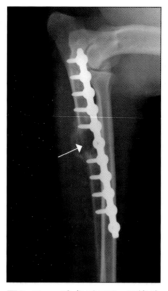

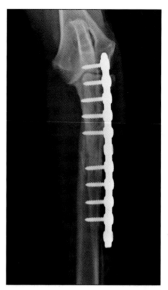

图2-6a 2岁的拉布拉多猎犬的X线片显示腓骨不连续。当采用截骨术矫正发育缺陷后，骨断端未完成骨愈合，形成缺损。

图2-6b 用11孔钛板和9颗螺钉将腓骨碎片复位并固定。X线片显示骨断端之间直接接触。骨断端未愈合的部位已用载有重组人骨形成蛋白2（rhBMP-2）的可吸收胶原海绵进行了处理。

图2-6c 手术后2周，X线片显示在骨断端部位有较大的X线透射区（箭头）。该部位的自然脱矿引起了断端骨吸收。尽管与该部位相邻的螺钉位于骨吸收区内，但由于远离该部位的螺钉保持稳定，因此钛板在此期间也能够保持稳定。

图2-6d 手术后10周，X线片显示，骨愈合恢复了腓骨的连续性（主刀医生：Andrew Sams，DVM）。

合，而种植体B容易愈合失败（图2-5）。钛板由钛合金（Ti-6Al-4V）制成，通常用于面部骨折的内固定。推荐的材料厚度为0.3mm。当附着在种植体上并用小螺钉固定时，该钛板为种植体提供了稳定但并不是刚性的固定。临床经验表明，使用具有更大刚性的钛板是不能改善种植体愈合的，并且更大刚性钛板的放置以及根据骨轮廓进行弯制塑形会更加困难。0.3mm厚的钛材料可以使用工具手工弯制，同时仍附着在种植体上。

目前尚未明了有助于骨形成的理想的固定力度。胚胎发生过程表明，骨形成的理想环境是避免大的机械力量但又不是刚性固定。在胚胎中，下颌骨在Meckel软骨有一定距离的区域形成，而不是紧邻它的区域。根据骨形成环境理论，某些运动是必要的，以使机械信号传导到骨前体细胞上[1]。因此，一定程度的移动是合适的和必要的[12-15]。在成骨环境中建立一定程度的物理稳定性是实现骨形成的基本要素之一。将种植体植入骨结构中心并提供辅助稳定性，这也满足了保护性骨生长环境的要求。

骨科临床经验

骨科常见的做法是在远离分解代谢的重建部位进行固定。经过培训的骨科医生会将内固定装置延伸到远离愈合部位的区域。

一只2岁的拉布拉多猎犬在做腓骨截骨术后没有发生骨愈合（图2-6a）。根据标准的骨科临床实践，将一个有11孔的骨科钛板进行塑形，并将骨断端复位（图2-6b）。将9颗螺钉固定在远离截骨部位的地方。截骨部位的钛板上并没有植入螺钉。骨不连部位用携带有重组人骨形成蛋白2（rhBMP-2）的可吸收胶原海绵进行充填处理。rhBMP-2的剂量为12mg，溶解于8mL无菌水中。

手术后2周，X线片显示修复部位出现X线透射区（图2-6c）。这表明修复愈合过程正处于分解代谢阶段，即与修复部位相邻的骨组织正在脱矿。近心端和远心端固定螺钉部位均出现了放射线透射区。骨质脱矿降低了最靠近骨修复部位的螺钉的机械固定力。然而，在钛板上其他远离骨修复部位的多颗螺钉仍可维持整个钛板的机械固定作用。手术修复后10周，腓骨的X线片显示骨缺损区已恢复了连续性（图2-6d）。脱矿区的骨组织密度也已恢复到正常骨密度。本病例是骨科医生治疗人类或动物肢体缺陷的标准手术方法。手术经验提升了临床技术，避免了产生不良预后。在这种情况下，我们可预见到修复部位的骨组织会经历骨吸收，而这是正常愈合过程的一部分。钛板的稳定性取决于固定螺钉，如果固定螺钉太靠近骨修复部位将会导致治疗失败，因为骨在愈合过程中的分解代谢必然会导致靠近骨组织修复区域的骨自然吸收。外科医生延长了钛板，以便将固定螺钉植入远离缺损区域的骨内，从而使得固定效果不会直接受到修复部位骨质脱矿的影响。在2周后，明显的骨吸收延伸到2颗固定螺钉，然而，由于其他螺钉仍保持稳定，保证了修复部位骨断端最终愈合。

细胞的来源

种植手术需要有成骨细胞来源以完成骨形成和骨结合。如果没有足够数量和质量的成骨细胞的存在，就无法正常成骨。术者可以用不同的方式引入成骨细胞。允许成骨细胞从紧邻组织迁移到骨形成区域是一种有效的方法。如果这种来源不能提供足够的活细胞，那么必须采用其他方法。使用骨形成蛋白是满足募集成骨细胞非常有效的方法。骨形成蛋白可通过可吸收胶原海绵或使用同种异体骨移植材料递送到骨形成区域。有时候，可以通过自体骨移植提供成骨细胞。外科医生应根据特定的临床病例因地制宜地选择如何引进成骨细胞以及选择合适的载体。

神经肌肉的信号输入

为骨重建部位引入神经肌肉信号是治疗的重要组成部分。无论是新引入的细胞还是原来的组织，都需要对其细胞活性进行物理或化学调节。在细胞被引入骨形成环境后，它们需要相应的调节来引导其生长和形成组织架构。

在颌骨系统中，牙齿可向颌骨形成环境施加调节性刺激。牙周膜系统将机械信号从牙齿传递到骨组织上。这些信号对牙槽骨行使正常生理功能有重要的作用。健康的牙周膜起源于牙根，并插入到牙槽窝的硬骨板中。在功能状态下，牙冠承担持续的机械力量，所有由牙冠承担的力量都将被牙根吸收。这些力通过牙周膜传递到牙槽骨，引导硬骨板及松质骨中骨小梁结构的形成。

面部肌肉在运动中对面部骨骼施加力量。面部骨的形态反映了活跃的面部肌肉所给予的功能刺激。如果因支配相应肌肉的运动神经损伤导致肌肉运动减少，则受影响的面部骨骼就会吸收而发生改建。Parry-Romberg综合征（半侧颜面萎缩）即发生了这种现象，并影响了肌肉的体积和面部骨骼形态。术者必须意识到现有的肌肉运动将如何影响骨组织重建区域的骨结构的重塑。在某些情况下，术者通过修改肌肉附着位置改变刺激模式，以有利于骨形成。

在某些情况下，术者没有较好的方法将神经肌肉信号引入到无牙颌中需要做种植治疗的区域。由于缺乏神经肌肉的信号输入可能会导致骨移植物愈合的失败，所以需要另外的治疗策略。此时，在这类患者的骨缺损部位进行骨增量和种植重建可能并不现实。在这些情况下，重新改变牙槽骨解剖形态，不必强求植入牙种植体可能是更好的选择。

没有病变

建立一个没有病变的环境对骨形成成功至关重要。疾病过程可以通过破坏物理环境、基质细胞数量或神经肌肉信号系统的完整性来阻碍骨组织的愈合。当这些病理状态存在时，必须在骨组织重建之前加以处理，或者在骨再生过程中加以管理。影响牙槽骨重建的疾病要么是局部的，要么是全身的。典型的局部疾病包括来自病变牙髓、病变牙周或上颌窦的感染。全身性疾病涵盖范围较广，包括使用了影响愈合的药物，例如激素、免疫抑制剂、双膦酸盐。代谢紊乱（例如糖尿病）也可能会阻碍骨组织的愈合。与胚胎发育异常相关的缺陷可能表现为局部问题，但最好将其认定为是全身性疾病[16]。

局部病变的管理

感染从上颌窦内扩散到上颌窦底的提升移植物

中是局部病变导致骨形成不良的典型例子。上颌窦提升手术时仔细剥离上颌窦黏膜，维持鼻窦菌群与再生区域之间的解剖屏障，可以减少这种风险。如果在上颌窦提升过程中破坏了窦底黏膜，窦内的细菌和分泌物就会渗透到移植物中，并可能导致感染的发生。

即使操作非常仔细，上颌窦提升仍会改变通气和引流的生理过程，因为炎症是手术的一个自然结果。如果使用rhBMP-2作为移植材料可能会增加窦底黏膜的水肿程度[17]。即使术前上颌窦无症状，术后肿胀也可能会堵塞上颌窦孔。这将阻碍窦内分泌物的排出，最终可能导致上颌窦炎。有上颌窦感染病史的患者可在窦底提升术前采用药物或手术治疗上颌窦内的感染。

全身病变的管理

与发育障碍相关的牙槽骨缺损最初可能表现为局部问题。重要的是要认识到，其内在的病理机制不仅仅局限在缺损本身[18]。尽管骨缺失部位相邻组织的解剖形态外观是正常的，但形成缺损的过程在一定程度上也影响了其完整性。邻近组织内的病理机制可被认为与缺损部位相似，并以其为中心向周围扩展。如果治疗结果取决于相邻组织愈合后的完整性，那么术者必须考虑愈合过程中可能存在的不利情况。在某些情况下，有必要改良手术设计，去除病变部分，创造有利的再生环境。

总结

有两个原因可以解释为什么要从种植体与全身骨骼生理过程相互作用的角度来思考骨结合过程。首先，在某些情况下，会出现意想不到的结果，不能用目前所理解的骨结合理论来解释，而这些结果应该得到更合理的解释。其次，如果能克服现有知识的不足，那么未被了解的影响骨结合过程的原理就可能用于临床治疗。通过充分了解调节骨骼的代谢的整体机制，外科医生可以营造一个更有利于促进骨骼生长和骨结合形成的环境。

参考文献

[1] Harvold EP. The theoretical basis for the treatment of hemifacial microsomia. In: Harvold EP, Vargervik K, Chierici G (eds). Treatment of Hemifacial Microsomia. New York: Alan R. Liss, 1983.

[2] Brånemark PI. Osseointegration and its experimental background. J Prosthet Dent 1983;50:399–410.

[3] Brånemark PI, Zarb GA, Albrektsson T (eds). Tissue-Integrated Prostheses: Osseointegration in Clinical Dentistry. Chicago: Quintessence, 1986.

[4] Albrektsson T. Direct bone anchorage of dental implants. J Prosthet Dent 1983;50:255–261.

[5] Albrektsson T. Surface roughness of intraoral dental implant fixtures. Dent Implantol Update 1998;9:73–77.

[6] Jungner M, Lundqvist P, Lundgren S. Oxidized titanium implants (Nobel Biocare TiUnite) compared with turned titanium implants (Nobel Biocare Mark III) with respect to implant failure in a group of consecutive patients treated with early functional loading and two-stage protocol. Clin Oral Implants Res 2005;16:308–312.

[7] Esposito M, Coulthard P, Thomsen P, Worthington HV. The role of implant surface modifications, shape and material on the success of osseointegrated dental implants. A Cochrane systematic review. Eur J Prosthodont Restorative Dent 2005;13:15–31.

[8] Brunski JB, Moccia AF Jr, Pollack SR, Korostoff E, Trachtenberg DI. The influence of functional use of endosseous dental implants on the tissue-implant interface. II. Clinical aspects. J Dent Res 1979; 58:1970–1980.

[9] Misch CE. Stress treatment theorem for implant dentistry. In: Misch CE (ed). Contemporary Implant Dentistry, ed 3. St Louis: Mosby Elsevier, 2008:68–91.

[10] Misch CE, Misch-Dietsh F. Preimplant prosthodontics: Overall evaluation, specific criteria, and pretreatment prostheses. In: Misch CE (ed). Contemporary Implant Dentistry, ed 3. St Louis: Mosby Elsevier, 2008:233–244.

[11] Kasemo B. Biocompatibility of titanium implants: Surface science aspects. J Prosthet Dent 1983;49:832–837.

[12] Ingber DE. Integrins, tensegrity, and mechanotransduction. Gravit Space Biol Bull 1997;10:49–55.

[13] Ingber DE. Tensegrity and mechanotransduction. J Bodyw Mov Ther 2008;12:198–200.

[14] Ingber DE. Tensegrity-based mechanosensing from macro to micro. Prog Biophys Mol Biol 2008;97:163–179.

[15] Ingber DE. Cellular tensegrity: Defining new rules of biological design that govern the cytoskeleton. J Cell Sci 1993;104(Pt 3):613–627.

[16] Carstens MH. Neural tube programming and craniofacial cleft formation. I. The neuromeric organization of the head and neck. Eur J Paediatric Neurol 2004;8:181–210; discussion 179–180.

[17] US Department of Health and Human Services. FDA Public Health Notification: Life-threatening Complications Associated with Recombinant Human Bone Morphogenetic Protein in Cervical Spine Fusion. Issued 1 July 2008. http://www.fda.gov/MedicalDevices/Safety/AlertsandNotices/PublicHealthNotifications/ucm062000.htm. Accessed 17 November 2014.

[18] Carstens MH. Neural tube programming and the pathogenesis of craniofacial clefts, part I: The neuromeric organization of the head and neck. Handb Clin Neurol 2008;87:247–276.

第3章
骨生长和骨结合的组织工程环境

Engineering Environments for
Simultaneous Bone Growth and
Osseointegration

　　骨形成理论的原则可应用于营造种植体植入的组织工程环境，重要的是要考虑这些原则是如何控制骨结合过程本身的。如果成骨环境的设计和构建适当，就可以增大种植手术成功的潜力和可预期性。在骨愈合潜力较差的位点依然能有骨发育。如果满足了骨形成的条件，种植体就能在原本骨量不足的部位获得成功。

临床应用

为了使骨形成过程成功，必须本身具备或创造出骨发育所需的基本条件。这些条件包括稳定的环境、细胞的来源、神经肌肉的信号输入，以及没有病变[1]（见第1章）。成功的骨形成和骨结合很大程度上依赖于现有的调节机制是否支持手术设计。通过外科手术，可以引入成骨细胞和建立稳定的成骨环境。通过细致的软组织处理和抗生素的使用，可以控制细菌侵入引起的感染。现在还不可能人工合成神经肌肉的信号输入。外科医生必须利用局部结构的神经肌肉信号潜力，或从其他部位引入。在开始外科手术之前，仔细分析已有神经肌肉信号的位置。

本章展示了应用骨形成理论解决临床问题的病例。这些病例展示了如何通过手术设计的细微变化在一个不利的位点取得成功和有效的结果。

种植失败位点的重建

如果骨形成的基本要素存在，那么无须手术干预，该部位就可以骨再生。当种植体被放置在骨再生的空间里，种植体就会被骨包绕，并在其表面发生骨结合。下面的病例展示了利用种植位点自身的骨再生能力来生成新骨，充填骨缺失空隙，在没有骨移植材料的情况下建立种植体的骨结合。

病例报道

1987年，患者要求治疗多颗后牙的缺失。在右侧上颌第一前磨牙和第二前磨牙区域植入了早期的机械光滑表面种植体（图3-1a），采用夹板式的短卫生桥进行上部修复。

在4个后牙区域增加了额外的种植体用以承载修复体。右侧上颌第一前磨牙和第二前磨牙的金-瓷局部固定义齿与右侧上颌尖牙通过非刚性栓道附着体进行连接（图3-1b）。

功能负载几个月后，上颌的天然牙前移导致栓道附着体分离，从而种植修复体成为游离端。第一前磨牙种植体在与下颌修复体的咬合负载下折裂，骨结合的根尖部分留在上颌骨中（图3-1c）。第二前磨牙种植体因骨结合丧失被取出。

用取骨环钻取出第一前磨牙种植体的根尖部分（图3-1d）。尝试将种植体根尖与上颌窦底分开，但是没有成功。相反，环钻穿破上颌窦底，因此种植体、种植体周围骨、上颌窦底以及上颌窦黏膜被整体取下。

第一前磨牙种植体的取出造成了一个大的骨缺损，如果这一区域要采用种植体支持式修复体，就需要植入1颗新的种植体（图3-1e、f）。该部位用环钻取种植体后，缺损的直径>5mm。窦底骨被移除。此外，环钻还取出了一部分窦黏膜，导致口鼻相通。

当窦底骨穿孔很大并伴随窦底黏膜穿孔时，口鼻瘘成为一种可能的并发症。口鼻瘘多发生在磨牙区，而在前磨牙区较少发生。在前磨牙区，骨穿孔倾向于被新生骨封闭（图3-1g），而磨牙区的骨穿孔倾向于上皮化，从而导致长期的口鼻瘘。

在前磨牙区和磨牙区骨愈合及骨改建的过程是不同的。前磨牙区的天然垂直骨高度比磨牙区高。这种天然的骨骼形态与健康前牙的存在及靠近梨状孔有关。上颌骨尖牙区域的锥形突起维持了上颌骨的完整性及体积，原因是这个部位受到面部肌肉附着、鼻气道生理功能以及邻牙牙周组织的影响。这种环境促进了口腔和开放的上颌窦之间的骨生长与骨填充。

如果让这一区域自行愈合，可能的结果是因使用环钻取种植体造成的骨缺损区会被有活力的新骨填满（图3-1h）。这个过程代表一种骨再生形式。在这种情况下，不需要其他的细胞、组织或植骨材料，缺损会被合适的组织充满并且呈现出正常的形态。该过程利用机体自我修复的能力形成最初的结构和功能，并维持健康和完整性。

在这名患者中，由于多种不利条件，实现新种植体的骨结合存在许多挑战。取出折断种植体导致的缺损直径要比重新植入种植体的直径宽，因此新种植体无法与自体骨壁接触。当采用环钻取种植体时，产热难以控制。用这种方法取出失败的种植体会造成骨壁的骨细胞损伤。在取种植体的过程中，上颌窦底和窦黏膜被破坏，导致口鼻相通。所有这些因素都会损害使用常规方案植入的种植体的愈合能力。

这个病例表明，尽管愈合面临重大挑战，但如果

图3-1　种植失败区域骨重建后再种植

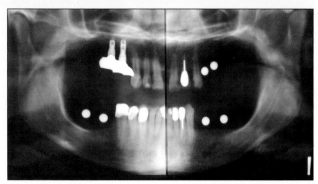

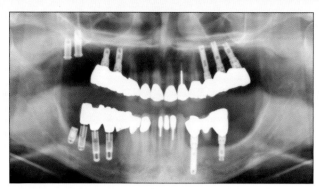

图3-1a　缺失的上颌右前磨牙区已植入2颗早期的Brånemark种植体（Nobel Biocare）。放置在第一前磨牙（3.75mm×7mm）和第二前磨牙（3.75mm×10mm）位置的种植体采用外六边形设计。起初戴入咬合面为丙烯酸树脂的铸造修复体。

图3-1b　作为完整的咬合重建的一部分，右侧上颌前磨牙种植体最终修复体采用金属咬合面的固定义齿。

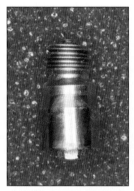

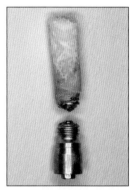

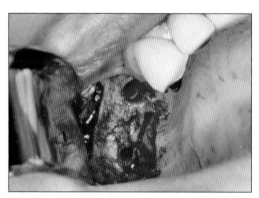

图3-1c　（左）右侧上颌第一前磨牙种植体折裂，上部修复结构已被去除。

图3-1e　取种植体的手术导致了比最初种植更宽和更深的骨缺损。

图3-1d　（右）用环钻取出种植体的根尖部分，去骨时上颌窦的底壁被一并移除。

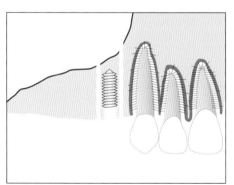

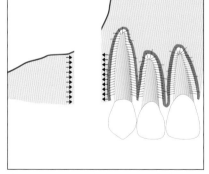

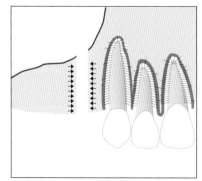

图3-1f　取种植体的缺损占据了牙槽骨的整个垂直高度，直径为5.5mm。

图3-1g　在上颌骨的这个区域，不需要移植物，骨缺损也能发生正常的骨愈合。类似于拔牙，拔牙位点的愈合是常见而且可预期的。

图3-1h　一种治疗方案是让该位点骨愈合后，再植入新的种植体。

➡

根据新的骨形成理论原则创造骨再生环境，就能获得良好的效果。要获得成功，治疗应该将新种植体再次植入之前失败的位点。这颗新的种植体必须满足修复治疗计划的要求，可以供患者使用多年。治疗策略是利用该区域的自然能力进行骨再生。这种方法需要理解该位点在组织胚胎学上是如何形成的，以及在成年以后如何维持一个稳定的状态。这些情况必须与外科手术目标相结合，以满足骨重建的所有条件。

骨形成理论提示，如果成骨条件正确，就会形成新骨。在骨重建位点的中心植入种植体成为了额外的挑战。在这个病例中，通过钛板的固定作用将种植体悬空植入骨缺损中（图3-1i、j）。种植体的任何一部分都不与骨接触（图3-1k）。钛板通过小的固位螺钉固定在远处稳定的骨壁上。没有放置任何植骨材料。窦黏膜穿孔依然存在，种植体根尖暴露在开放的上颌窦中。在取出种植体的过程中，骨壁遭受了环钻的损伤。

这是一个混合骨重建位点的例子，它同时受到天然和人造因素的影响。如果设计得当，该位点会发生新骨再生，同时实现种植体的骨结合。在这名患者中，满足了骨形成理论以下条件：

- 稳定的环境。这个环境中有两个因素需要考虑。第一个因素是取植体后形成的空腔。这是上颌骨内的一个通道，可以不受来自诸如舌头和咬合的外部力量影响。第二个因素是种植体。如果种植体动作过大，则不能发生骨结合。钛板一定程度上固定了种植体。种植体不会发生大的移位但还是有一定的微动度。
- 细胞的来源。环钻去骨后，开放的松质骨壁是成骨细胞的主要来源。将其引入骨缺损区，但它们不与种植体表面直接接触。
- 神经肌肉的信号输入。上颌前磨牙和尖牙区受多种神经肌肉元素的支配。表情肌附着于该区域，并提供维持上颌骨形态的主要生理刺激。来自鼻腔和上颌窦壁的神经信号输入还未被完全了解，但有助于创建和维持局部骨骼形态。此外，在这名患者中，天然牙及其牙周组织的存在稳定并维持了周围的牙槽嵴外形。

- 没有病变。在这种情况下，上颌窦炎症是引起感染最常见的病因。因此，术前上颌窦的良好健康状态和预防性使用抗生素是治疗这一患者的先决条件。

如果治疗方案正确实施，新生骨能够填充骨缺损区并包绕种植体（图3-1l）。在这名患者中，尽管种植体与自体骨无接触，种植体仍然发生了骨结合（图3-1m）。与种植体发生骨结合的所有骨都是新生骨。因为没有植骨材料，并且种植体愈合过程中所涉及的骨没有受到机械性热损伤，因此骨结合的质量很高。在功能负载1年后，新生骨包绕到种植体的光滑颈部（图3-1n、o）。

长期随访证实了治疗的成功。在使用22年后，种植体的骨水平没有发生改变（图3-1p~s）。

讨论

对于这种失败的种植病例，常规做法是首先在种植体的拔除位点放入植骨材料。在植骨材料愈合及早期改建后，才会再植入种植体。种植手术程序包括无创的种植窝洞预备，然后植入与窝洞密合的钛种植体。窝洞壁与种植体的紧密接触对于实现骨结合是非常重要的。通过喷砂、酸蚀、螺纹加工和激光刻蚀对种植体表面进行特殊处理，可以提高愈合质量。关键在于骨和种植体表面之间的间隙。临床医生认为骨组织与钛表面存在亲和力[2-3]。据称，粗糙化钛表面的各种机械特征增强了骨对种植体的亲和力[4-9]。

这个病例的处理否定了很多通常被认为在种植体长期成功中的重要因素。在这个病例中，对种植体表面的情况关注较少。相反，重点考虑的是局部成骨环境以及如何利用机体的生理功能来控制和指导位点产生新骨、填充间隙，并与种植体发生骨结合。因为位点固有的再生能力提供了新的细胞，从而不需要植骨材料，就能形成新的三维骨结构。

在这种可用于骨再生并建立稳定骨结合的方法中，整体成骨环境控制着重建。当种植体以半刚性方式悬挂在重建位点的中心时，骨围绕它并建立一

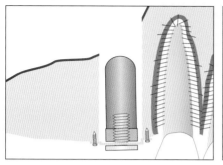

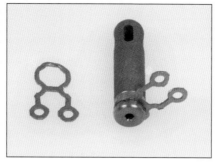

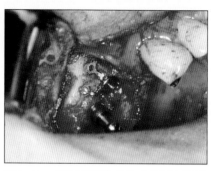

图3-1i　在这个病例中，计划是将种植体悬挂在骨缺损部位中间。与种植体连接的钛板为其提供稳定性。所选择的种植体直径为4.0mm，其与5.5mm宽的缺损区骨壁无接触。

图3-1j　钛板为0.3mm厚的钛合金（KLS-Martin），通过覆盖螺丝连接到种植体上。

图3-1k　可以看到种植体（IMZ）和固定钛板的其中1颗皮质螺钉。种植体的任何部分都不与骨接触。没有放置植骨材料。

图3-1l　（右）新骨充填骨缺损区并包绕种植体。

图3-1m　（最右）取出原种植体并植入钛板固定的种植体4个月后，打开该部位以取出钛板和连接基台。可见种植体完全被健康新骨包绕。

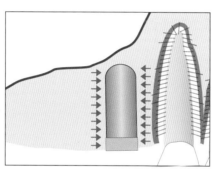

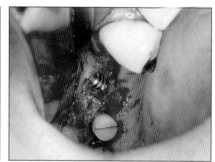

图3-1n　（右）种植体修复上部结构1年后的口内照片。

图3-1o　（最右）1年后，骨平面包绕到种植体的光滑颈部。种植体上部结构通过螺钉固位的T形结构，与天然牙夹板间进行刚性连接。

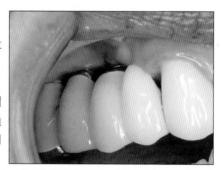

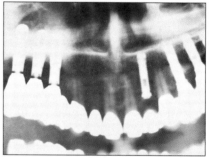

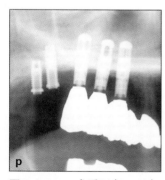

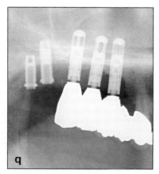

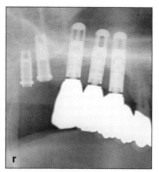

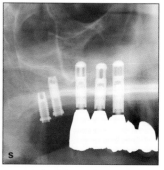

图3-1p~s　术后11年、16年、19年和22年的随访X线片。种植体骨水平保持不变。

个稳定的骨结合。来自局部和远处的力量可调节和管理上颌骨，允许设计更有效和更可预测的治疗方案。尽管在这一位点存在一些潜在的不利条件，但是仍然可以利用生长发育过程中形成上颌骨的潜在力量来促进骨愈合。

缺乏成骨细胞和稳定环境的骨重建位点

想要构建一个成功的骨形成环境，应该考虑并优化骨重建系统的每一个因素。骨重建成功的一个关键因素是成骨细胞的提供。当不能从局部获得足够的细胞到成骨位点时，就必须通过手术的方法引入成骨细胞。这种方法早于临床上重组人骨形成蛋白和生长因子的使用。为了满足引入成骨细胞的需要，临床上常用从髂嵴获得的自体骨移植来引入成骨细胞。

骨重建系统的另外一个关键要素是建立稳定的成骨环境。建立这种环境的机械和手术策略是将种植体作为骨再生体系的一部分。种植体的这种功能不同于其所熟知的作为牙齿修复载体的角色。此时种植体被用来在骨再生区建立一个物理动度被减小的区域。这样毗邻柱状种植体的区域可以避免外部力量的干扰，这对于促进骨形成是必要的。

稳定的种植体起着类似于Meckel软骨在下颌骨的胚胎发生过程中所产生的作用。软骨带在软组织内建立梯度稳定区域。随着与该结构的距离增加，其影响减弱。在下颌舌骨肌机械刺激的强度和模式提供合适动度的位置，形成下颌骨。下颌骨不直接与Meckel软骨相邻，表明该区域过于稳定并不适合成骨。为了成骨，骨再生环境需要可控的适当动度。这些平衡的环境具有成骨的潜力而不是形成纤维结缔组织。

还需要一些动度来允许通过神经肌肉信号的传导机制引导细胞代谢。多个来源的神经-肌肉的信号传导影响了占据骨再生间隙中的未成熟细胞的行为。机械传导信号是中枢神经系统与个体细胞之间信号通路的一部分。该信号在胚胎发育过程中起调控作用，并且这一机制一直保留到成人以后。以胚胎发育为例，在过度稳定的再生腔隙环境，成骨是没有

用的。该原理影响了用于固定种植体的钛板的设计。

以下病例报道展示了在缺乏成骨细胞和难以获得种植体初期稳定性的骨量不足的位点植入种植体，此时种植体起到了刺激骨重建的作用。

病例报道

患者，50岁，有牙列缺失，要求采用种植固定修复来治疗。上颌窦的过大导致了能提供种植体初期稳定性的可用骨量不足（图3-2a）。此外，该部位缺乏矫正骨量不足所需的成骨细胞。影像学检查显示窦腔向下向前的延伸导致了这种机械性和生理性的缺陷（图3-2b）。如果没有外部固定，这个薄的上颌窦底不足以固定种植体。

这种类型的重建需要一个全面的治疗计划。在骨形成过程中，为了建立有效稳定的成骨环境，种植体必须固定在稳定的骨骼上。如果种植体植入位点有充足的骨量，则可以在种植体愈合过程中提供足够的初期稳定性并安全度过骨分解代谢阶段获得愈合。而在该患者中，现有骨量不足以提供种植体的稳定。

即使有足够的骨量获得初期稳定性，也不一定符合稳定的标准。将种植体植入预备的种植窝洞内，将启动骨动力代谢过程。作为种植体植入的初期反应，柱状种植体表面接触的骨会出现吸收（见第2章）。根据种植体与骨接触的总表面积以及吸收的速率和程度不同，种植体存在丧失机械稳定性的危险，并且不能使其免受过大外力的影响（图2-4和图2-5）。一般来说，种植体完全埋置在天然骨中最有机会获得骨结合。

为建立或加强种植体的稳定性，使用了固定钛板和微螺钉，这将增加提供稳定结构和环境。该装置的稳定性会影响移植物的愈合和骨结合的建立。这种技术的成功愈合受到多个因素的影响。这些因素包括固定钛板的厚度和体积、固定螺钉的尺寸、种植体的形状、种植体的表面处理、植骨材料的种类和上颌窦的健康状态。在这个病例中，将采用钛粉喷涂表面处理的3颗种植体放置在上颌窦提升后建立的空间中（图3-2c、d）。光滑颈部的高度大于窦底骨板的高度。

图3-2 缺乏成骨细胞且骨量不足部位的骨重建

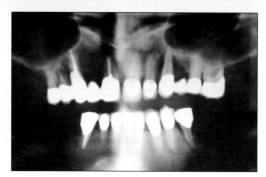

图3-2a 治疗前的全景片显示牙列缺失和广泛气化的上颌窦腔。

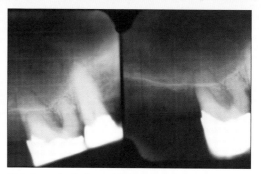

图3-2b 根尖片显示菲薄如蛋壳的上颌窦底。

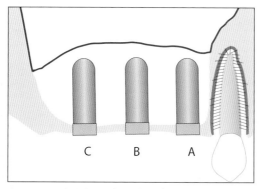

图3-2c 当上颌窦底骨壁厚度小于种植体光滑颈部的高度时，种植体用于骨结合的钛粉喷涂表面完全不与天然骨接触。

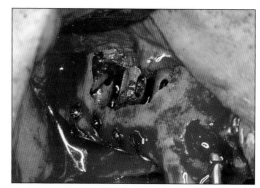

图3-2d 3颗IMZ种植体放置于提升后的上颌窦黏膜下。用3个钛板固定这些种植体。微螺钉嵌入非常薄的上颌窦底骨壁。种植体与天然骨无接触。

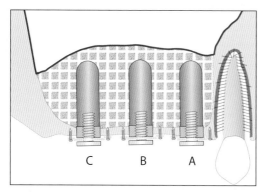

图3-2e 成骨环境构建的图示。3颗种植体提供机械稳定性。微螺钉在远离种植体植入区的皮质骨上对钛板进行固定。含有天然细胞因子的自体骨移植物将细胞引入到成骨区。

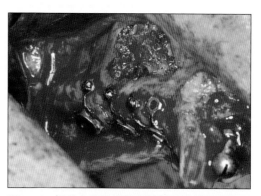

图3-2f 把从患者髂嵴获得的松质骨放在种植体周围。

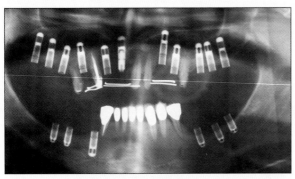

图3-2g 植入种植体和植骨材料6个月后，放置基台准备义齿修复。所有种植体都成功愈合。保留了5颗天然牙用于支持固定临时修复体。

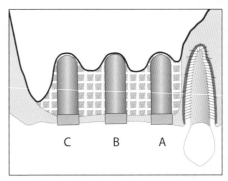

图3-2h 骨改建过程图示。移植物吸收并被大量新生骨替代。植骨材料的改建导致垂直骨量的降低，直至达到种植体的尖端。

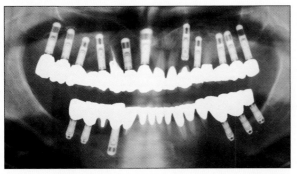

图3-2i 种植体和固定修复体的X线片，基台采用具有缓冲功能连接方式。

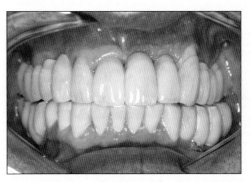

图3-2j 安装上下颌固定义齿。

→

将从髂嵴获得的自体骨放置在种植体周围（图3-2e、f）。骨移植物是细胞的来源，也是新骨形成的基质。3颗种植体用钛板固定在右侧上颌骨后部。0.3mm厚的钛板用1.0mm直径的皮质螺钉固定。使用相同的技术将3颗种植体置于左侧上颌骨后部。其余的种植体放置在上颌骨前部和双侧的下颌骨后部。在这些位点，天然骨量充足，使用常规的方法植入种植体，不需要钛板辅助固定。

上颌种植体愈合6个月后，取出钛板，放置牙龈成形器（图3-2g）。当取出钛板放置基台时，种植体的光滑颈部通常会被暴露。但在这个病例中，光滑颈部位于窦底上方并在窦腔内。因为在移植物愈合之后，光滑颈部暴露出来，这意味着整个天然窦底骨板被吸收并被新骨替代（图3-2h）。

接着用固定的种植体支持式及牙支持式修复体修复上下颌牙列（图3-2i、j）。种植体支持式的上部结构通过螺丝固位的切削精密附着体与牙支持式的上部结构进行刚性连接。

12年的随访X线片显示上颌骨的种植体骨水平没有发生变化（图3-2k、l）。20年的长期随访显示，修复体仍然可以使用，但是下颌骨的种植体出现了一些骨吸收（图3-2m～o）。

讨论

当种植体悬空固定在设计好的骨形成空间时，新骨将围绕种植体并形成骨结合。该患者形成的新的上颌骨骨质与其所包含的种植体已经完全具有了功能，并且稳定使用了20多年。骨结合界面和骨结构没有显示吸收的迹象。相比之下，以常规方式植入的下颌骨种植体反而发生了骨吸收。这表明，骨形成空间内能够形成新的骨质，并促进了一期植入的种植体在该新骨中进行成功的骨结合。

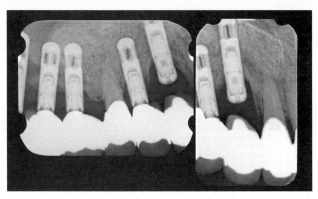

图3-2k　12年的随访根尖片显示种植体骨水平没有发生改变。

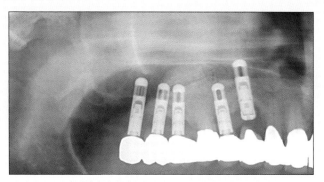

图3-2l　12年的随访全景片显示上颌窦移植物没有变化。

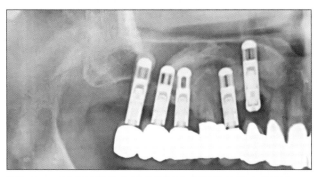

图3-2m　20年的随访全景片显示上颌种植体骨水平稳定。

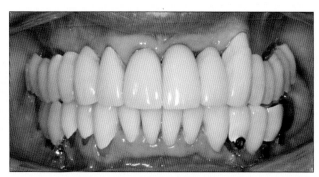

图3-2n　使用20年后，上颌和下颌修复体基本没有变化。在20年的使用期间，未曾调改过修复体。

图3-2o　在20年随访复查的时候，患者描述"感觉牙跟刚安装上的时候一样"。

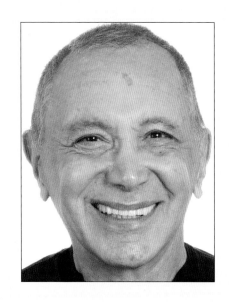

图3-3　根据特定部位的情况选择引入成骨细胞的最佳方法

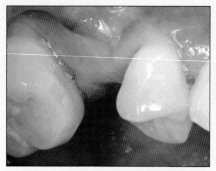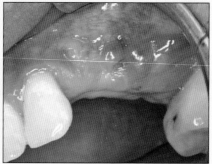

图3-3a　（最左）患者，19岁，初诊时，右侧上颌后牙区的情况。

图3-3b　（左）左侧上颌后牙区的缺牙情况。

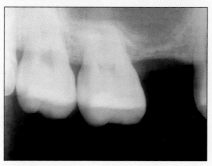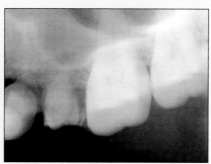

图3-3c　（最左）术前影像学检查显示右侧上颌窦底很薄。

图3-3d　（左）上颌左侧牙列的术前影像。

rhBMP-2载体策略的比较

提供具有成骨潜力的细胞来源是成功构建成骨环境的基本要素。如何更好地满足这一要求还取决于细胞对成骨环境其他元素做出的反应。在接下来的这个病例中，患者上颌的右侧和左侧牙齿都有先天性缺失。虽然两侧的临床问题是相似的，但每个部位的具体解剖特征不同，从而需要不同的输送成骨前体细胞的方法。在这个病例中使用的是重组人骨形成蛋白2（rhBMP-2）。该病例表明需要针对每个特定再生部位的特征和要求选择输送细胞的方法。

病例报道

患者，男性，19岁，要求治疗上颌右侧和左侧的先天性缺牙。在右侧，第二前磨牙没有发育，导致了牙弓上前磨牙区出现缺牙间隙（图3-3a）。在左侧，尖牙、第一前磨牙和第二前磨牙都没有发育，形成一个宽的缺牙间隙（图3-3b）。两个位点的影像学检查显示上颌窦底已下降至牙槽嵴处，仅在嵴顶留下一层薄的皮质骨层（图3-3c、d）。

右侧上颌的形态学和生理学

在设计治疗这两个骨缺损的骨构建方案之前，有必要了解维持现有上颌形态的力。这些力也将作用于骨前体细胞，后者是成骨重建要素的一部分。在右侧，潜在的骨重建位点的前壁和后壁由邻牙根部的牙周膜系统维持（图3-3e）。如果将移植物置于该缺损中，则成骨细胞将受到邻牙牙周膜系统的调控。位点的后壁受到第一磨牙颊根的牙周膜系统的调控。腭根虽然更长，但位置太远以至于不能对移植物引入的细胞直接进行调控。在位点的前壁，骨向根端延伸至第一前磨牙牙根和牙周膜系统调控的区域。牙周膜系统对移植物引入细胞的潜在影响和距离相关。鉴于2颗牙齿之间的距离有限，对细胞的适度刺激与调节是可以预期的。

左侧上颌的形态学和生理学

作用于左侧的调控因素是一个不同的情况（图3-3f）。由于3颗恒牙未能发育，这导致了解剖和生理上的较大缺损。现有形态也是由相邻牙齿的牙周膜

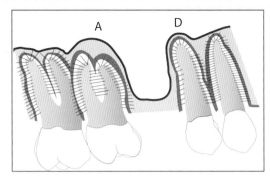

图3-3e 右侧种植位点形态学的功能分析。缺损的后壁受到第一磨牙（A）颊根相关的牙周膜系统的调节。在前壁，缺损向第一前磨牙根尖延伸（D），受其牙根及牙周膜系统影响。

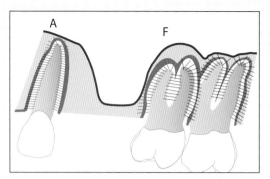

图3-3f 左侧缺损的调控因素分析。牙齿之间比右侧相距更远，骨量缺损更多。侧切牙根部（A）和第一磨牙颊根（F）的骨分别是骨形成空间的前壁和后壁。

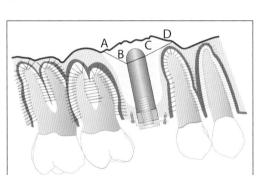

图3-3g 右侧手术设计方案。种植体的植入将为成骨环境提供机械稳定性，并减少填充间隙（黑线以下的区域）所需的骨组织的体积。工程分析显示潜在的成骨范围从A点延伸到种植体体部与其半球形尖端（B和C）之间的连接处再到D点。该范围界定了所需的骨移植材料的量。从A点和D点延伸出的牙周膜系统的影响只需要到达种植体的表面，以促进骨矿化和骨结合。因此，移植物可以由携带在可吸收胶原海绵上的rhBMP-2构成。

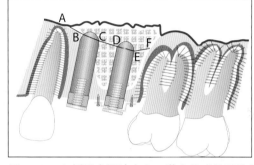

图3-3h 左侧手术设计方案。潜在的成骨环境从点A延伸到种植体侧壁和它们的半球形尖端之间的连接处（B、C、D和E）再到F点。超出该边界的移植物是无效的。剩余的空间（黑线以下的区域）是需要成骨细胞的地方。

→

系统维持。与右侧相比，由于邻牙相距较远，导致骨量缺损更严重。与右侧一样，牙根周围的骨形成了需要进行骨充填的骨腔的前壁和后壁。左侧的挑战是从骨缺损中心到牙周膜系统的距离对于直接调节来说太远。如果将rhBMP-2移植物简单地置于左侧缺损处，则该缺损的中心将不太可能形成活性矿化骨。

右侧的手术设计

右侧的手术设计如图3-3g所示。计划将种植体悬空固定于该骨重建位点。种植体的作用是为成骨环境提供机械稳定性，成为修复体的骨结合承力载体，并减少填充空隙所需的骨量。工程学分析显示潜在的成骨范围从A点延伸到B点、C点、D点。这个成骨范围决定了所需的骨移植材料的量。超出成

骨范围边界的移植物是没有用的。从A点和D点延伸出的牙周膜系统的影响只需要到达种植体表面，以促进骨矿化和骨结合。由于需要植入的材料不多，而且到有调节作用的牙周膜系统的距离短，移植物可以由携带在可吸收胶原海绵（ACS）上的rhBMP-2构成。使用没有颗粒载体的rhBMP-2的优点是可以产生活骨直接填充骨间隙。如果使用颗粒载体，颗粒材料需要被吸收后，才能使整个区域完全骨化。

左侧的手术设计

图3-3h总结了左侧的手术设计，目的是在左侧上颌尖牙和第一前磨牙的位点植入种植体。手术计划不是从缺陷本身开始，而是从相邻结构的综合分析和诊断开始。在牙槽骨，邻牙是神经肌肉信号传导的

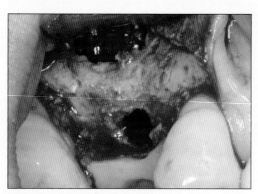

图3-3i　右侧上颌窦提升和种植体植入的外科入路。

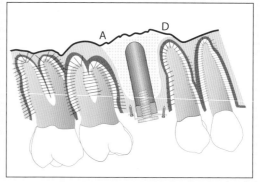

图3-3j　种植体植入和固定的手术方案。无法通过种植体和天然骨之间的接触提供机械稳定性，依靠支撑钛板为种植体提供初期稳定性。

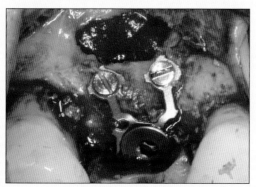

图3-3k　植入种植体和固定钛板就位。rhBMP-2/可吸收胶原海绵的窦提升移植物填充骨再生空间。

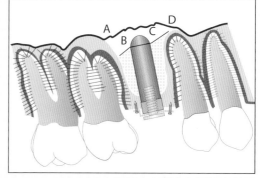

图3-3l　右侧的骨再生环境包括用钛板支撑的位于中心的种植体，A点和D点处的稳定的天然骨，在B点和C点处构建稳定点，以及rhBMP-2/可吸收胶原海绵移植物。

最重要来源。在该患者中，A点牙槽骨的形成和维持主要受到左侧侧切牙及其牙周膜系统的调节。这个区域也受到控制和施力于面中部的肌肉的影响。骨在侧切牙的远中生长，因为该区域是梨状孔支撑的一部分。即使是完全缺牙的上颌骨，因为梨状孔骨支柱处于功能状态，神经肌肉的信号传导仍将在尖牙区域维持一些骨量。尽管该患者的骨量在尖牙植入位点是最少的，但仍然可能发生骨结合，因为该处的成骨由两个来源的神经肌肉信号传导调节。在缺损的后部，骨量通过第一磨牙颊根（F点）的牙周膜系统来维持。

　　为达到修复目的，计划植入两颗种植体。种植体将在骨形成环境的设计中实现多种作用。稳定的柱状种植体将与牙周膜系统、现有骨膜Sharpey纤维系统和抬高的上颌窦黏膜所施加的力发生相互作用。计划的骨形成环境的构造分析显示潜在的成骨区将从A点延伸到B到C到D到E，最后到F点。每一个标志点决定该环境如何支持骨生长。超出这些边界的移植物是没有用的。剩下的小空隙是唯一需要成骨细胞的地方。

　　左侧骨重建最大的问题是两颗种植体之间的移植物。这个空间由于远离牙周膜系统的主要神经肌肉信号的调节，有矿化失败的风险。而且，位于后部的种植体会阻碍来自第一磨牙牙周膜系统的潜在信号，并且骨内第一磨牙的位置也缺乏主要面部肌肉系统的间接调节。

　　在这个病例中，因为携带在可吸收胶原海绵上的rhBMP-2持续时间有限，其植入不一定有效。可吸收胶原海绵一般在14天内吸收。必要时，手术设计者可以选择改建时间更长的其他载体。在这个病例中，选择可溶性的脱水松质骨颗粒（Puros，Zimmer Dental）作为载体负载rhBMP-2。第4章将讨论使用可溶性脱水骨而不是冻干骨的原因。

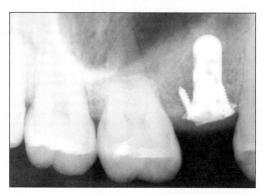

图3-3m　右侧上颌种植体和移植物植入16周后的X线片。

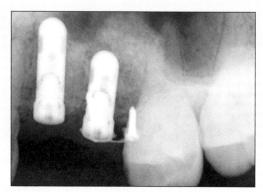

图3-3n　左侧上颌种植体和移植物植入16周后的X线片。

手术过程

在右侧，通过侧壁开窗进行了上颌窦提升术（图3-3i）。推开黏膜后，通过牙槽嵴顶行种植体窝洞预备。窦底骨高度仅有2mm。

根据手术计划，植入种植体（Camlog）（图3-3j）。种植体的光滑颈部比窦底下方的骨壁厚，并且不会发生骨结合。种植体表面的钛粉喷涂部位是可能发生骨结合的部分。在该植入位点，这个钛粉喷涂表面都进入到上颌窦提升后的骨形成空间中。钛粉喷涂表面与天然骨之间没有接触。通过种植体与天然骨的接触不能获得机械稳定性。如果要获得初期稳定性，则需要辅助方法。

植入种植体，种植体的主体大部分超过窦底（图3-3k）。将钛板连接到覆盖螺丝上，并使用1.2mm的小螺钉将钛板固定在相邻骨上。植入由携带在胶原海绵（Integra Life Sciences）上的rhBMP-2（Medtronic）组成的移植物。剂量为每毫升水中含0.25mg的rhBMP-2。

最终构建的骨形成环境（图3-3l）包括由钛板固位的种植体，在A点和D点处稳定的天然骨，构建的稳定的B点和C点，以及携带在可吸收胶原海绵上的rhBMP-2移植物。有了以上条件，新骨将形成并维持在黑线下方的空间中。

在这种骨再生方法中，种植体承担了多种作用。种植体的第一个作用是稳定骨再生空间的中心部分，使得新到达的成骨细胞在最佳的机械环境中成熟与矿化。使用这种技术植入的许多种植体的长

期随访表明，种植体的平行侧壁与半球形尖部的影响不同。在种植体周围将形成活性骨并延伸到半球形开始的水平。最初的成骨可能会覆盖球形尖部，但最终会吸收，最后只有侧壁发生骨结合。决定这个过程的机制还不清楚。此外，在稳定的天然位点A点和D点水平以上，骨不会形成并维持。超出这些边界的移植物不会有效且是不必要的。

种植体的第二个作用是为修复体提供支持作用。成功的骨结合是建立功能性修复的先决条件。在这种情况下，所有发生骨结合的骨都来源于骨再生过程。

术后16周随访

在手术16周后检查骨形成情况，包括种植体和支撑钛板（图3-3m）。最初，移植材料超出了骨再生空间的范围。在这种改建不完全的状态下，窦底没有明显的皮质骨线。这表明移植物的功能性矿化尚未完成。

左侧上颌的影像学检查显示，在放置rhBMP-2和可溶性脱水植骨材料16周后，植骨材料的阻射影像向根向延伸，直达远端种植体的根尖（图3-3n）。

植入种植体及植骨材料16周后，再次手术暴露上颌骨的左右侧位点，以移除钛板并放置基台。右侧钛板保持稳定（图3-3o）。去除钛板后，种植体稳固。种植体光滑颈部没有被新骨覆盖，但是钛粉喷涂的表面完全被正常的新骨包绕（图3-3p）。

左侧种植体的结果相似。左侧后部种植体上的钛板保持稳定（图3-3q）。去除钛板后，显示骨与种植体的钛粉喷涂表面部分结合。特征性表现是骨

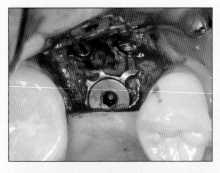
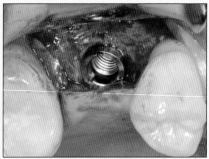
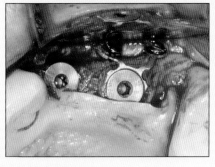
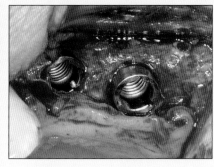

图3-3o （最左）手术16周后右侧种植体钛板的照片。

图3-3p （左）牙槽嵴改建后，右侧种植体的光滑颈部暴露。

图3-3q （最左）手术16周后左侧种植体钛板的照片。

图3-3r （左）移除钛板后，牙槽嵴位于光滑颈部水平。

$\rightarrow$

改建后，种植体光滑颈部得以暴露（图3-3r）。

这3颗种植体都使用单冠修复。

右侧修复7年后的随访

戴冠7年后，对患者进行随访评估（图3-3s）。右侧单冠功能正常，没有出现并发症（图3-3t）。右侧种植体的影像学检查显示了7年后的改建结果（图3-3u）。上颌窦的底部呈现出一条清晰的皮质骨轮廓线。

在原有骨量、种植体以及右侧新生骨之间建立了稳定状态，达到了预期目标。A点处的骨水平受磨牙牙根近中唇侧的牙周膜系统调节。骨平面提升达到种植体侧壁和半球形尖端之间的连接处。然后，骨平面延续至相邻前磨牙的根尖（D点）。随着时间的推移，通过骨重建过程产生的新骨与天然骨融为一体。要成为一个一体化的结构，新骨与种植体必须完全整合到天然骨的解剖和生理过程中。

左侧修复7年后的随访

上颌左侧骨重建的情况与右侧相似。左侧的两颗种植牙功能行使正常，没有出现并发症（图3-3v）。7年后随访时的影像学显示，骨重建的情况与手术设计的预期结果相一致（图3-3w）。天然骨与新骨在影像上相连续，并与其生理功能完全整合。

手术设计考量到的功能和机械因素决定了骨形成后的稳定状态。在重建骨改建后，上颌窦底呈现界限清晰的皮质骨线说明改建后的骨达到了稳定状态。新骨从侧切牙A点的近中开始形成，此处受到侧切牙牙周膜系统的调节。改建后骨平面降低，达到种植体侧壁和半球形尖端之间的连接处。形成的新骨最远端与覆盖在磨牙颊根根尖的骨相连续。

讨论

在这名患者中，右侧和左侧影响成功愈合的因素是不同的；然而，设计含有种植体的骨形成环境的这一基本策略是相同的。种植体用于提供骨形成环境中心的机械稳定性。通过完整的窦提升和主要黏膜的封闭将成骨空间与口鼻的污染隔离。在两个部位，都通过rhBMP-2引入骨形成前体细胞。

因此，两侧的手术设计均满足骨形成的基本要素。然而，植入右侧种植体所需的骨量较少，最好由承载在可吸收胶原海绵上的rhBMP-2提供。不需要可吸收颗粒状骨移植材料，该成骨空间就可以被新骨充填。

相反，放在较大的左侧缺损中的移植物包括可溶性脱水松质骨而不是胶原海绵。在牙槽窝内，调节信号主要受牙周膜系统的控制。当牙齿与需要被调控的

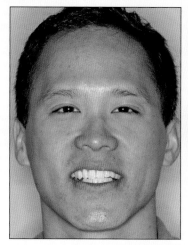

图3-3s 患者7年后随访复查时的正面照。

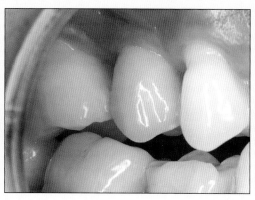

图3-3t 使用7年后，右侧种植体牙冠的口内照。

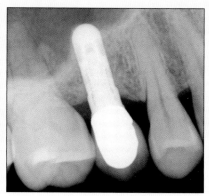

图3-3u 使用7年后右侧种植体的X线片。

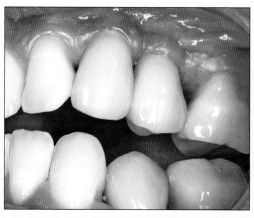

图3-3v 使用7年后，左侧种植体牙冠的口内照。

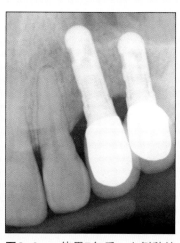

图3-3w 使用7年后，左侧种植体的X线片。骨改建后，新的上颌窦底形成了一个界限清楚的皮质骨线。

细胞距离较远时，会有成骨失败的危险。在这个病例中，左侧上颌骨移植物的中心部分存在失败的危险，因为神经肌肉对该位置的调节较弱。如果用胶原海绵承载rhBMP-2到大的缺损中，由于缺乏直接的神经肌肉信号的调控，则在胶原海绵被吸收之前内难以达到移植物的矿化，需要选择吸收时间更长的载体使移植物有更多的时间矿化。因此，从性能和安全角度选择可溶性脱水松质骨作为载体（见第4章）。

上颌窦受损的老年患者的骨形成和骨结合

当老年患者在进行种植体植入需要增加骨量时，与年龄相关的愈合不良是一个大家关注的问题。自体和同种异体骨移植的经验表明，儿童比成人的愈合更好[10-11]。接下来的病例证明了即使是老年人，良好设计的骨形成环境也具有愈合潜能。尽管面临严重的骨萎缩、患者年龄大和伴有上颌窦病史，该部位仍然出现良好的愈合，没有出现并发症。

病例报道

患者，女性，70岁，最近拔除了左侧上颌第一磨牙（图3-4a）。该牙在64年的使用中经过多次治疗，现已不能保留。患者有上颌窦炎病史。该问题是周期性的，她就诊时没有症状。

尽管非常用心地进行口腔治疗，第一磨牙最

终无法保留，需要拔除。因为上颌第一磨牙接近上颌窦，所以在该位点植入种植体经常具有挑战性。在这名患者中，上颌窦底部低至牙槽嵴处（图3-4b），需要大量植骨来容纳可长期使用的种植体。

上颌第二前磨牙的牙槽骨由牙齿的牙周组织形成并维持（图3-4c）。第二前磨牙对骨的刺激向后延伸至A点，这种对骨的影响距离根部越远就越小。在拔牙之后，容纳第一磨牙的牙槽骨由于吸收而丧失。磨牙的牙槽骨由其自身的牙周膜系统和牙根本身来维持。手术策略是通过将种植体植入在牙根附近，从第二前磨牙处获取骨刺激信号。

用钻头做一个小的上颌窦侧壁开窗（图3-4d）。窦膜状态良好没有病变。在种植体位点经牙槽嵴行窝洞预备。在种植窝洞预备过程中放置了胶原海绵以提升窦膜，防止穿孔。种植窝洞预备后的检查显示窦底骨厚度为3mm。这不足以在种植区发生骨分解代谢的前25天内为种植体提供稳定性。

去除之前放置的胶原海绵。制备载有rhBMP-2的第二张海绵，浓度为0.5mL无菌水中含有0.5mg的rhBMP-2。在放入上颌窦提升后的成骨空间之前，将浸泡后的海绵静置15分钟。放置海绵以覆盖种植窝洞根方的窦膜（图3-4e）。大部分海绵被推向内侧。因为在植入种植体后，这部分空间不易进入。

在这个病例中，选择负载rhBMP-2的胶原海绵作为移植材料。因为患者有上颌窦炎的病史，没有使用自体或同种异体骨。主要考虑的是避免长时间的窦道引流阻塞，导致感染并可能扩展到其他鼻窦。

放置rhBMP-2也会导致炎症反应。炎症时窦膜黏液分泌增多，使得纤毛的清除过程变得困难。这是与此治疗相关的正常反应。如果窦膜被破坏，颗粒状移植物会引起大问题。窦腔中的游离颗粒移植材料通常会导致鼻窦感染。颗粒移植材料从窦腔中吸收或清除可能需要几周甚至几个月才能完成。

相比之下，胶原海绵在数天内吸收，消除了它们作为感染的潜在来源。以胶原海绵为载体将rhBMP-2输送到骨形成空间的范围。该空间由稳定的种植体和上颌窦周围骨质维持。另外，在窦内没有游离的同种异体骨颗粒植入的情况下，窦腔感染的控制和治疗是更可预测的。

植入种植体（图3-4f）。在这个病例中，选择螺纹种植体。种植窝洞直径和种植体的螺纹表面使得种植体可旋转到位。种植体规格为4.3mm×13.0mm。但由于骨量很少，不能提供初期稳定性。

种植体与左侧上颌第二前磨牙的牙根相邻（图3-4g）。这个距离保证种植体的冠方部分落在前磨牙牙周膜系统的骨刺激影响范围之内。通过种植体和支撑钛板的机械稳定作用，使得支持成骨的环境刺激作用向后延伸。种植体的尖端受到第二前磨牙牙根根尖部分以及窦膜本身的影响。

窦膜如何参与骨形成尚不清楚。但明确的是，随着时间的推移，上颌窦提升的植骨材料其结构和改建会呈现稳定的状态。此时整合到该区域生理功能中的移植物在新的窦底形成界限清楚的皮质骨。在前面所展示的病例中，一致发现这一现象。这说明某些机制参与调控移植物的结构形态。

用覆盖螺丝将钛板连接到种植体上（图3-4h）。钛板的延伸臂可以用器械弯制使其与骨面贴合。2颗微螺钉将钛板延伸臂固定到稳定的相邻骨壁上（图3-4i）。

延伸臂中至少有一个在种植体愈合的前25天内必须保持稳定。在此期间，初期骨愈合的自然分解代谢过程使得与种植体直接接触的少量骨出现吸收。如果在此期间种植体不稳定，过大的微动将导致纤维组织包裹种植体。

将固定的微螺钉放在与种植体有一定距离的位置上是很重要的。这个距离允许种植体与固定螺钉两处的骨以各自的速度愈合。当种植体位点的骨壁在吸收阶段，微螺钉必须保持稳定。微螺钉的骨壁在自然愈合过程中也会产生一部分吸收。因为微螺钉的直径很小，所以在分解代谢阶段的骨吸收速率与种植体的骨吸收速率不同。结果是钛板能够在种植体周围的骨分解代谢阶段固定种植体。

在这个关键时期之后，新骨从骨壁延伸至种植体周围。这为种植体提供了机械稳定性。此时，用于固定的钛板不再是必要的。

骨形成环境的构建应遵循以下原则（图3-4j）：稳定的环境是从B点到C点到D点到E点的空间。通过

图3-4　患者70岁，左侧上颌第一磨牙最近拔除后的骨重建及种植体植入

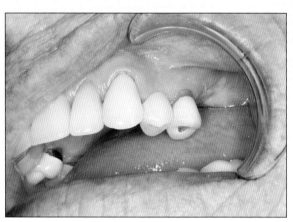

图3-4a　术前口内照可见左侧上颌第一磨牙和第二磨牙缺失。

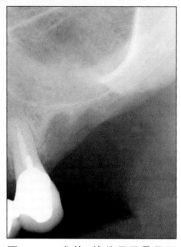

图3-4b　术前X线片显示骨量不足。

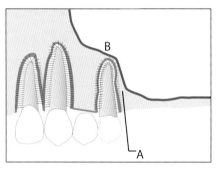

图3-4c　相邻的第二前磨牙及其牙周膜系统调节覆盖在其远中根表面（A）和根尖（B）处的骨。

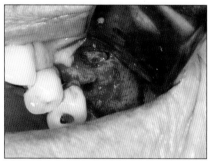

图3-4d　一个小的侧壁开窗为窦提升移植物的填充提供了入路。在右侧牙槽嵴顶行种植体窝洞预备。

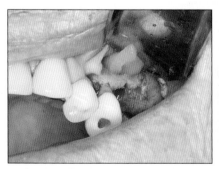

图3-4e　含有rhBMP-2的胶原海绵放置在提升后的窦膜下方。

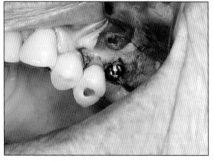

图3-4f　螺纹种植体的大部分放在提升后的上颌窦腔内。

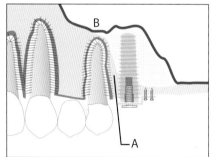

图3-4g　种植体放在靠近天然牙的位置，而不是第一磨牙的解剖中心。钛板提供种植体的额外固位力。A点和B点之间的骨由前磨牙牙周膜系统进行调节。

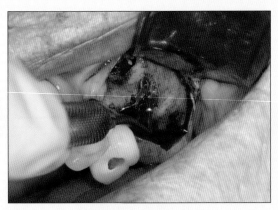 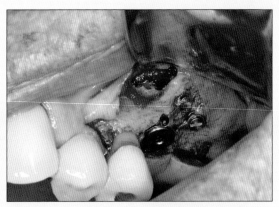

图3-4h 钛板的延伸臂可以弯制成与骨面贴合的形状。钛板厚度为0.3mm，在稳定性和弯曲度之间达到最佳的平衡。弯曲力不能太大，以免引起种植体移位。

图3-4i 2颗微螺钉把钛板固定到远离种植体的稳定骨壁上。可以见到种植体暴露在已部分充填的上颌窦腔中。在种植体的尖端可见rhBMP-2移植物。胶原海绵靠种植体尖端维持在已提升的窦膜上。

胶原海绵携带的rhBMP-2将基质细胞引入骨再生空间中。初期的神经肌肉信号输入来自A点和B点的牙周膜。

固定钛板后，将螺丝刀放在覆盖螺丝上，用于验证种植体的轴向。如果种植体向不利或不可修复的方向倾斜，则将螺丝刀用作调整角度的杠杆。如果有必要，钛板和微螺钉需要重新放置。如果角度是令人满意的，则将额外的胶原海绵放在种植体的侧面。在这个病例中，使用了2mm×20mm×40mm的胶原海绵（图3-4k），总共使用0.5mg的rhBMP-2和1.0mL的无菌水。

术后X线片显示了植入种植体、rhBMP-2和钛板的位置（图3-4l）。将种植体放置于天然第一磨牙解剖结构中心近中位置。在这个位置，最终的成骨空间具有来自前磨牙及其牙周组织的机械刺激。成骨空间还从稳定的种植体获得了机械支撑和相对的稳定性。来自相邻前磨牙及其牙周组织，以及可能来自窦膜本身的直接信号传导触发并调节骨形成和改建。

愈合4个月后，打开该部位取出钛板并放置牙龈成形器（图3-4m）。微螺钉和固位臂是稳定的。围绕种植体的冠方2mm是纤维组织。当使用固定钛板时，这个现象是一致的。

4个月时的影像学检查显示种植体周围的骨矿化（图3-4n）。移植物没有延伸超过种植体的尖端。虽然rhBMP-2/ACS在种植体周围空间有垂直

向和水平向延伸，但骨只沿着预测的边界形成（图3-4o）。在这些手术中，即使骨形成确实在设计的范围之外，也不会长期维持。

钛板移除后，可以看到使用这种技术后的典型结果（图3-4p）。大约2mm种植体颈部位于嵴顶上方。当最初植入钛板和种植体时，种植体冠方和钛板与剩余的牙槽嵴高度相当。这意味在重建过程中，天然窦底大部分已经没有了。围绕该种植体的骨完全是rhBMP-2诱导而成。虽然窦底骨质并没有暴露在钻孔过程的高温下。

植入种植体和rhBMP-2的10个月后，新骨包绕种植体（图3-4q）。发育良好的皮质骨层延伸至种植体的根尖部分。松质骨形成与天然骨相连续的正常骨小梁模式。

种植体上部结构采用全瓷冠修复（图3-4r）。如果需要恢复整个磨牙的咬合，第二颗种植体则可以植入到毗邻第一颗种植体的位置，以利用包绕它的稳定骨质。

讨论

年龄通常被认为是影响成功愈合的相对危险因素[12]。通常认为，年轻患者比老年患者愈合得更快，更可预期[13]。有些外科医生指出老年患者的愈合速度比儿童慢的一个原因是可用的干细胞数量减少[14-15]。当骨形成环境的各要素设计合理时，各种

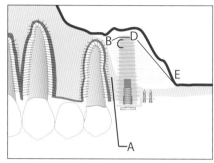

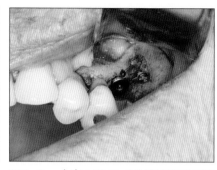

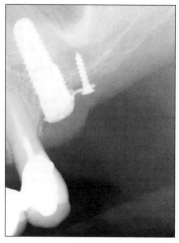

图3-4j　骨形成环境的各个重要因素包括：A，锚固牙周膜系统的Sharpey纤维的骨质，这是骨再生部位的神经肌肉信号传导的主要来源；B，现有骨量的最顶端；C和D，构建稳定成骨环境的边界；E，现有上颌窦底壁上的稳定点。种植体作为骨形成环境的物理中心。

图3-4k　含有rhBMP-2的胶原海绵包绕种植体并填充窦提升空间。

图3-4l　术后X线片显示：超过窦底的种植体，钛板和其中1颗微螺钉。种植体靠近牙根，以利用其牙周膜Sharpey纤维系统的刺激信号。

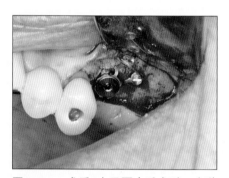

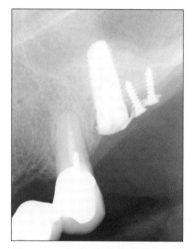

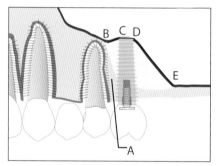

图3-4m　术后4个月再次手术时，在种植体颈部观察到典型的局限性的2mm骨吸收。

图3-4n　术后4个月拍摄的X线片显示种植体周围的骨致密，改建后超过种植体和成骨轮廓以外的所有移植物均被吸收。

图3-4o　含有rhBMP-2的胶原海绵形成了新骨，其范围在骨形成边界以内。胶原海绵快速吸收，不留下颗粒物。

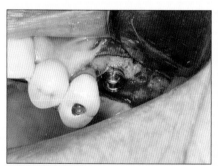

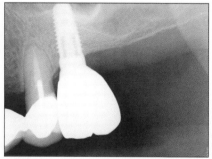

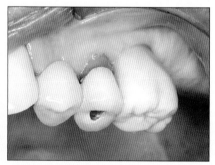

图3-4p　移除钛板，可见种植体颈部位于新的牙槽嵴顶以上约2mm。

图3-4q　术后10个月的X线片显示新生骨改建成熟，反映了进行性的功能整合。

图3-4r　牙冠就位。

年龄的患者都能很好愈合。只要手术方案设计得当、操作正确，年龄与愈合之间没有明显的相关性。

移植物位置和量的功能分析

了解哪些因素决定上颌窦提升过程中所需要的移植物的最佳体积，这对于有效和安全地使用这些材料是重要的。临床中存在上颌窦提升的移植物放入过多的倾向。外科医生放的移植材料往往比所需要的更多，因为他们的经验是移植物在植入种植体之前经常出现塌陷和吸收。但是过多的移植物会增加风险和费用，并且实质上不利于骨重建。

如果骨重建成功，将使种植体牢固并与周围骨组织处于稳定关系中。最初放置到功能刺激范围之外或不直接提供种植体机械稳定的骨移植物最终将因为吸收和重建而丧失。含有不可吸收或吸收缓慢材料的窦内移植物可能会超出支持种植体所需的体积。超过的量不利于种植体的功能和长期留存。

上颌窦提升过程中放置过量的移植材料，可能会因为不必要的剥离而增加黏膜穿孔的风险。如果在剥离过程中出现窦膜破坏或发生感染穿孔，移植物可能会溢到窦腔内。这种材料可能需要通过补救手术来处理，或者会影响患者窦腔清除异物的自然过程。最小量的移植材料会降低这种风险。

上颌窦提升的同期植入种植体，通过两种方式减少移植物的量。第一种，种植体占位的体积不需要移植物；第二种，种植体的位置是已知的，因此移植材料可以确切地放在种植体周围并填充预期成骨空间所需的体积。在大多数病例中，如果先植入移植物再择期植入种植体，rhBMP-2的所需量要多得多。

限制所需移植物的总量有几个额外的好处。现在使用的移植物通常价格昂贵或难以获得，尽量减少使用会降低费用。如果使用自体骨，可以通过限制所需骨量来减少供骨区的并发症。此外，所有的移植物都会引起炎症反应，因为它是愈合过程的一部分。明显的肿胀归因于胶原海绵承载的rhBMP-2[16]。增加rhBMP-2移植物的体积和总量过大都会增加肿胀相关并发症的风险。

下面的病例展示了在植入种植体的同期骨增量的治疗策略。分析基于功能所需的骨量，计算出使用移植材料的最小量。

病例报道

患者，男性，65岁，左侧上颌第一磨牙无法保留。尽管有定期的牙周治疗，牙齿还是发生了进行性骨丧失。患者要求拔除并进行种植治疗。在初诊时，影像学检查显示第一磨牙的3个牙根都有骨吸收（图3-5a）。窦底靠近根尖区。

拔除患牙，用rhBMP-2/ACS处理拔牙位点。拔牙窝骨壁缺损，邻牙的牙根表面构成缺损的前壁和后壁。rhBMP-2的使用几乎没有引起垂直骨的形成（图3-5b）。

对该缺损骨形成环境的设计开始于分析剩余的骨量是如何维持的（图3-5c）。这是做出综合诊断的关键一步。诊断是治疗方案的一部分，为创建可替代的手术方案提供依据。

预期的移植处的前壁（A点）由邻牙插入硬骨板中的牙周膜维持。B点由前磨牙根部支撑和根尖处的牙周膜维持。在后部的C点和D点处，骨的维持机制与前部相似。邻牙牙周膜系统的神经肌肉刺激作用随着与之距离的增大而减小。在两牙根的中点，效果最弱。

作为骨重建要素的一部分，将种植体植入在缺损的中心（图3-5d）。进行上颌窦提升后，植入种植体。由于天然骨量不足，需要用钛板来支撑种植体。种植体的植入产生了两个新的点：E和F。这些点是骨形成环境中应力遮挡的点。在E点或F点处紧挨着种植体的细胞受到的机械应力比骨形成环境中心的细胞小。

从B点延伸到E点、F点、C点的连线以下的细胞处于避免受到较大外力的空间内（图3-5e）。这个空间内的骨可以成为活骨并长期稳定存在。超过这个边界的骨由于无法存活并改建而不能长期存在。即使如此，仍然将负载rhBMP-2的胶原海绵置于种植体尖端和上颌窦黏膜之间。这样做是为了避免上颌窦黏膜直接与种植体根方的半球形尖端接触。因此，移植材料超出了骨形成空间的边界（图3-5f）。

植入种植体，覆盖螺丝和钛板4个月后，已形成

图3-5 患者男性，65岁，左侧上颌磨牙已拔除，移植物的位置与总量的功能分析

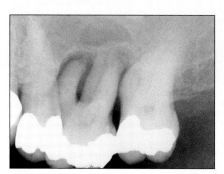

图3-5a X线片显示第一磨牙的3个牙根都有骨吸收。

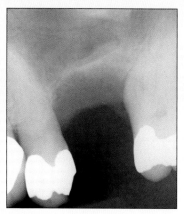

图3-5b 拔牙并使用rhBMP-2/ACS移植物2个月后的X线片显示，几乎没有垂直骨形成。

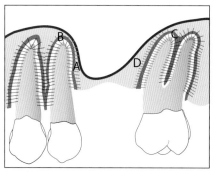

图3-5c 该位点的现有生理要素分析。缺损空间的前壁（A）由在该位置插入硬骨板中的牙周膜维持。B点由前磨牙根部支撑和根尖处的牙周膜维持。在后部的C点和D点处，骨的维持机制相似。邻牙牙周膜系统的神经肌肉调控作用随着与之距离的增大而减小。在两牙根的中点，效果最弱。

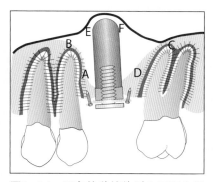

图3-5d 固定的种植体引入了两个新的点：E和F。这两处是这个成骨环境中的机械应力遮挡点。

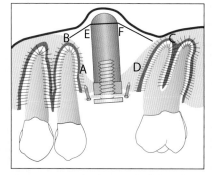

图3-5e 界定移植物的潜在占用体积。占据在B-E-F-C连线下的细胞将处于一个受保护的环境，避免受过大力量的影响。

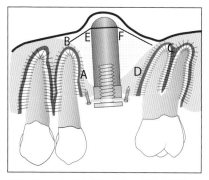

图3-5f 上颌窦提升后，初始的体积超出移植物边界。

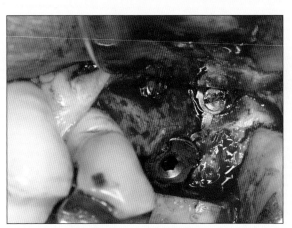

图3-5g 植入种植体和rhBMP-2移植物4个月后的临床效果。

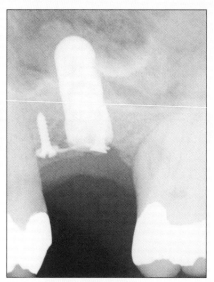

图3-5h 术后4个月的X线片显示种植体周围为阻射材料。

的骨覆盖了钛板前臂（图3-5g）。4个月的影像学检查显示种植体周围为阻射影像（图3-5h）。在前磨牙牙根和种植体的前表面之间，神经肌肉的信号输入和机械稳定效果是最好的。骨恢复到种植体侧壁和半球形圆顶的连接处，也延伸到了骨形成空间的后方。从第二磨牙获得的刺激和支持更少，因为它的位置离种植体较远。

移除钛板后，注意到种植体略低于牙槽嵴骨水平（图3-5i）。这是一个不寻常的发现，因为一般来说，种植体颈部2mm会因为牙槽嵴吸收而暴露。在作者治疗的另外一名患者中也观察到了这一结果。两名患者有一个共同的治疗步骤：均有初次使用rhBMP-2处理牙槽嵴顶的治疗史，但rhBMP-2带来的新生骨对随后手术影响的机制尚不完全清楚。

去除钛板后的影像学检查显示在新窦底形成了皮质骨（图3-5j）。皮质骨沿着骨形成空间的边界而形成。上颌窦移植物的改建形成了一个骨骼单元，其存在于邻牙和种植体的调节范围内（图3-5k）。

当骨移植材料进行骨矿化和骨结合时，新骨将持续改建成设计过程中预测的形状。成熟骨的功能参数决定了新生骨的形状。不可吸收的颗粒移植物可以将新形成的骨维持在超过种植体边界以外的环境。

使用4年后，种植体稳固并且维持了所产生的骨形态（图3-5l）。清晰的皮质骨线和正常的骨小梁形态证实，在与原始天然骨相同的信号影响下发生了骨生成和骨重建。新骨完全地整合到患者现有的骨结构和生理系统中，允许安放功能性的单冠修复体（图3-5m）。

讨论

修复缺失的上颌第一磨牙是种植外科手术中最常见的问题之一。当患者处于最容易患龋的年龄，第一磨牙就开始使用。从小的时候就进行治疗，并且持续多年。牙齿可能因长期治疗造成的结构损害，最终不能保留。这个牙位也存在因牙周破坏造成的骨吸收倾向。在这名患者中，对侧的上颌第一磨牙在4年后出现同样的情况。

因为该部位的解剖特征，植入种植体替代上颌第一磨牙具有挑战性。上颌第一磨牙是上颌牙弓中最大的牙齿，但通常存在于有限的牙槽骨量中。在失去上颌第一磨牙后，牙槽骨萎缩，上颌窦底下降，结果导致植入种植体的可用骨量很少。

通过了解在该位点调节骨生理学的机制，外科医生可以设计有效的手术方案，以满足成骨和长期维持的所有必要元素，同时最大限度地减少移植材

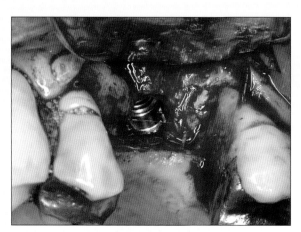

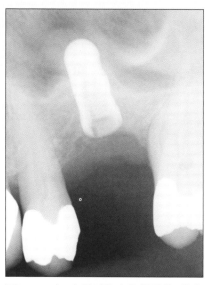

图3-5i 骨生长盖过种植体的光滑颈部是一个不寻常的发现，因为种植体颈部2mm通常会由于吸收而暴露。

图3-5j 在4个月时取出钛板后的X线片显示种植体略低于牙槽嵴骨水平。

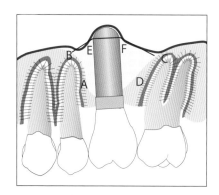

图3-5k （右）改建的窦移植物遵循该位点生理功能的限制。

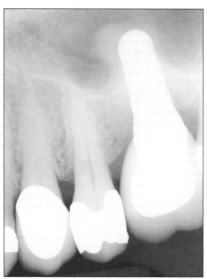

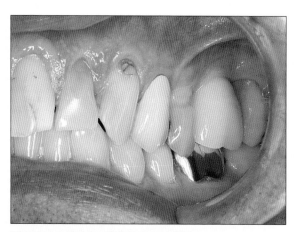

图3-5l 使用4年后，种植体和周围的重建骨维持稳定状态。正常皮质骨的形成和适当的骨小梁结构表明新骨与受区骨在功能水平上相互作用。

图3-5m 4年后，修复体的口内照片。

料的使用量。后者对于控制手术费用以及这些材料给患者带来的副作用和风险是至关重要的。

缺乏神经肌肉信号输入的处理

构建骨形成环境的一个要素是神经肌肉信号的输入。骨再生空间内骨生长的刺激和调控取决于这些信号。肌肉附着是这些信号的主要来源。具有完整的牙周膜系统的健康牙齿也可以提供这些信号，尤其是在牙槽骨内。

手术方案设计常面临的一个挑战是上颌后部多颗牙连续缺失。这个区域通常受肌肉功能调节较少。上颌骨后部刺激和调节的主要来源是健康的牙齿。

当在上颌后部植入多颗种植体时，临床医生必须确定调节信号来自何处，并认识到其影响是和距离相关的。虽然种植体可以使相邻区域稳固，但是它们确实妨碍了成骨空间的机械信号传导。骨再生空间内缺乏信号的位置，容易出现移植物的骨再生不良。在手术设计过程中，可以通过选择适当的移植材料或增加骨形成蛋白的使用来弥补这种缺陷。下面的病例表明仔细设计骨形成空间的要素，可以满足较大缺损的骨再生需求。

病例报道

患者，女性，79岁，右侧上颌第二磨牙至第二前磨牙的固定义齿因基牙无法保留而无法使用。治疗的目的是拔除不可用的基牙，并在第一磨牙和第二磨牙位点植入种植体行种植体支持式的固定修复。

窦底可用骨量很少（图3-6a）。上颌窦的垂直分隔将其分为体积较大的前部和较小的后部。骨结构多年来处于稳定状态（图3-6b）。第二前磨牙处的牙槽骨在A点和B点处维持稳定的骨量。C点处的分隔将上颌窦腔划分开。创建和维持上颌窦分隔的功能动力学原理是未知的，但该结构的存在意味着一些刺激和调节因素在起作用。上颌窦后部的骨受到翼上颌结节的调节。

为了达到修复目标的要求，手术设计包括了两颗种植体（图3-6c）。位于后部的种植体将在上颌窦分隔的前面植入，避免需要提升两个窦腔。两颗相邻种植体的植入将形成与骨形成空间相互影响的4个点。手术设计的标记分别位于E点、F点、G点和H点。这些标志点代表了种植体侧壁和半球形顶部的连接处。

将局部固定义齿切断，保留前端的前磨牙基牙。拔除远端基牙。愈合4周后，使用rhBMP-2移植物行上颌窦提升术，并植入两颗种植体（图3-6d）。窦底的厚度不足以使种植体获得初期稳定性。钛板将两颗种植体固定到相邻的牙槽骨上。4个月时，X线片显示移植物矿化。

最初，移植物植入稍多，向种植体的根方少量延伸（图3-6e）。在手术过程中，负载rhBMP-2的胶原海绵一直填充到种植体的尖端上方。将rhBMP-2/ACS置于种植体的尖端和提升后的窦膜之间。在这个骨形成环境中，与A点、B点和C点相邻的移植材料最容易矿化。因为这些区域的调节机制与天然骨最接近。

这种结构存在的挑战是位于两颗种植体之间的空间。骨再生的中心距调节信号和天然细胞最远。以0.5mg/mL的浓度制备rhBMP-2材料。2mm×20mm×40mm的胶原海绵一张，载有1mL的rhBMP-2的植骨材料，另外，制备1mL松质骨颗粒与1mL的rhBMP-2混合植骨材料。因此，rhBMP-2的总剂量为1.0mg。胶原海绵填充骨再生空间的周边。负载rhBMP-2的颗粒植骨材料放置在中心，两颗种植体之间。

在同期植入种植体和移植物4个月后，检查固定钛板和固位螺钉（图3-6f），钛板稳定。移除钛板后，发现1~2mm的光滑颈部被软组织包围（图3-6g）。

在植入种植体和rhBMP-2移植物6个月后，行影像学检查，邻近天然窦底的移植物改建并显示出骨小梁的形成和结构（图3-6h）。移植物在种植体尖端附近的部分是弥漫性的，没有清晰的骨小梁结构。在移植物和窦膜之间没有皮质线。移植物的矿化超过种植体尖端。种植体在临床上是稳定的并且叩诊正常。

随着移植物的成熟，新骨形成（图3-6i）。移植物的吸收去除了功能环境外的骨。矿化的体积塌陷，暴露出种植体的半球形尖端。

图3-6　拔除松动基牙导致的较大范围无神经肌肉信号的缺牙区种植治疗

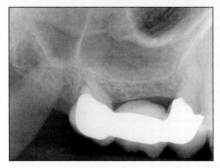

图3-6a　该部位的X线片显示受损的基牙和薄的上颌窦底壁。

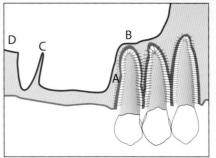

图3-6b　维持现有位点形态的功能性骨元素分析。第二前磨牙处的牙槽骨在A点和B点处维持稳定的骨量。中隔（C）分隔上颌窦腔。后部的骨（D）受翼上颌结节的调节。

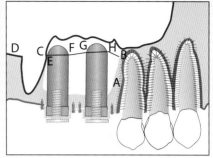

图3-6c　包括两颗种植体的骨形成空间的设计。将两颗固定的种植体植入到重建位点，有建立具有相对机械稳定性的空间的潜能。两颗相邻种植体的植入将形成与骨形成空间相互影响的4个点；这些标志点代表了种植体侧壁和半球形顶部的连接处（E、F、G和H）。

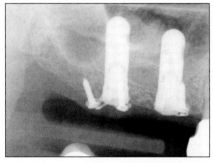

图3-6d　植入两颗带有固定钛板的种植体。

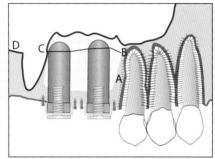

图3-6e　起初移植物超过两颗种植体的尖端。有活力的移植物不会在边界（黑线下的范围）之外维持，该部分移植物从种植体及其周围骨获得相对机械稳定性。

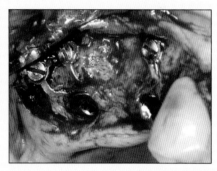

图3-6f　4个月后，固定种植体的钛板稳固。

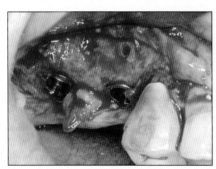

图3-6g　除去钛板后，种植体是稳定的。1~2mm的光滑颈部被软组织包围。

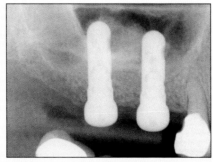

图3-6h　术后6个月的X线片显示骨小梁结构存在于邻近天然窦底的移植物区域，但不在种植体尖端附近。

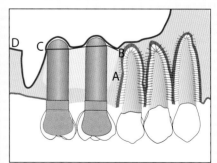

图3-6i　骨改建去除了超过机械稳定环境空间外的移植物部分。

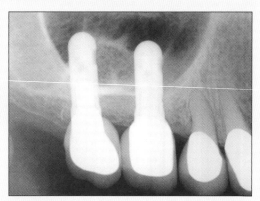 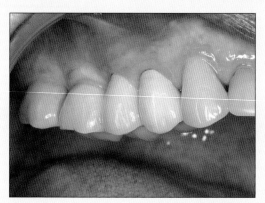

图3-6j　5年后的随访X线片显示，成熟的移植物建立了正常的皮质和适当的骨小梁结构。

图3-6k　使用5年后，种植体牙冠的口内照。

植入种植体和移植物5年后，骨呈现致密和成熟的迹象（图3-6j）。骨小梁延伸到移植物的尖端区域。在移植物和窦膜之间的界面形成皮质层。种植体周围的致密骨延伸到种植体体部和半球形圆顶的交界处。圆顶部分未被骨覆盖。即使种植体处于不同的平面，皮质的形成也延伸到相邻种植体之间。种植体牙冠已成功使用了5年（图3-6k）。

讨论

选择移植物时需要了解材料在骨形成环境中的作用。目标是实现性能最佳化和风险最小化。在这个病例中，将rhBMP-2、同种异体植骨材料和胶原海绵组合应用在成骨环境中。移植物提升上颌窦的同期植入两颗种植体，创建了一个由低剂量rhBMP-2支持的骨形成环境。种植体植入后，骨量不足需要移植物的地方就很明确了。种植体占据了大量空间减少了所需的移植物的量。种植体的尖端确定了一个边界，在这个边界内能形成有用的骨结构。同时还定义了一个边界，超过这个边界，新骨不会长期维持。

拟订的手术方案预期在中心区域成骨困难。为了提高成骨的可能性，选择用rhBMP-2处理的多孔异体植骨材料充填种植体之间的中心区域。胶原海绵约在15天内吸收，多孔植骨材料至少保留8周。这延长了中心区新骨形成的时间。

之所以不考虑将植骨材料充满整个腔室，是因为需要植骨材料吸收以释放空间填充新骨。如果窦膜发生穿孔会使得颗粒进入上颌窦腔内，颗粒骨材料越少，危险越低。

重度牙槽骨萎缩部位的骨重建

当邻近没有天然骨并且先前也不存在骨时，骨的重建和种植体的骨结合最具挑战性，该环境缺乏神经肌肉信号的支持。当骨的重建和种植体的植入位于上颌窦时，会面临上颌窦病变的风险。分泌物清除障碍或窦膜穿孔可能影响愈合过程。但是，当能达到骨重建的所有要求时，就能够获得治疗的成功。在下面重度骨萎缩的病例中，即使没有邻近骨来稳定种植体和提供成骨细胞，也能达到一个功能性的稳定结果。

病例报道

一名患者，上颌牙列修复多年，如今修复体出现了问题（图3-7a）。尽管有特殊和专业化的维护，牙支持式全牙列固定义齿还是无法保留。拔除剩余牙齿，临时义齿修复。上颌全口活动义齿修复试用后，患者要求行种植体支持式的固定修复。

图3-7　在上颌窦底不完整的位点即刻种植

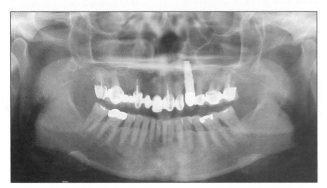

图3-7a　治疗前的全景片显示多个部位严重的骨吸收。

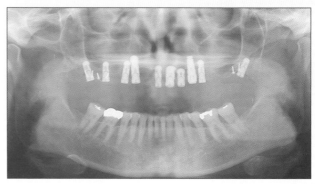

图3-7b　拔除上颌牙并用rhBMP-2行位点保存后，将种植体植入骨量充足的部位。

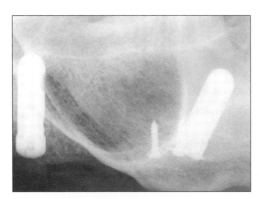

图3-7c　虽然拔牙时放入rhBMP-2，左侧上颌第一磨牙部位未成骨。窦底下降到牙槽嵴顶。

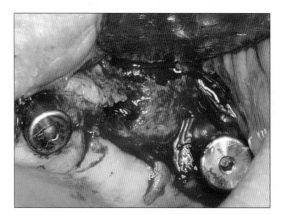

图3-7d　前部的种植体和第三磨牙种植体植入4个月后。窦提升侧壁开窗处与种植体窝洞之间的骨壁缺损。

在拔除上颌牙时，用rhBMP-2/ACS处理拔牙部位。上颌骨前段对rhBMP-2反应良好，形成了足够的骨以植入种植体。然而，左右两侧上颌第一磨牙周围的骨吸收很严重。尽管拔牙时使用了rhBMP-2，但是该部位只剩下了很薄的上颌窦底。患者希望能修复第一磨牙和第二磨牙，所以需要在上颌后部植入种植体。

拔牙创初步愈合后，植入种植体。前牙区植入6颗种植体（Camlog），保留左侧尖牙处的原有种植体（Frialit-2，Dentsply）。在上颌骨右侧，用rhBMP-2移植物行上颌窦提升。同期植入种植体。右侧第一磨牙、第二磨牙和左侧第三磨牙处的天然骨厚度不足以提供种植体初期稳定性。用钛板来固定这些部位的种植体。位于左侧上颌后牙区的上颌窦底部的骨质很薄，而且在分离窦膜时发生了穿孔。由于上颌窦膜发生了广泛破坏，左侧第一磨牙、第二磨牙位点没有同期植入种植体（图3-7b）。

左侧第三磨牙的种植体植入在以松质骨为主的上颌结节处。放置钛板以增加稳定性，并防止骨结合失败后的移位。剩下的挑战是将种植体植入骨质很薄的第一磨牙的位置（图3-7c）。

首次植入种植体4个月后，患者复诊进行左侧上颌第二次上颌窦提升并在左侧第一磨牙处植入种植体。翻瓣并侧壁开窗以提升窦膜。骨质薄而且很软，但是窦膜被成功提升且没有穿孔。经牙槽嵴开始进行种植体窝洞预备,但是无法维持窦底骨壁的完整性。这导致牙槽骨在种植体窝洞与上颌窦侧壁开窗处相连接的地方出现大的不连续缺损(图3-7d)。周围骨质薄并且松软。虽然骨缺损大和骨质量差使种植体的稳定具有挑战性,但完整的窦膜提供了骨形成空间的可能性。

种植体已经成功植入在左侧第二前磨牙和第三磨牙的位点。在第一磨牙的位点植入种植体将提高对功能负载的反应,并提供更多的修复方案选择。然而,该位点的治疗仍存在明显的解剖学挑战。邻近骨缺损处的骨质薄且结构受损(图3-7e)。即使成功植入的种植体在缺损的近远中边界处已经愈合,但是由于距离中心太远而无法对移植物提供更大的稳定作用。

一种选择是在一期先植入窦提升移植物(图3-7f)。经过数月的愈合和重建后,如果移植成功,就可以植入种植体。在这种缺损类型中,需要大量的移植材料,因为缺损体积大且边界宽。周围的解剖结构不能为维持移植物提供任何机械支持。这实际上是一个单壁骨缺损。窦移植物如果采用负载rhBMP-2的胶原海绵,会在约2周内吸收(图3-7g)。虽然rhBMP-2能吸引具有成骨潜能的细胞,但是没有物理或生理空间形成有结构的活骨。4个月后,很少或没有骨可供种植体植入。

放置自体骨或同种异体骨是另一种选择。在许多这样的环境中,通过这种方法可以实现成功的骨重建。但是,大量的自体骨需要从患者的髂嵴或胫骨才能获取,涉及较大的风险和较高的费用。同种异体骨也需要经历一系列步骤才可用于植入种植体。首先,植骨材料必须被软组织封闭并成功愈合。其次,材料必须可吸收并被活骨替代。总的来说,在具有大缺损并较难获得成骨细胞的部位,同种异体骨成骨能力是受损的。

由于其他方案的一些缺点,种植体被放置于上颌窦提升后的再生空间内(图3-7h、i)。种植体通过用2颗1.2mm微螺钉固定到远中牙槽嵴的可塑钛板来稳定,钛板与种植体之间用覆盖螺丝连接。由于唇侧骨板缺失,钛板朝向远中固定。种植体的固定不依赖于种植窝洞的完整性。用微螺钉固定钛板仅

需要少量的骨即可。

从上颌窦外侧壁缺损的地方可见种植体的侧面。使用小颗粒(0.5~1.0mm)、可溶性的脱水同种异体松质骨(Puros)与0.5mg/mL浓度的骨形成蛋白(Infuse,Medtronic)进行组合。胶原海绵(Integra Life Sciences)浸泡在rhBMP-2中,浓度为0.5mg/mL。在2.0mL无菌水中,rhBMP-2的总剂量为1.0mg。将一个rhBMP-2海绵置于窦膜和种植体尖端之间。将植骨颗粒放置在种植体周围。用第二张rhBMP-2浸泡的海绵覆盖移植物的侧壁,并填补窦提升窗口(图3-7j)。在这个阶段,移植物的量或多或少会超出预期的骨形成空间的范围。

要获得成功,必须具备所有骨形成的关键要素(图3-7k)。保护种植体的钛板提供了骨再生空间的机械稳定性。可塑性钛板和微螺钉在骨再生空间的中心建立了半刚性结构。如前所述,种植体侧壁和半球体尖端与骨形成环境的相互作用是不同的。种植体侧壁和半球体尖端的连接点是重要的结构标志。对种植体的长期稳定性至关重要的骨不会在这些点与种植体尖端之间形成。因此,移植物超出这些标志点以外在临床上是没有用的。

由于该部位没有邻牙,最近的稳定骨段受现有种植体的影响。邻近两颗种植体的骨相对稳定。移植物不会在种植体稳定的骨水平以外愈合。新的种植体相对于第三磨牙更接近第一前磨牙种植体的位置。最有利的环境是新植入的种植体近中到第一前磨牙种植体之间的骨空间。这个过程中,在已有种植体的侧面与尖端结合点之外的骨不会矿化。在新种植体的远中,成骨环境主要由种植体本身决定。移植材料的放置超过骨再生空间的边界(图3-7k)将不会产生作用,因为它不可能形成正常的骨结构。

术后5个月,影像学检查显示移植材料未完全形成正常结构且超过了稳定区域的边界(图3-7l)。随着移植物的成熟,预计窦底将下降到新形成的骨水平(图3-7m)。术后4年的影像学检查显示移植物与种植体周围的骨发生了融合改建。放置在骨再生空间之外的移植材料已被吸收(图3-7n)。

患者术后5年复查,发现骨和种植体仍然具有功能且保持稳定(图3-7o~q)。X线片显示,重建的

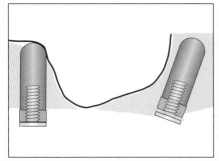

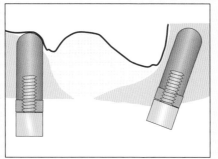

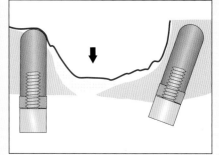

图3-7e 种植体位点显示牙槽嵴顶不连续。与该位点相邻的骨壁薄且结构受损。

图3-7f 一种选择是牙种植体植入之前放置窦提升移植物并待其愈合。

图3-7g 使用负载rhBMP-2的胶原海绵的窦提升移植物容易失败，因为随着胶原海绵的吸收，它们缺乏维持空间的能力（箭头所指表示移植物塌陷吸收）。

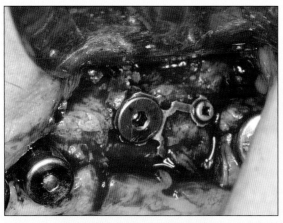

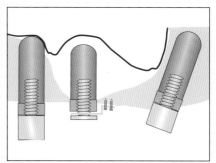

图3-7h （左）植入的种植体用钛板固定，作为成骨构建体的一部分。窦侧壁缺损，暴露种植体的整个侧面。使用覆盖螺丝将钛板与种植体相连接。

图3-7i （右）手术设计的示意图显示，种植体悬挂在窦提升空间中，并被钛板和微螺钉固定。

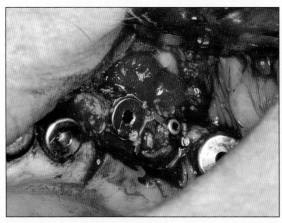

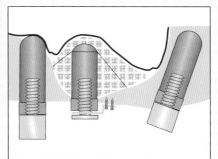

图3-7j （左）窦提升的体积用负载rhBMP-2的胶原海绵和用rhBMP-2构建的可溶性脱水松质骨颗粒混合填充。

图3-7k （右）潜在的成骨环境（黑线下的范围）由现有的骨解剖结构和种植体界定，需要细胞来填充这个空间。窦提升移植物超过成骨环境的边界不会愈合。过量的移植物会增加膜穿孔的风险。如果颗粒移植材料逸出进入上颌窦，可能会发生感染或上颌窦口阻塞。

→

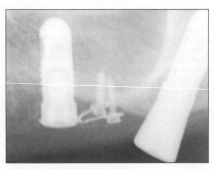

图3-7l 钛板臂向后延伸，因为这是现存骨稳定的位点。移植物颗粒超过种植体的尖端。

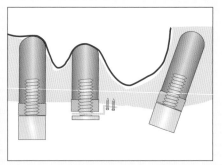

图3-7m 随着移植物的矿化和改建，其体积将由成骨空间的边界和生理参数决定。其余移植物量将通过吸收被去除。

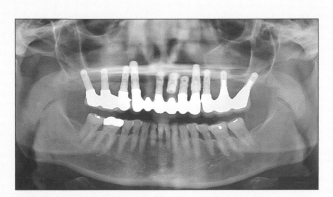

图3-7n 手术后4年，全景片显示了最终修复体。

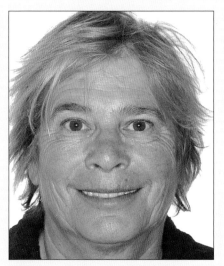

图3-7o 种植体使用5年后患者的外貌。

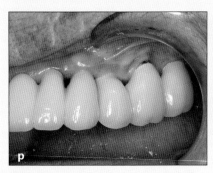

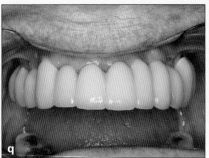

图3-7p、q 使用5年后的最终修复体。

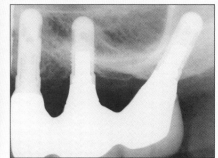

图3-7r 左侧上颌第一磨牙种植体周围包绕的骨被改建成所预测的形态。骨量包围种植体体部，但没有达到半球形圆顶。尖端附近的局部环境不支持骨形成。

新骨已经矿化，形成上颌窦底（图3-7r）。皮质骨轮廓线和正常骨小梁的形成表明骨已经成熟为功能性结构。新的上颌窦底皮质轮廓线向尖端延伸到略低于种植体半球形尖端的下方，且向冠方下降到现有种植体的骨水平。

讨论

这个病例说明了合理设计的骨形成环境具有成骨潜力。虽然没有邻近天然骨提供种植体的稳定或用于骨结合的细胞源，但是形成了一个新的上颌骨骨段。种植体周围的新骨位于骨再生空间中。新骨为种植体和固定义齿提供了稳定的支持。5年随访表明，形成的新骨段已经被生理性整合为功能性骨单位。

结论

本章介绍了各种不同年龄的患者在临床上具有挑战性的病例，以证明骨形成理论在现实问题中的成功应用。在受损部位得到成功结果的关键是，对于再生部位和邻近结构的仔细分析及综合诊断，以确保骨形成环境的所有要素都得到满足。

参考文献

[1] Harvold EP. The theoretical basis for the treatment of hemifacial microsomia. In: Harvold EP, Vargervik K, Chierici G (eds). Treatment of Hemifacial Microsomia. New York: Alan R. Liss, 1983.

[2] Brånemark PI. Osseointegration and its experimental background. J Prosthet Dent 1983;50:399–410.

[3] Kasemo B. Biocompatibility of titanium implants: Surface science aspects. J Prosthet Dent 1983;49:832–837.

[4] Albrektsson T. Surface roughness of intraoral dental implant fixtures. Dent Implantol Update 1998;9:73–77.

[5] Oates TW, Valderrama P, Bischof M, et al. Enhanced implant stability with a chemically modified SLA surface: A randomized pilot study. Int J Oral Maxillofac Implants 2007;22:755–760.

[6] Degidi M, Nardi D, Piattelli A. 10-year follow-up of immediately loaded implants with TiUnite porous anodized surface. Clin Implant Dent Relat Res 2012;14:828–838.

[7] Jungner M, Lundqvist P, Lundgren S. Oxidized titanium implants (Nobel Biocare TiUnite) compared with turned titanium implants (Nobel Biocare Mark III) with respect to implant failure in a group of consecutive patients treated with early functional loading and two-stage protocol. Clin Oral Implants Res 2005;16:308–312.

[8] Huang YH, Xiropaidis AV, Sorensen RG, Albandar JM, Hall J, Wikesjö UM. Bone formation at titanium porous oxide (TiUnite) oral implants in type IV bone. Clin Oral Implants Res 2005;16:105–111.

[9] Sul YT, Johansson C, Albrektsson T. Which surface properties enhance bone response to implants? Comparison of oxidized magnesium, TiUnite, and Osseotite implant surfaces. Int J Prosthodont 2006;19:319–328.

[10] Brattstrom V, McWilliam J. The influence of bone grafting age on dental abnormalities and alveolar bone height in patients with unilateral cleft lip and palate. Eur J Orthod 1989;11:351–358.

[11] Calvo AM, Trindade-Suedam IK, da Silva Filho OG, et al. Increase in age is associated with worse outcomes in alveolar bone grafting in patients with bilateral complete cleft palate. J Craniofac Surg 2014;25:380–382. Amler MH. The age factor in human extraction wound healing. J Oral Surg 1977;35:193–197.

[12] Engeland CG, Bosch JA, Cacioppo JT, Marucha PT. Mucosal wound healing: The roles of age and sex. Arch Surg 2006;141:1193–1197; discussion 1198.

[13] Garvin K, Feschuk C, Sharp JG, Berger A. Does the number or quality of pluripotent bone marrow stem cells decrease with age? Clin Orthop Relat Res 2007;465:202–207.

[14] Izumi-Hisha H, Ito Y, Sugimoto K, Oshima H, Mori KJ. Age-related decrease in the number of hemopoietic stem cells and progenitors in senescence accelerated mice. Mech Ageing Dev 1990;56:89–97.

[15] US Department of Health and Human Services. FDA Public Health Notification: Life-threatening Complications Associated with Recombinant Human Bone Morphogenetic Protein in Cervical Spine Fusion. Issued 1 July 2008. http://www.fda.gov/MedicalDevices/Safety/AlertsandNotices/PublicHealthNotifications/ucm062000.htm. Accessed 17 November 2014.

[16] Tom WK, Chin, M, Ng T, Carstens M. Distraction of rhBMP-2 Generated Mandible: How Good Is Engineered Bone Response to Subsequent Surgeries? Presented at the 5th International Congress of Maxillofacial and Craniofacial Distraction, Paris, France, 2006.

第4章
利用骨形成蛋白生成骨

Using Bone Morphogenetic Protein to Generate Bone

　　成功、安全、有效地利用新型生物制剂，如重组人骨形成蛋白2（rhBMP-2），是现代外科医生最重要的挑战之一。为确保其有效性和可预测性，这些新材料必须经过深思熟虑整合到新骨形成系统。生长因子和骨形成蛋白（BMPs）不应被视为独立的产品。如果单独使用，它们不会形成骨骼单位或者器官[1]。为了行使正常功能，这些生物制剂必须与多个组织构成元件和器官维持环境相互作用。在把生物制剂整合到术中之前，使用者必须理解这些生物制剂的功能和局限性。当这些制剂被适当地整合到一个骨形成结构中，这个系统就会被用以执行和产生生物稳定的结构。

　　基础科学家已经确认这些物质在正常胚胎发育过程中发挥重要作用[2]。现代科学家认识到，许多被认为在成人中丢失的胚胎发育机制实际上仍然在发挥作用[3]。发育中的有机体会将这些机制用作他途，而不是放弃胚胎学的过程[4]。在胚胎的骨骼发育过程中，BMPs是非常重要的。该过程在成人中保留，并在骨折愈合中仍然发挥作用。在这些情况下，蕴藏在活骨矿化基质中的内源性BMPs被释放到骨折部位，启动并促进愈合过程。

　　精心设计的利用BMPs愈合机制的手术可以改善治疗的结果。通过重组技术来引入外源的BMPs，使这一治疗潜力得到了扩展[5]。2002年，美国食品药品监督管理局（FDA）批准了rhBMP-2（Infuse, Medtronic）的临床使用。起初说明书里的使用仅限于一种特定手术技术的腰椎融合[6]。从2008年开始，颌面外科手术中使用rhBMP-2得以批准。

当时，这种新型材料的实用经验是有限的。在临床试验中使用rhBMP-2后颌面部应用专注于促进牙齿拔除后牙槽窝的愈合和上颌窦提升植骨，以利于牙种植体植入。虽然有报道显示这些材料可促进骨的持续生长，但在临床中很难重现。临床实践对应用rhBMP-2结果提出了质疑，比起严格可控的FDA试验，临床实践中因大面积解剖缺陷、患者健康状况及外科医生的技术等复杂情况而使rhBMP-2的应用效果下降。尽管遵循推荐的使用指南，但骨的形成是不稳定的。

显然，这些材料的成功使用绝不仅仅是简单的应用这个药物就能达到。为了充分利用BMP的潜力，临床医生必须了解BMPs是如何参与到骨生长和构建的复杂过程中来的。本章所提出的病例旨在证明，成功地使用这些材料取决于它们是否恰当地整合到骨形成系统中。

当构建成骨结构时，细胞的来源是一个重要的组成部分。细胞是骨骼系统发育的基本物质。在某些情况下，邻近组织的细胞会被募集到骨形成区域[7]。如果周围组织被破坏或骨缺损的大小超过临界尺寸，从邻近组织募集细胞是不可能的。在这些情况下，有必要从其他来源引入细胞。提供细胞来源是成骨构造工程和设计的一部分。在过去，自体骨移植是向缺损部位提供细胞的主要方法。使用BMPs是一种新的、强有力的方法，可以向进行再生或重新构造的部位提供细胞。

在BMPs能够有效发挥作用之前，工程师必须对这些成分在临床环境中如何运作有一个大致的了解。当BMPs植入手术部位时，可用的成骨细胞数量会增加。人们认为，BMPs能够募集骨前体细胞，然后使这些细胞转化为成骨细胞表型[4,7]。

尽管BMPs是骨形成过程的重要组成部分，然而其不会在没有外在调控的情况下形成结构骨或骨单位。细胞只是潜在的建筑材料，而不是功能正常的器官。骨形成空间环境必须提供信号，引导这些成骨细胞形成和组织骨骼系统。

要成功设计特定的骨形成结构，其基本参数必须遵循先前讨论过的工作原理（见第1章）。最基本的

要素是机械稳定的环境、细胞的来源、神经肌肉的信号输入以及没有病变。这些都是相互关联的参数。将细胞引入后是否起作用还取决于其他参数的贡献。

重组人骨形成蛋白2的运载

rhBMP-2的使用均需要结合载体或移植材料。这种材料是制造商生产的一种冻干蛋白粉，用无菌水进行溶解。溶液本身不可能存留在手术部位。蛋白质从再生部位流失会降低其效能，而且BMP暴露到邻近部位后会引发不需要的骨生长和炎症。FDA批准的指南是使用可吸收胶原海绵（ACS）负载rhBMP-2。在2002年，FDA批准rhBMP-2用于脊柱融合后，临床医生们已经尝试了多种rhBMP-2的负载方法[8]，尽管FDA还没有明确除胶原海绵以外的任何其他载体[6]。

涉及面部骨的手术中，外科医生使用可吸收胶原海绵负载rhBMP-2时，结果往往令人失望。虽然应用了大剂量的rhBMP-2，但产生的骨量并没有比用更熟悉的材料产生的骨量更多。由于可吸收胶原海绵载体的机械强度较弱，它可能无法提供一个稳定的骨形成空间。胶原海绵的吸收时间是2周左右。3周内，由于材料的塌陷破坏了骨形成空间，从而阻止了所需骨量的形成。

为了解决这个问题，外科医生将负载rhBMP-2的胶原海绵与颗粒移植材料结合，或使用rhBMP-2构建为干移植材料。该策略的目的是利用BMP向再生部位募集骨细胞，这些颗粒移植物材料保持其体积，直到形成成熟的完整性骨结构。另一个策略是压缩多个负载rhBMP-2的胶原海绵成一个致密团块，从而延长吸收时间[9]。尽管可能有效，这种方法大大增加了rhBMP-2的剂量。高剂量的rhBMP-2与炎症、肿胀及其相关并发症有关[10-11]。成本的增加也使得使用大剂量的rhBMP-2不适用于许多牙科手术。

在临床试验中证实应用rhBMP-2有效，于是FDA批准其用于脊柱融合的治疗。将负载rhBMP-2的胶原海绵置于脊柱融合部位，并用钛网加固[12]。该网架提供了连续的机械支撑和空间维护。这个使用流程也为其在牙种植中的应用提供了佐证，即钛种植体可以与rhBMP-2/ACS一起植入，以提供成骨

细胞的来源，并维持该部位的机械支持。

用可吸收胶原海绵作为载体

临床中，如果骨形成环境的机械支持已经通过其他方式得到了实现，最好是使用单独的胶原海绵负载rhBMP-2，而不含任何的颗粒移植材料。良好的牵张成骨生成腔是一个例子，在这个例子中，rhBMP-2/ACS被用来增加骨形成能力的细胞数量[13-15]。

单独使用rhBMP-2/ACS的第二个指征是，当引入颗粒移植材料会增加感染的风险时。如果经上颌窦提升术植入材料的患者有鼻窦感染史，一旦鼻窦黏膜被破坏，颗粒移植材料的植入可能会使处理变得复杂。虽然植入rhBMP-2/ACS也可能引发鼻窦感染，但胶原海绵很快被吸收，不同于颗粒状的移植材料；单独植入rhBMP-2/ACS，避免了发生感染时，使用外科手术移除移植骨的需要。

单独使用rhBMP-2/ACS的另一个指征是，当患者因全身情况原因不能耐受抗生素治疗时。如果发生感染，多种抗生素过敏或中度器官损伤可能使治疗陷入困境。与颗粒状同种异体骨或合成材料等移植物不同，rhBMP-2/ACS系统很少被致病细菌形成菌落。颗粒移植物的感染及其清创术对外科医生来说是一个挑战。在这些情况下，胶原海绵固有的可吸收特性又是一个明显的优势。

与颗粒状移植材料结合使用

当获益超过潜在的风险时，rhBMP-2/ACS系统可以与颗粒移植材料相结合使用。将rhBMP-2与除胶原蛋白外的材料相结合的常见原因是，这种材料能维持再生部位的体积，直到有活性骨来使之骨化并改建。

冻干同种异体骨

一些外科医生将rhBMP-2与冻干同种异体骨相结合，取得了一定的成功。对冻干同种异体骨的担心包括其安全状况，制备过程的不一致，以及冷冻干燥过程导致机械完整性的破坏。

溶解脱水同种异体骨

另一种冻干同种异体骨的替代品是溶解脱水同种异体骨。虽然这些产品在口腔外科都有使用，但材料之间有重要的区别。溶解脱水同种异体骨在美国商品名为"Puros"（Zimmer Dental）。生产Puros的专利过程（Tutoplast, Tutogen）包括溶剂脱水。这避免了可能影响材料结构完整性的骨冷冻干燥过程。这一点很重要，因为结构支撑是将颗粒移植材料添加到骨形成结构的主要原因。

安全性。Puros同种异体移植骨是RTI生物制剂公司的产品。当成骨构建需要长时间的机械稳定性时，超出rhBMP-2/ACS的能力，就需要使用这种材料。Puros因其良好的力学性能和卓越的安全性，被选为负载rhBMP-2的材料。Puros是由图托根医疗有限公司（Tulogen）发明的Tutoplast方法生产的。在这个过程中，尸体骨受到一系列的化学处理过程，包括溶解脱水，然后使用伽马射线照射。与大多数人类骨库骨不同的是，这个产品不是冻干的。因为根据制造商的意见，免除对骨的冷冻能保存其重要的机械性能。化学处理的组合和伽马射线照射使之达到符合FDA的10^{-6}无菌级水平。

Tutoplast方法属于专利，这种特定方法作为一个商业机密受到保护。支持这种方法的研究是由图托根委托进行并保密的。FDA的职责是确保产品的安全性和有效性，以达到评估其他同类产品的标准。图托根和RTI生物制剂公司有良好的产品质量记录。

供体筛查是防止病原体进入组织库的第一步，但它也有局限性。如果处于感染窗口期，实验室检测可能会产生假阴性结果。如果捐献者已被感染而抗体出现之前就收集组织，那么实验室检测结果将呈血清反应阴性[16]。因此，若有一个系统可以通过处理来使冗余病原体失活是比较好的[17]。

将朊病毒视为潜在感染因子，对预防疾病传播的条款提出了新的挑战[18-22]。朊病毒代表了一类新的有害物质。因为它们缺乏与细菌、病毒、真菌相同的核酸，传统的消毒方法不会使朊病毒丧失功能[23]。这些非常规病原体在宿主体内复制，其灭活尤其困难[24-27]。朊病毒在受到蒸汽高压灭菌后仍可保留其感染能力[26]。它们在活的宿主以外的环境中存活16年甚至更长时间后，仍可保留感染和致死

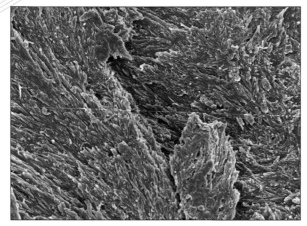

图 4-1a　用于移植的人冻干松质骨扫描电镜图。图像宽度为15.4μm。

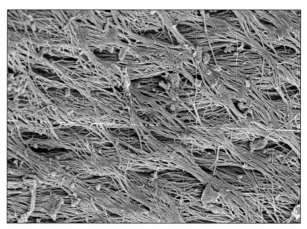

图4-1b　用于移植的人溶解脱水松质骨（Puros）扫描电镜图。图像宽度为15.4μm。

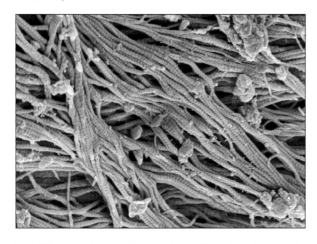

图4-1c　图4-1b的放大图像。图像宽度为200nm。

的能力[28]。目前还没有朊病毒感染的治疗方法。捐助者不常规尸检，以排除由朊病毒引起的克罗伊茨费尔特-雅格布病（CJD）。然而供体骨如果不是在中枢神经系统附近采集的，则感染风险很低[29-30]。尽管如此，一种能使朊病毒失活，且不影响组织的有效性的方法还是很有吸引力的。

　　Puros的制造商和分销商都已声明，Tutoplast方法可能有强大的灭活病原体的能力[31-34]。然而，由于作为商业机密而受到保护，无法分析Tutoplast过程的细节，因而对这种材料的潜在安全优势无法充分评估。其他制造商也开发了专有的组织处理方法。在这些技术的细节被揭示之前，不能进行独立的验证。不良事件报告是对这些产品安全性的一种粗略评估方法。科技进步和患者治疗将从对机密处理方法的准确理解和评估中受益。独立的、可重现的精确评估，这种处理技术是确保患者安全的最佳方法，并能够扩展这些技术的临床应用潜力。

比较冻干同种异体骨和溶解脱水同种异体骨的物理特征

　　当rhBMP-2与人冻干松质骨混合时，成分组合的方式取决于制造商如何处理移植物。不同来源的移植物材料有相当大的区别。

　　冻干rhBMP-2粉用无菌水溶解。然后，液体与骨粒混合。与胶原海绵不同，冻干颗粒不易吸收液体rhBMP-2，而这两种成分往往是分离的。将这些材料用到外科手术部位是比较困难的。用胶原海绵片负载rhBMP-2至手术部位是一种选择。如果这样做，骨颗粒之间的海绵块被压缩。由于海绵具有扩张的倾向，移植物颗粒就会移位。从临床的角度来看，rhBMP-2和冻干人骨结合后，可产生一定的治疗结果。

　　rhBMP-2与溶解脱水人骨混合后，移植材料颗粒可吸收一定体积的液体。Sean Meitner博士通过比较该材料与冻干骨扫描电镜下的差异，研究了两

图4-2　胶原海绵负载rhBMP-2的应用

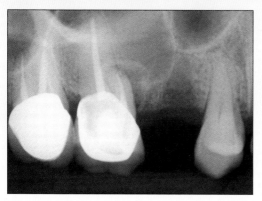

图4-2a　X线片显示愈合的上颌第二前磨牙拔除部位有骨隔分隔上颌窦腔。

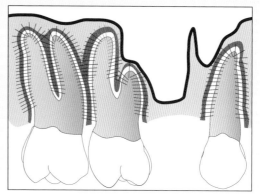

图4-2b　现有的骨形态是由邻牙的牙周膜维持的。上颌窦黏膜和自然生理状态创造并维持了骨隔。

种材料的差异（个人通讯，2012）[30]。结果显示，两种材料的结构存在显著差异（图4-1）。其中，溶解脱水处理可使材料产生渗透性，并可保持材料胶原纤维的连续性。溶解脱水处理也可减少冻干过程常导致的结构损伤，而保持移植材料的机械强度。将rhBMP-2与溶解脱水骨混合后，可能使形态发生蛋白液吸收到材料的孔隙中。形态发生蛋白也可能循与胶原海绵结合相同的机制而与胶原纤维结合。rhBMP-2与溶解脱水骨结合后，该材料可被运送到骨构建部位。负载rhBMP-2的胶原海绵可以用来覆盖颗粒移植物，从而限制了移植物的活动性，并加强了覆盖黏膜缝合部位的完整性。rhBMP-2与溶解脱水松质骨的结合已在众多病例的应用中产生快速愈合和骨生成的能力。然而，这种材料仅仅是骨形成结构的一个组成部分。成功与否取决于满足骨再生基本要求的骨形成结构的正确设计和手术设施。这将在本章后面的一个病例报告中展示。

临床应用

本章所展示的病例展示了一系列rhBMP-2的临床应用。随访结果从2年到12年不等。在这一系列的患者中，rhBMP-2被认为是将细胞引入骨形成结构的主要方法。经验表明，该结构的性能依赖于完美的设计和手术实施。

胶原海绵负载rhBMP-2

在一个四壁骨缺损和有完整的神经肌肉信号输入的健康部位，除了从相邻组织中引进的细胞外，无须引入其他细胞。相反，如果成骨环境没有机械保护，缺少神经肌肉信号的输入，即使有高剂量的rhBMP-2，也不会生长新骨。

作为骨形成结构的一部分，rhBMP-2的用量取决于对其他控制因素的分析和理解。在移植时将植入物放置在腔内，表明该部位需要成骨。这种方法可以非常有效地利用rhBMP-2。过多的植骨量并没有长期效果。如果新的骨单元有活性、有功能，多余的骨量将会通过重构而消除，直到它与局部环境之间达到保持稳定状态。

病例报道

患者，37岁，右侧上颌第二前磨牙缺失。牙片显示，上颌窦的底壁已降至牙槽突水平，牙髓病变也正在愈合，同时上颌窦底存在一薄层骨隔，分隔窦腔（图4-2a）。这是一个狭窄的局限的牙槽骨缺损。牙槽骨在上颌窦内的突起是由第一磨牙的牙根和牙周膜附着维持的（图4-2b）。

治疗方案设计为：提升上颌窦黏膜，创建一个隔绝呼吸道和口腔细菌的空间（图4-2c）。牙种植体植入，并由接骨板稳定。种植体植入的目的是为

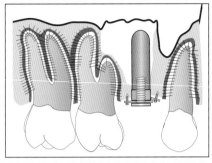

图4-2c　外科策略是在分开的上颌窦后腔内构建骨形成结构。植体前界与现有骨相接，后界为需要移植的骨腔。移植物将从第一磨牙牙周膜系统获取调节信号。也从上颌窦黏膜和暴露的上颌窦底募集刺激信号。

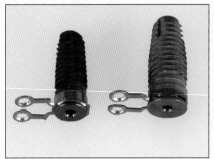

图4-2d　钛板稳定植体。多种植体类型和大小都可以使用钛板固位。

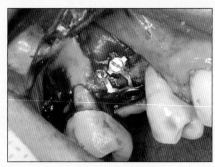

图4-2e　Camlog植体植入固定。含有rhBMP-2的胶原蛋白植入植体周围，并充填抬高上颌窦腔。

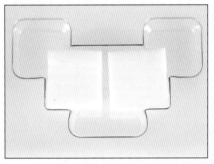

图4-2f　植入物为携带0.25mg rhBMP-2（Medtronic）的20mm×40mm×3mm可吸收胶原海绵。此患者没有使用颗粒移植物。

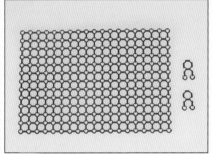

图4-2g　钛板是从外科手术钛网上剪切下来的。

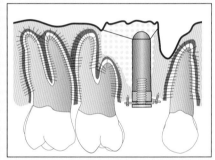

图4-2h　图示组合的骨形成结构及牙植体。黑线表示骨形成腔的上界。

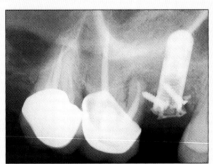

图4-2i　植入植体。

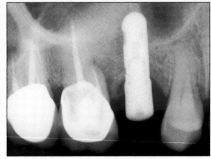

图4-2j　一期手术后4个月，切开、拆除钛板，植入愈合基台。

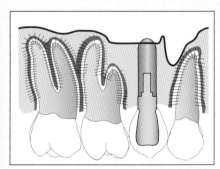

图4-2k　在植体和上颌窦底的机械屏障保护下，提升的上颌窦腔内充满了骨质。

→

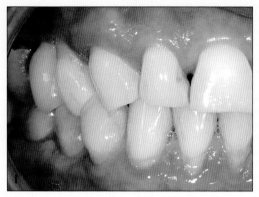
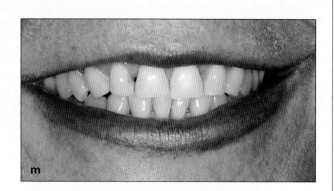

图4-2l、m 7年后随访，修复体功能良好。

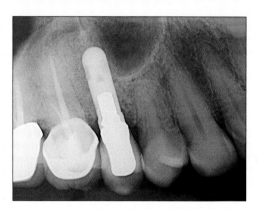

图4-2n 植体行使功能7年后，其影像学表现显示出移植物改建成熟和牙槽嵴顶处骨水平稳定。

了维持骨形成空间的机械稳定性，占据空间减少部分骨形成体积，并提供一个牙修复体的锚固力。钛板可以适应不同规格的种植体，由覆盖螺丝固定在植体上（图4-2d）。钛板的稳定臂是可塑的，可弯曲以贴合植体植入部位骨形态。

上颌窦提升是通过侧壁开窗来完成的。提升上颌窦后腔衬里黏膜，在形成的空间里放置结合rhBMP-2的胶原海绵（图4-2e）。在此病例中，1片胶原海绵（Integra Life Sciences）将rhBMP-2放置于提升的上颌窦内（图4-2f）。这片20mm×40mm×3mm的胶原海绵被切成两半，尺寸为20mm×20mm×3mm，含有0.25mg的rhBMP-2和0.5mL水。

明确骨结合所需骨量的位置可以减少移植物体积，并提高使用rhBMP-2效率。最重要的是，在再生室的中央部分提供足够的细胞。缺损骨壁由自体活性骨组成，这些活性骨受到来自牙根及牙周膜的直接调控。这个缺损的边缘有可能在局部招募成骨细胞，只需要来自外源性BMP的较小辅助。

种植体支撑钛板是从0.3mm厚的商业纯钛颌面重建网（KLS Martin）上剪切下来的（图4-2g）。这些小孔可以容纳直径1.0～1.2mm的螺钉。通常情况下，由于重建部位骨质很薄弱，钻头直径仅0.7mm。

骨构造的设计满足所有成骨所需的基本要素（图4-2h）。限制成骨空间并使之适度稳定。钛板并不需要刚性固定牙种植体，这没有必要也不可取。邻近的牙周膜系统提供了神经肌肉调节信号。提升得完好无损的上颌窦黏膜将成骨空间与窦内分泌物及细菌隔离。在这种情况下，无须大量引入额外细胞。在移植的时候植入牙种植体减少了所需的rhBMP-2的量，因为需要再生的骨量减少了。在这个精心设计构造的支持性环境中，只需少量的细胞来启动骨生长和组建过程。

在植体植入和移植rhBMP-2时所拍摄的1张牙片，显示在解剖环境中骨形成结构的组成部分（图4-2i）。移植4个月后，初始骨形成超过预计范围（图4-2j）。在初始骨形成之后，新的骨单元重塑吸收，直至成为稳定结构（图4-2k）。种植体的尖端是一个重要的稳定结构。新形成的骨高度下降，直到种植体与尖端结合处。

图4-3　rhBMP-2和其他材料结合使用

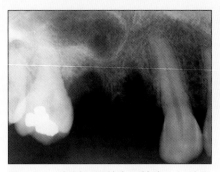

图4-3a　右侧上颌前磨牙缺失，初始牙片显示上颌窦底仅有少量骨质用于种植牙。

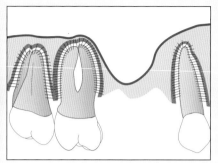

图4-3b　分析调控现存位点形态的功能因素。

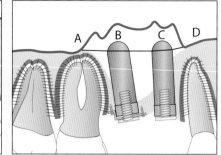

图4-3c　包含两颗种植体的骨形成结构的外科设计策略。

在种植体行使功能7年之后，随访中发现移植物改建成熟和骨水平稳定（图4-2l~图4-2n）。

讨论

由于满足骨形成所需的所有条件，该治疗取得成功且效果稳定。同时，由于植体在骨形成腔内以半刚性的方式悬挂而成功建立骨结合。新骨包绕种植体柱状部分并建立了骨结合。因为骨形成结构的质量较好，完全覆盖植体所需的骨量较少，故仅需少量的rhBMP-2。

与其他材料相结合的rhBMP-2

一些临床应用中，最好是rhBMP-2和其他材料结合。然而，在不了解基本机制的情况下而随机使用结合rhBMP-2的其他材料，临床医生将获得不可预测的结果，而且往往令人失望。每种临床情况都有特定的设计要求。在为外科手术设计另一种材料之前，外科医生必须了解添加的成分是如何促进愈合的。增加结构设计的另一组件，必须权衡其改善骨骼发育的潜力与可能引入的风险。

在许多临床条件下，设计和构建一个理想的成骨环境是很困难的。当构建所需的多个参数不足时，增加（成骨）细胞数量就是其中的一个应对策略。有多种设计选项来增加细胞的数量和延长它们的存在：（1）应用中增加rhBMP-2的剂量；（2）重复使用rhBMP-2；（3）将rhBMP-2与一种能延长重建期的材料结合在一起。下面是一个在不完美结构中使用小剂量rhBMP-2的例子。在该病例中，通过小剂量的rhBMP-2与人同种异体骨移植物相结合，增强了成骨效能。

病例报道

患者，40岁，近期右上颌前磨牙缺失，缺牙位点相邻（图4-3a）。上颌窦底降低至第二前磨牙处，剩余牙槽骨高度仅3~4mm。

诊断时首先分析现有形态条件下，骨结构是如何维持的。在缺牙区后端，牙槽骨体积是由第一磨牙牙根和牙周膜附着在硬骨板上来维持的（图4-3b）。这一潜在的骨形成环境的前面受到尖牙牙根和牙周膜系统的影响。在这种环境下，对缺陷中心而言，牙周膜系统产生的神经肌肉刺激会逐渐减少。

为了达到修复目的，需要两颗牙种植体（图4-3c）。如果胶原海绵负载常规剂量的rhBMP-2，它可能不会导致中央部位有效成骨。由于神经肌肉刺激传递到中心部位最弱，新骨形成和重建将从缺损腔室的近中和远中（向中央）进行。含有rhBMP-2的胶原海绵会在14天内被吸收，而（成骨）细胞数量将在骨质充满缺损中央位置前消失。

解决这个问题的一个策略是使用一种混合移植物。理想的混合移植材料将结合rhBMP-2，并在新骨完成骨化之前保持rhBMP-2在骨重建位点。当细胞募集完成后，材料刚好被吸收，以使腔室内完全充满新生的活性骨质。在上颌窦提升手术中，移植

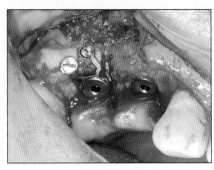

图4-3d 两颗植体和混合移植材料植入。提升的上颌窦腔植入负载rhBMP-2（Medtronic）的胶原蛋白。rhBMP-2与溶解脱水同种异体人骨（Puros）混合充填骨腔。

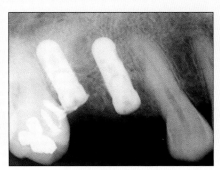

图4-3e 初始植入时，可以在X线片上看到矿化骨移植材料。这种材料的量超出了骨形成环境的边界。

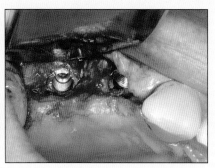

图4-3f 一期手术后4个月，再次手术时，发现植体稳定，在植体近端的光滑颈部有典型肉芽组织。

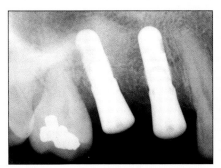

图4-3g 移植物和植体植入4个月后，X线片显示移植物改建并下降到植体尖端水平。

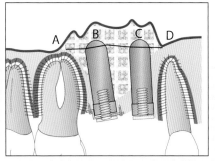

图4-3h 这张图显示种植体间的移植物缺乏邻近神经肌肉信号的调节。上颌窦底和黏膜可能会对不成熟的细胞群施加一些影响，但是移植物的中心仍然容易不完全整合。以负载rhBMP-2的松质骨颗粒填充中央区域，与标准的rhBMP-2/ACS充填相比，延长了改建阶段。

材料吸收太慢是一不利因素，尤其是当材料暴露在窦腔内时。在手术操作过程中上颌窦黏膜穿孔或术后黏膜感染破裂，都构成手术风险。移植物应当具有的一个优点是，当其一部分进入上颌窦时，能够适时被吸收或者被纤毛系统清除。

如果在上颌窦提升时，黏膜的完整性和质量很好，可以使用小颗粒骨的移植物负载rhBMP-2。如果黏膜看起来完好无损但很薄，可以考虑使用无骨移植材料的rhBMP-2/ACS，但剂量需从0.5mg增加到4.0mg。

对于该患者，采用同种异体骨结合rhBMP-2进行上颌窦提升，植入两颗植体（图4-3d）。远中植体采用钛板加固。植骨材料的制备因人而异。rhBMP-2和同种异体骨移植物混合的操作在很大

程度上依赖于骨成分的制备方法。在该病例中，使用的是1.0mL的松质Puros（0.25～1.0mm颗粒大小）。Puros与在0.5ml的无菌水中溶解了0.5mg的rhBMP-2相混合制备植骨材料。

包含颗粒物的混合移植物在放射片上立即显影出来，可以看到植入物超过了计划的骨形成结构的边界（图4-3e）。4个月后，拆除钛板并植入愈合基台。在拆除钛板时，确认植体是稳定的（图4-3f）。由于钛板的影响，植体冠方2.0mm没有骨结合。移植物进行了部分改建（图4-3g）。新出现的骨小梁表明，移植物的结构改建仍在进行中。

重建的速率是中等的，反映了小颗粒松质骨Puros的吸收动力学。随着Puros的吸收，窦底向下吸收直到接触种植体的球形尖端（图4-3h）。在近

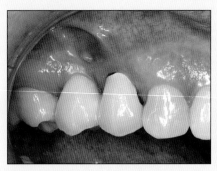

图4-3i 植体牙冠行使功能6年。不均匀的前庭黏膜和色素区是先前的根尖牙髓病变造成的。

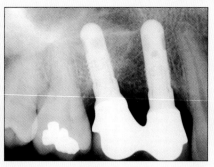

图4-3j 6年后的放射片显示移植物重建稳定。上颌窦底皮质骨形态已完好建立。

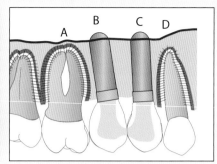

图4-3k 成熟的重建形态是由牙周膜系统（A和D）维持的。中央部分形态由植体（B和C）引入的点控制。

中和远中，骨吸收一直持续，直到骨结构受到根尖的影响。此结构中，Puros颗粒延长了改建期。这使得骨可以填充种植体之间的中央部分。

6年后，对种植牙冠进行了功能评估（图4-3i）。此时，混合移植材料的重建已经完成，并且建立了一个稳定的状态（图4-3j）。移植物吸收下降直到种植体尖端和侧壁结合处。这是一个机械稳定点。在移植物的远端，磨牙根方上的上颌窦底是稳定点。在新上颌窦底上有界限清楚的皮质骨轮廓，表明了重构骨体积已经达到了吸收与沉积的稳定状态。

简图阐明了移植物改建是如何进行的，直到它符合工程和设计原则所预测（改建）的量（图4-3k）。A点和D点被植体和牙周膜附着而稳定。B点和C点通过植体的侧壁稳定。半球形的植体尖端并不能维持骨量。

讨论

当设计这个骨结构时，决定使用由rhBMP-2和小颗粒松质骨Puros组成的混合移植物。有许多可能的移植材料的选择。一个选择是仅使用rhBMP-2/ACS。这种组合的挑战是在结构的中央区不能产生足够的骨量。在重建部位的近中和远中，rhBMP-2/ACS的组合很可能表现良好，因为这些区域物理状态稳定，有来自牙周膜系统的局部神经肌肉刺激，并且有局部细胞来源。然而，重建部位的中心位点需要更多的支持。rhBMP-2和Puros的结合延长了接受成骨刺激的时间，因为Puros的颗粒比胶原蛋白的吸收速度慢得

多，并且其纤维结构可能会延缓rhBMP-2的释放。

另一种策略是增加rhBMP-2的浓度和总剂量。在此病例中，rhBMP-2总剂量为0.5mg，浓度为0.5mg/mL。如果单独使用，可以把rhBMP-2配成1.5mg/mL的3.0mL溶液。这将提供总剂量为4.5mg的rhBMP-2，从而增加成骨潜力。

还有一种选择是植入rhBMP-2/ACS而不同时植入植体。如果选择了这种方法，植体的体积不得不被rhBMP-2移植物替代。同时，由于空腔的中心部分缺乏机械稳定性，所以有必要增加rhBMP-2的总剂量。如果预期上颌窦提升需要4.0mL移植物，那么rhBMP-2的总剂量应该是6.0mg。增加rhBMP-2剂量可能会产生临床效果，但是必须权衡高剂量用药的益处与局部炎症反应和费用增加的弊端。

可以考虑其他移植材料与rhBMP-2结合使用。当任何移植材料被考虑到用于上颌窦提升时，必须权衡潜在的风险与利益。在此病例中，小颗粒Puros是在检查了上颌窦黏膜的质量后选择的。

无骨移植的大剂量的rhBMP-2

对于有些患者，使用颗粒骨移植有潜在的危害。在这些情况下，增加rhBMP-2的剂量和移植物体积是一个很好的选择。有过口腔手术感染史或者不能口服抗生素的患者，可能不适合同种异体颗粒骨移植。如果有游离同种异体骨颗粒暴露在伤口部位，上颌窦或口腔部位的感染很难控制。胶原海绵

图4-4　无骨移植物情况下使用大剂量的rhBMP-2

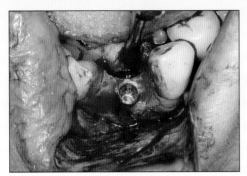

图4-4a　失败的植体反复感染。

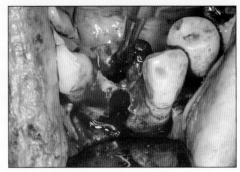

图4-4b　拔除植体，缺损较大。

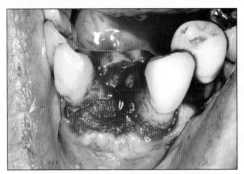

图4-4c　这个部位由胶原海绵负载rhBMP-2修复。未使用颗粒移植物。

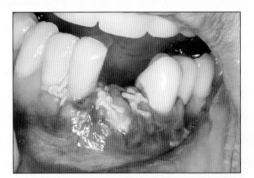

图4-4d　植体拔除和修复2周后，该部位表现出正常的水肿和红斑。这是rhBMP-2/ACS植入的正常愈合过程反应。

负载rhBMP-2较为安全，因为胶原蛋白在两周内被吸收，并且不会提供一个长期的细菌定植床。

病例报道

患者，女性，65岁，有口腔术后多个副鼻窦、颌面骨和颌面部间隙感染史。且有上下颌骨骨髓炎治疗史，对多种抗生素过敏。多年后，拔除1颗下颌切牙。缺牙位点植入种植体，但出现骨质丧失及疼痛。建议移除植体，但种植体去除和局部骨丧失造成的预期骨缺损需要修复。这就要使用胶原海绵携带中到高剂量的rhBMP-2。

最初植体在骨量不足情况下植入。唇侧螺纹暴露造成感染，一直没有得到好转（图4-4a）。拔除植体导致大面积骨缺损（图4-4b）。这个患者对多种抗生素都有不良反应，而先前的上颌窦提升术使用的自体髂骨移植也失败了。因位点再生是一个目标，所以rhBMP-2/ACS的使用具有优势。然

而，由于环境不佳和邻近的牙齿牙周损伤，小剂量rhBMP-2的治疗不可能产生期望的结果。

制备rhBMP-2/ACS移植物以提供中剂量的BMP（图4-4c）。4.0mg的rhBMP-2（Infuse）溶解在2.0mL的无菌水中。用40mm×40mm的胶原海绵携带2.0mg/mL的rhBMP-2。

术后2周，上覆黏膜上出现了典型的重度红斑（图4-4d）。虽然很少使用抗生素，患者的恢复和愈合较为顺利。这个患者的愈合过程不复杂，采用传统的固定局部义齿修复了缺失的牙齿。

讨论

在此病例中，胶原海绵携带相对高剂量的rhBMP-2促进骨缺损的再生。这种材料的优点是，不含颗粒物、有较高的骨诱导潜力、吸收迅速。由于之前多次口腔手术曾导致感染，因而在随后的植骨手术中出现类似问题的风险较高。如果发生感

图4-5　应用rhBMP-2和溶解脱水骨修复牙槽骨缺损

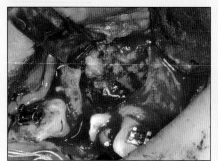

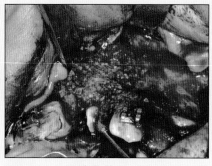

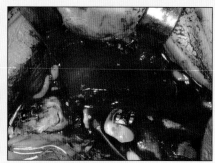

图4-5a　10岁的孩子牙槽突裂。

图4-5b　牙槽骨缺损区充填了负载rhBMP-2的溶解脱水松质骨颗粒。

图4-5c　含有BMP-2的胶原海绵覆盖在骨颗粒上。

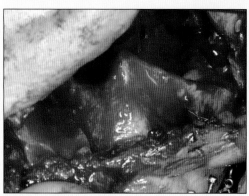

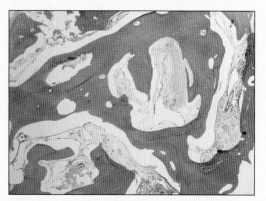

图4-5d　牙槽骨缺损修复患者19岁时照片。为前徙上颌骨进行了分块Le Fort Ⅰ型截骨术，其中在移植部位也进行了截骨。

图4-5e　对9年后的移植物进行了组织学分析，显示为正常的活性骨（HE染色，放大40倍）。

染，在缺损位点没有植入无生物活性、缓慢吸收的材料将是比较有利的。胶原海绵负载rhBMP-2增强成骨诱导，同时降低与颗粒移植有关的感染风险。

rhBMP-2和溶解脱水骨修复牙槽突裂

结合rhBMP-2的溶解脱水松质骨修复牙槽突裂效果很好。这种材料可用于多种年龄的患者，并可避免患者从髂骨取骨。松质骨颗粒的容积维持能力是必要的，因为缺损的骨裂不能防止在移植物愈合前发生黏膜瓣塌缩。当牙弓上恒牙列萌出时，这种情况尤为明显。

重建乳牙列期的缺损骨段时，可以仅使用胶原蛋白携带的rhBMP-2，因为仅需保证恒牙萌出所需的骨量即可。萌出过程本身将会扩大和重建牙槽突。

病例报道

患者，10岁，恒中切牙已经萌出。牙槽骨缺损体积很大（图4-5a）。乳牙根的位置不利于募集牙周膜系统以促进骨裂的生长。

为建立和维持成骨所需的大体积，用rhBMP-2处理溶解脱水松质骨，并将处理好的材料充填于整个缺损处（图4-5b）。

在植入了负载rhBMP-2的骨颗粒后，用负载

rhBMP-2的胶原海绵覆盖移植骨颗粒（图4-5c）。胶原海绵被用来运送额外的rhBMP-2至该部位，以防止骨颗粒的移位，并产生一个胶原-rhBMP-2床。将黏膜缝合覆盖其上。

术后9年再次打开重建的牙槽突裂区进行Le Fort Ⅰ型截骨术以前徙上颌骨。

一大块正常骨占据了先前骨缺损处。作为多区段上颌骨截骨术的一部分，在缺损修复部位进行了垂直截骨术。修复部位骨的组织学评估显示为正常结构骨的组织（图4-5e）。

讨论

rhBMP-2和溶解脱水松质骨颗粒的组合，是成功的骨形成结构的一个有效且可预测的组成部分。溶解脱水过程会产生具有可靠机械性能的材料。当这种材料作为载体运送rhBMP-2到骨形成部位时，其保留下来的胶原结构可能具有优势。对供体骨进行溶解脱水处理可能对目前已知但尚未发现的病原菌的传播提供额外的安全保障。

结论

通过重组技术合成的外源性BMP的应用，开发了BMP的治疗潜力，可以提高治疗效果。这些材料的临床应用需要深思熟虑的策略。如果这些生物制剂恰当地整合到包含了所有成功要素的骨形成结构中，那么即便是处在一个不完善的环境中也能产生生物稳定性骨结构。

参考文献

[1] Razzouk S. BMP-2: Biological challenges to its clinical use. N Y State Dent J 2012;78(5):37–39.

[2] Carlson BM. Human Embryology and Developmental Biology, ed 5. Philadelphia: Elsevier Saunders, 2013:156–472.

[3] Urist MR. Bone: Formation by autoinduction. Science 1965;150: 893–899.

[4] Wozney JM, Rosen V, Celeste AJ, et al. Novel regulators of bone formation: Molecular clones and activities. Science 1988;242: 1528–1534.

[5] Chin M, Ng T, Tom WK, Carstens M. Repair of alveolar clefts with recombinant human bone morphogenetic protein (rhBMP-2) in patients with clefts. J Craniofac Surg 2005;16:778–789.

[6] US Food and Drug Administration, Center for Devices and Radiologic Health. Premarket Application Approval No.

[7] Wozney JM, Wikesjö UME. rhBMP-2: Biology and applications in oral and maxillofacial surgery and periodontics. In: Lynch SE, Marx RE, Nevins M, Wisner-Lynch LA (eds). Tissue Engineering: Applications in Oral and Maxillofacial Surgery and Periodontics. Chicago: Quintessence, 2008:159–177.

[8] Schwartz Z, Somers A, Mellonig JT, et al. Addition of human recombinant bone morphogenetic protein-2 to inactive commercial human demineralized freeze-dried bone allograft makes an effective composite bone inductive implant material. J Periodontol 1998;69:1337–1345.

[9] Triplett R. Bone augmentation of the maxillary sinus floor with rhBMP-2. In: Lynch SE, Marx RE, Nevins M, Wisner-Lynch LA (eds). Tissue Engineering: Applications in Oral and Maxillofacial Surgery and Periodontics. Chicago: Quintessence, 2008:186–202.

[10] Deutsch H. High-dose bone morphogenetic protein-induced ectopic abdomen bone growth. Spine J 2010;10(2):e1–e4.

[11] US Department of Health and Human Services. FDA Public Health Notification: Life-threatening Complications Associated with Recombinant Human Bone Morphogenetic Protein in Cervical Spine Fusion. http://www.fda.gov/MedicalDevices/Safety/AlertsandNotices/PublicHealthNotifications/ucm062000.htm. Issued 1 July 2008. Accessed 17 September 2014.

[12] Burkus JK, Heim SE, Gornet MF, Zdeblick TA. Is INFUSE bone graft superior to autograft bone? An integrated analysis of clinical trials using the LT-CAGE lumbar tapered fusion device. J Spinal Disord Tech 2003;16:113–122.

[13] Chin M. Bone morphogenetic protein enhancement of alveolar distraction in humans. Presented at the 4th International Congress of Maxillofacial and Craniofacial Distraction, Paris, 2–5 July 2003.

[14] Chin M, Ng T, Tom WK, Carstens M. Tissue engineering with rhBMP-2: Human in situ skeletal construction in 250 cases. Presented at the 5th International Congress of Maxillofacial and Craniofacial Distraction, Paris, 21–24 June 2006.

[15] Chin M, Ng T, Tom WK. New protocol of alveolar distraction: Review of 50 cases. Presented at the 5th International Congress of Maxillofacial and Craniofacial Distraction, Paris, 21–24 June 2006.

[16] Simonds RJ, Holmberg SD, Hurwitz RL, et al. Transmission of human immunodeficiency virus type 1 from a seronegative organ and tissue donor. N Engl J Med 1992;326:726–732.

[17] Marthy S, Richter M. Human immunodeficiency virus activity in rib allografts. J Oral Maxillofac Surg 1998;56:474–476.

[18] Prusiner SB. Novel structure and genetics of prions causing neurodegeneration in humans and animals. Biologicals 1990;18:247–262.

[19] Prusiner SB. Neurodegeneration in humans caused by prions. West J Med 1994;161:264–272.

[20] Prusiner SB. Human prion diseases and neurodegeneration. Curr Top Microbiol Immunol 1996;207:1–17.

[21] Prusiner SB. Biology and genetics of prions causing neurodegeneration. Ann Rev Genetics 2013;47:601–623.

[22] Noumbissi SS, Lozada JL, Boyne PJ, et al. Clinical, histologic, and histomorphometric evaluation of mineralized solvent-dehydrated bone allograft (Puros) in human maxillary sinus grafts. J Oral Implantol 2005;31:171–179.

[23] Alper T, Cramp WA, Haig DA, Clarke MC. Does the agent of scrapie replicate without nucleic acid? Nature 1967;214:764–766.

[24] Bellinger-Kawahara C, Cleaver JE, Diener TO, Prusiner SB. Purified scrapie prions resist inactivation by UV irradiation. J Virol 1987;61:159–166.

[25] Bellinger-Kawahara C, Diener TO, McKinley MP, Groth DF, Smith DR, Prusiner SB. Purified scrapie prions resist inactivation by procedures that hydrolyze, modify, or shear nucleic acids. Virology 1987;160:271–274.

P000058, InFUSE™ Bone Graft/LT-CAGE™ Lumbar Tapered Fusion Device. http://www.accessdata.fda.gov/cdrh_docs/pdf/P000058a.pdf. Issued 2 July 2002. Accessed 17 September 2014.

[26] Brown P, Liberski PP, Wolff A, Gajdusek DC. Resistance of scrapie infectivity to steam autoclaving after formaldehyde fixation and limited survival after ashing at 360°C: Practical and theoretical implications. J Infect Dis 1990;161:467–472.

[27] Brown P, Liberski PP, Wolff A, Gajdusek DC. Conservation of infectivity in purified fibrillary extracts of scrapie-infected hamster brain after sequential enzymatic digestion or polyacrylamide gel electrophoresis. Proc Natl Acad Sci U S A 1990;87:7240–7244.

[28] Georgsson G, Sigurdarson S, Brown P. Infectious agent of sheep scrapie may persist in the environment for at least 16 years. J Gen Virol 2006;87:3737–3740.

[29] US Food and Drug Administration. Processing of Orthopedic, Cardiovascular, and Skin Allografts Workshop. Bethesda, MD: National Institutes of Health, 2007.

[30] Günther KP, Scharf HP, Pesch HJ, Puhl W. Osteointegration of solvent-preserved bone transplants in an animal model. Osteologie 1996;5(1):4–12.

[31] US Securities and Exchange Commission. Form 10-K. Washington, DC: US Securities and Exchange Commission, 2011.

[32] Zimmer Dental. Regenerative Product Catalog. Carlsbad, CA: Zimmer Dental, 2008.

[33] Schoepf C. Allograft safety: The efficacy of the Tutoplast Process. Int Magazine Oral Implant 2006;1:10–15.

[34] Kim Y, Nowzari H, Rich SK. Risk of prion disease transmission through bovine-derived bone substitutes. A systematic review. Clin Implant Dent Relat Res 2013;15:645–653.

第5章
利用发育中的牙齿进行成骨

Using Developing Teeth to Generate Bone

多年来，牙槽骨生长与牙齿萌出的关系一直受到关注。目前，其作用机制仍不明确。尽管如此，对于牙颌畸形的病例，如将牙齿萌出与颌骨的关系纳入长期治疗方案中，能够改善预后并避免进行复杂手术。本方法是通过联合牙齿发育、重组人骨形成蛋白2（rhBMP-2）和手术改良设计来矫治牙槽骨的缺损。

牙周膜在调节骨生长中的作用

牙齿和牙周膜系统是骨形成工程设计中的重要元素。该系统用于传导关键的机械信号到成骨环境中。神经肌肉输入的来源是有效的成骨环境中的一个基本的和必不可少的组成部分。目前，对这些信号传导相关的解剖路径并不明了。由于这是构建成骨环境的关键因素，因此对于此系统的解剖和生理状况的理解至关重要。

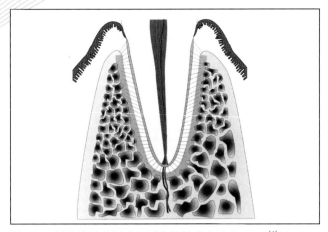

图 5-1 牙周膜示意图（经过许可转载自Holmstrup[1]）。

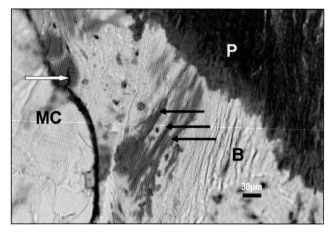

图5-2 3个骨膜Sharpey纤维典型有代表性排列的显微照片，每个纤维约15μm厚，从骨膜（P）延伸穿过骨（B），朝向骨内膜外面，即骨髓腔（MC）。此外，附近是应力诱发的微裂纹，例如，一个个地方（白色箭头）被骨基质包绕，有染料渗透（正常状况下不受影响），显然是由于亚微观疲劳裂隙增加了被染色的可能。图示为人股骨近端整体龙胆紫染色（经过许可转载自Aaron[3]）。

在颌面骨骼系统中，传递神经肌肉信号的重要肌肉附着主要集中在颅骨。咀嚼肌能维持下颌的形态，即使在大范围的牙槽骨萎缩时也是如此。牙槽骨缺乏主要的肌肉附着，主要依靠牙齿的发育来维持其结构的完整。在牙槽骨内，牙齿、牙周膜和Sharpey纤维的功能与肌肉附着作用类似。

肌肉附着和牙周膜都嵌入在牙槽突内传递调控信号。牙齿和骨骼系统间共同的解剖结构是Sharpey纤维。尽管Sharpey纤维作为骨骼和肌肉之间的界面早已为学界认可，但是它们的作用和机制仍未完全明了。牙齿通过何种机制向牙槽骨呈递信号也没有得到很好的解释。目前对此过程的了解是综合了多年临床观察和免疫组织化学发现的结果。接下来将要讨论这个系统运行过程中的潜在机制。

牙周膜具有连接牙根表面与牙槽突硬骨板的作用，这是对牙周膜的基本表述（图5-1）。牙周膜可将牙齿悬吊于牙槽窝内，使其具有一定的动度。牙周膜本身是嵌入牙骨质中的纤维，穿过牙根和牙槽窝间的狭小间隙，附着于硬骨板中。经典图解将牙周膜描述为简单、单一且排列一致的纤维，对抗垂直向压力以稳定牙齿。然而，对于牙周膜穿过牙槽骨的方式及程度却鲜有报道。

1954年，Sicher[2]详细地描述了牙周膜的组织结构。发现牙周纤维不是通过牙周膜腔隙内的一个连续纤维。相反，来自牙骨质侧和硬骨板侧的纤维在中间结合成丛状。虽然韧带丛的功能仍不清楚，其复杂的结构表明该系统不仅仅发挥了单纯的锚定牙齿的功能。

现代研究者们[3]已经采用新的方法来揭示了这些纤维如何嵌入骨内。免疫组化技术的发展使得更好地理解这些纤维穿入骨的程度（图5-2）。Aaron和Skerry[4]发现Sharpey纤维从皮质骨向骨髓腔内延伸（图5-3）。免疫组化研究发现了这种纤维位于骨髓腔内的证据。这些纤维存在的位置与肌肉附着无关也证明了其功能远不止锚定这么简单。

Sharpey纤维对骨活力的影响不局限于所附着的骨表面，这一概念与牙周膜功能是一致的。显然，在正常的骨结构中牙槽骨围绕牙齿形成骨小梁结构，这反映了牙齿负载的功能需求。这一现象遵循Wolff法则。Wloff法则是骨质对加载于其上的网状功能性应力而进行的改建和适应的一种特性。

调控和维持解剖结构的潜在机制仍不清楚。一种解释是加载于牙齿上的力通过牙周膜传递至硬板，然后再传导至松质骨的骨小梁。髓样骨对负载到皮质骨上的机械力产生反应进行重塑。这遵循了Frost在微小应变下的重塑原理。损伤的骨质通过吸

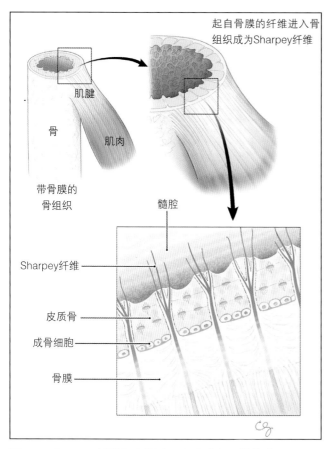

图5-3 Sharpey纤维起自肌腱，牙周膜和正常骨膜。上图：Sharpey纤维穿过皮质骨的宽度；下图：延伸的Sharpey纤维继续进入髓腔内。

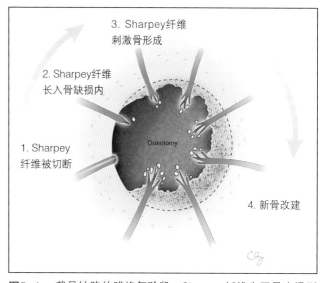

图5-4 截骨缺陷的膜修复阶段。Sharpey纤维先于骨小梁形成长入缺损区域。

收和沉积发生再生和改建。结构本身传递负载，微应变按照已知的机械法则被吸收。即使是按照Frost原理在起作用，应该还有其他过程参与到调节和指导结构形态的维持，否则稳态难以维持。

另一种解释是穿通Sharpey纤维由牙周膜向硬板传递信号并到达骨髓腔。这是一种有吸引力的解释，因为这种观点解释了牙周膜和它们的穿通Sharpey纤维的末端可能会调节正在发育或成熟骨质的生长和改建。在胚胎骨骼发展和外科骨形成中，来源于现存肌肉的Sharpey纤维在结构骨形成之前就占据了它们的插入位点。因为不存在传递和集中应力的机械环境所以这个过程的发生并没有微应力的影响。这两种骨形成过程中，产生一个骨单元，必须有一个调节机制起作用。Sharpey纤维延伸到正在发育牙齿的邻近环境中可能是促进牙槽骨生长的一

种机制。在成人中，通过硬板和髓样骨内Sharpey纤维的持续存在很可能参与到这些结构维护和修复过程中。Sharpey纤维在外科缺损中修复作用已经在羊动物实验模型被证实[5]。遵循特定的程序，圆柱形的孔隙愈合并被活骨充填（图5-4）。首先，Sharpey纤维长入骨缺损内。其次，松质骨在Sharpey纤维延伸的周围形成。如果没有埋入纤维系统的重建，松质骨也不会形成。修复部位的组织学与胎羊膜状骨发育相同。即使实验部位是软骨内成骨来源，在愈合过程中仍然遵循骨膜成骨发育的机制。这证实了Harvold关于胎儿骨骼发育机制一直保持至成人[6]。嵌入式纤维系统联合肌肉附着、骨膜、牙周膜等形成一个网络，这可能是调控形成和维持骨骼信号的可能渠道。应用牙齿和其牙周膜系统来促进重建手术的愈合是为了利用这些调控程序以促进成功愈合。

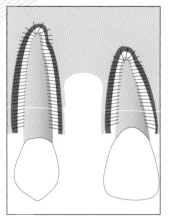 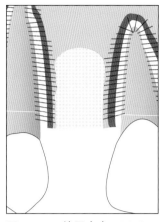 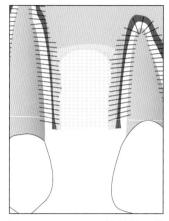 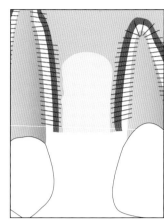

图 5-5a 拔牙创愈合后大范围骨缺损。　图 5-5b 放置含有rhBMP-2的胶原海绵。　图5-5c Sharpey持续长入移植物和不成熟的细胞。　图 5-5d 移植物愈合后新骨形成。

手术设计和步骤

在很多临床情况下，牙周膜系统可以用来调节骨质生长。

Ⅰ.Sharpey纤维和邻近缺损部位的骨移植

手术设计的基本理论

牙槽骨面临的一个常见问题是2颗完整的牙齿邻近一个巨大的缺损（图5-5a）。邻近缺损的牙齿拥有良好的牙周附着水平。容纳牙周膜纤维附着部位的薄层骨覆盖面向缺陷的牙根表面。从牙周膜延伸的进入硬板的Sharpey纤维具有抵抗脱矿的作用。在缺损部位放置了含有rhBMP-2的胶原海绵后，缺损壁产生脱矿反应（图5-5b）。这个过程暴露了插入牙槽窝壁的Sharpey纤维。

当新骨生长并开始再矿化时，牙周膜的Sharpey纤维开始长入到移植物内（图5-5c）。含有rhBMP-2移植物募集有骨再生作用的细胞群体进入再生部位。纤维最初用于再生和维持薄牙槽窝壁的调控进程现在作用到移植物中。这种效应是有距离依赖性的，所以纤维主要的影响在边缘位置。新生骨组织与邻近的牙槽骨无缝融合，从而使缺损修复（图5-5d）。

讨论

成功的愈合需要在缺损部位聚集足够数量的成骨细胞。含有rhBMP-2的移植物满足这个条件。尽管细胞具有骨形成的潜力，但是，它们如果缺乏足够的调控就不一定会实现这个功能。将无定形组织团块转化为有组织的结构系统需要对构造和装配过程进行调节。

虽然骨形成蛋白可以引起异位成骨，但是除非转移到有支持的环境，否则所产生的骨不会成熟为有功能的骨骼[7]。神经肌肉为骨的生长提供指导。新生骨部分需要整合到神经肌肉系统从而在细胞和组织结构的水平上为骨骼的建造和维持建立形态服务。

Ⅱ.Sharpey纤维和在截骨部位的骨生长

手术设计的基本理论

相邻牙根之间的截骨术可以实现移动牙槽骨段的作用。两颗相邻的牙齿同时受到临接骨的支持（图5-6a）。根间骨的牙周膜系统相互重叠（图5-6b）。根间骨的形成和维持依赖于双侧牙齿的牙周膜系统的调控。该过程的调节需要信号媒介。Sharpey纤维是可能的信号媒介。

通过根间截骨术以分割骨质和Sharpey纤维网

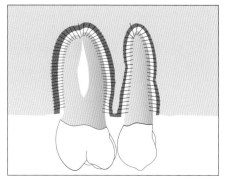

图5-6a　两颗相邻的牙齿同时受到临接骨的支持。

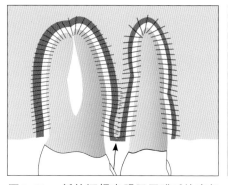

图5-6b　新的证据表明牙周膜系统在根间骨中相互重叠。邻接骨（箭头）的形成和维持依赖于双侧牙齿的牙周膜系统的调控。该过程的调节需要信号媒介。

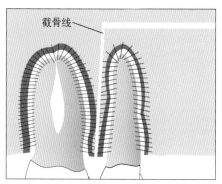

图5-6c　这种类型的截骨术可以用于正颌外科或牵张成骨。骨可以被切成两个根尖周系统，一些Sharpey纤维被切断。

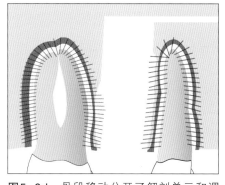

图5-6d　骨段移动分开了解剖单元和调控网络。

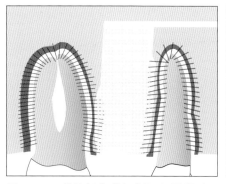

图5-6e　截骨部位的切割面经历脱矿。将含有rhBMP-2的可吸收胶原海绵放入间隙内。

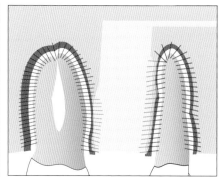

图5-6f　根尖周的Sharpey纤维开始长入并埋入到新骨中。

络以便移动牙槽骨段进行正颌外科或牵张成骨（图5-6c）。不仅骨可以被截成两个根尖周系统，而且一些Sharpey纤维也被切断。骨段移动分开了这两个解剖单元和调控网络（图5-6d）。

　　外科手术不仅分开了解剖结构同时也分开了包含在内的生理系统。一些Sharpey纤维被截断，其远端仍然嵌入在另一边骨段。现有的网络被打乱了。正常骨生理过程包括吸收和矿化成分的沉积。因为包埋在骨中的Sharpey纤维能够抵抗脱矿，骨重塑过程中此纤维始终保持完整结构。

　　含有rhBMP-2的可吸收胶原海绵（ACS）放置在截骨处。截开线下方的骨质开始脱矿以响应截骨和含rhBMP-2移植物。随着骨质的吸收，Sharpey纤维网络越来越多的暴露（图5-6e）。

　　在愈合过程中，根尖区现有骨质脱矿，且

rhBMP-2吸引大量不成熟细胞至缺损位点并与之融合。一种新的牙周膜系统建立，由牙周膜系统、Sharpey纤维的延伸以及新骨共同构成（图5-6f）。

讨论

　　传统观点认为，牙周膜的主要作用是将牙齿悬吊在牙槽窝内。现在发现这些纤维能够嵌入硬板并存在于骨髓腔，这表明它们发挥的作用可能更加复杂。Sharpey纤维的稳定结构和抗矿化能力有力地解释了（骨质如何）在不断重塑的环境中保持形态稳定。如果这种纤维网络通过一种与骨骼肌附着相似的过程参与骨骼的维持，通过巧妙的手术设计可以促进愈合和治疗效果。

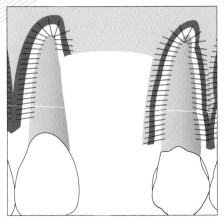

图5-7a　有牙周缺损的侧切牙与牙槽骨缺损相邻。

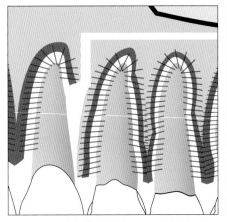

图5-7b　分段截骨术将后牙向前移动，留下一个窄的四周有遮挡的骨形成腔室。

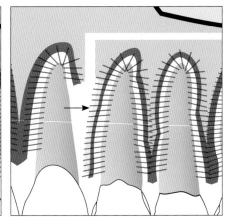

图5-7c　覆盖在前磨牙根骨质的脱矿使得Sharpey纤维暴露进入再生位点（箭头）。

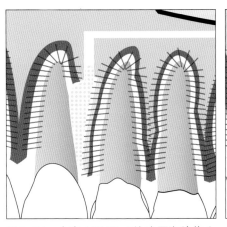

图5-7d　含有rhBMP-2的胶原海绵作为移植物放置在缺损部位。

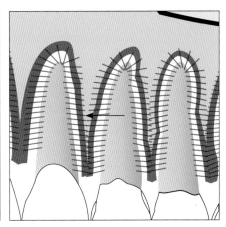

图5-7e　骨充填了根间区域并成熟为正常结构的骨质。显示新的牙周膜和牙周附着可能生长（箭头）。

Ⅲ. 牙周膜–Sharpey纤维系统的不对称再生

手术设计的基本理论

　　阻生尖牙有时会导致侧切牙牙周缺损。在这种情况下，尖牙最终被拔除，导致大面积的牙槽骨缺损以及侧切牙牙根和牙周膜系统的破坏（图5-7a）。单纯的移植并不会恢复附着水平。在这一病例中，前磨牙也在多次植骨后有持续的破坏。在这种情况下，可以选择利用牙周膜和Sharpey纤维系统来促进侧切牙牙周附着再生的治疗策略。

　　对于该病例，治疗目标是构建最佳骨再生环境。首先，移动截骨块、前徙牙、骨及牙周膜系统，以消除大部分的牙槽骨缺损（图5-7b）。只留下侧切牙远中和唇侧牙根表面的缺损，此处牙周膜附着丧失。

　　通过向牙槽骨缺损区域移动截骨段使前磨牙根紧贴侧切牙缺损的表面。这达到了一个移动正在起作用的牙周膜–Sharpey纤维系统到缺损修复部位的效果（图5-7c）。前磨牙的Sharpey纤维维持了覆盖在其近中侧的骨质。这个缺损修复是不对称的，因为侧切牙牙根缺乏一个牙周膜系统来促进再生进程。

　　含有rhBMP-2的胶原海绵置于邻接间隙和唇侧根面（图5-7d）。黏骨膜翻瓣和rhBMP-2/ACS移植使根间骨质发生脱矿。rhBMP-2使不成熟的细胞聚集在缺损部位。这些细胞与暴露的前磨牙牙周膜的Sharpey纤维系统占据了同一空间。

　　在骨构建环境中，骨质填充邻接空间（图5-7e）。几个月后，缺损位点发生改造并呈现出一

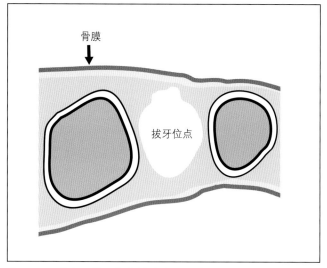

图5-8a　前磨牙拔牙位点的咬合面观察。

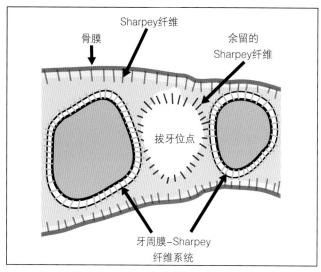

图5-8b　Sharpey纤维系统和牙齿、骨膜的关系。

个正常、健康邻间骨单位结构。一个良好的硬板在侧切牙牙根缺损部位相对应的位置形成。牙齿的松动和牙龈退缩减少。

讨论

我们的目的是在侧切牙重建丧失的牙周膜和附着系统。虽然重建部位的组织学才能确认是否有新附着形成，影像学和临床检查也能够显示缺损位点是否已经被修复为正常结构。正常硬板的形成表明功能负载正在从牙根传导至牙槽骨。

Ⅳ. 牙周膜与骨膜Sharpey纤维网络联合促进骨生长

牙周膜系统和其Sharpey纤维延伸在一个环境中运作，这个环境同时受到骨膜系统的影响，骨膜系统拥有自己的Sharpey纤维延伸。图5-8a显示前磨牙的拔牙部位唇侧骨质缺损。大体上是一个位于完整牙齿根部附近的拔牙位点牙槽骨缺损。

隐藏在钙化骨内的是嵌入的Sharpey纤维（图5-8b），这些纤维从存在牙根的牙骨质延伸穿过牙周膜空间。它们穿过牙槽窝壁的硬板进入牙槽突内的骨髓腔内。当根部靠近时，一颗牙齿的纤维与邻近牙齿的纤维相接触。当一颗牙齿被拔除时，它锚定的Sharpey纤维被破坏，在牙槽骨内留下纤维的残端。如果牙槽突的骨膜遵循股骨所示的结构，则

Sharpey纤维穿透皮质骨到达髓腔[8]。Sharpey纤维形成了互连的隐藏网络结构为骨内的力学调控信号提供路径（图5-8b）。它们能够将外界应力刺激传递至骨实质内的结构和细胞中，因而非常重要。

讨论

牙槽骨在处于萌出的牙齿周围生长这一现象已经被发现很多年了。牙齿如何促进骨质生长以及牙槽骨如何维持其形态的机制却知之甚少。有充分的证据表明牙周膜-Sharpey纤维系统对于牙槽骨的生长和维持十分重要。现在清楚的是，牙周膜系统发自牙根，穿过牙周膜空间，并深入穿透牙槽骨内。Sharpey纤维嵌入牙槽骨内，这个系统（牙周膜-Sharpey纤维系统）非常适合传递应力和调控信号，以利于成骨并维持骨的形态。

不像周围的钙化结构骨，牙周膜-Sharpey纤维系统能够抵抗脱矿。这些纤维不会钙化，不受骨骼重塑过程的影响。这意味着随着骨的自然吸收和沉积过程的进行来保持其结构完整性和健康，嵌入的Sharpey纤维系统能够保持稳定，持续发挥作用。

如果任何面部骨段的大体形态要在经过多个骨更新周期下保持稳定，就必须拥有一个恒定的解剖和生理系统进行调控。考虑到Sharpey纤维网络与骨骼肌、骨膜、牙周膜和颅骨缝线的关系，其能够提供解剖稳定性。

如果骨单位要形成并多年保持其形态，它必须有能力接受和处理神经肌肉信号。Sharpey纤维系统很适合传递机械信号。在肌肉骨骼系统中，来自中枢神经的信号通过神经传递到肌肉。肌肉将力传递至肌腱，然后通过Sharpey纤维到肌肉附着。通过这条路径，大脑与骨质和其内的细胞发生通信。在牙槽突中，调节信号从口腔环境传递到牙齿，牙齿传递机械力到牙周膜并到达了Sharpey纤维。包埋在骨内的Sharpey纤维传递调节力至骨内和其中的细胞。细胞对机械力的敏感度使其拥有接受调节信号的潜力[9-14]。

现代研究已经极大地提升了对于这些纤维的解剖范围和复杂程度的理解。当解剖学发现和这些结构的临床特征联系起来就可以建立一个工作模型。Harvold[6]提出了关于骨骼如何在胚胎环境形成的工作理论。他认为骨骼的形成是稳定的机体环境、细胞来源和神经肌肉信号输入这些综合因素的结果。他认识到，主要的面部骨骼的发育在一个组织空间内，这个范围与已经存在的肌肉相邻。他假设是肌肉活动导致邻近软组织发生特定的和精细的扭曲。细胞周围的机械扭曲使其活性及形态发生改变，以利于成骨。当时没有解释一个细胞如何会解读机械信号，也还没有描述张拉整体的概念。

Harvold[6]推测如果在胚胎中促进骨骼生成的机制在出生后仍然存在，这种机制可能用于辅助重建手术。肌肉附着和骨形成的相互作用是他研究的主要方向。他还发现发育中的牙齿与骨骼生长有关，并且似乎满足神经肌肉输入的要求。然而，牙齿具有这种功能的机制仍不清楚。

临床经验和组织学研究表明，发育中的牙齿和骨质的形成相关，即使其与肌肉附着并无直接的联系。可能的解释是，肌肉附着和牙周膜都拥有调控骨生成的能力是因为这两个情况下都有Sharpey纤维的参与，一个是参与牙周膜与牙齿的连接，另一个是参与肌腱与骨骼的连接。虽然牙齿和肌肉呈现非常不同的解剖结构，但是他们都使用Sharpey纤维建立骨锚定。随着新的分析技术的应用，Sharpey纤维在骨质的发育、生长、维持、修复中的作用逐渐清晰。因此，需要设计涉及牙槽骨生长的外科手术

时，牙齿是神经肌肉输入重要的来源。

利用牙齿的发育和萌出来创建骨形成结构

与牙齿发育相关的骨形成机制对于上颌骨和下颌骨的自然发育来说是必不可少的。颌骨的牙槽突依赖牙齿的发育和萌出以达到正常的形态。当牙齿形成和萌出时，支持骨的发育也同时进行。形成的骨骼系统的形态与存在的连接牙齿根部到相邻的骨组织的牙周膜系统相符合。

与嵌入在邻近骨组织内的肌肉附着相比，牙槽突的生长和发育更多的与牙齿的存在相关。这个观察可以得出以下结论，即牙齿的发育和其功能附着是通过牙周膜传递到周围骨质，从而对骨质自身传递刺激和调控效应。以这种方式，牙齿和其功能性牙周附性能像神经肌肉系统一样发挥一种类似于神经肌肉调节机制。

如果牙齿没有成功地发育或萌出，那么就会导致相关骨的发育不全。牙齿通过哪种机制来促进骨质的生长仍然不十分清楚。牙周膜在牙齿和其周围骨质之间形成解剖联系。这就建立了一个机械路径，调控信号可以通过这一路径在功能牙和邻近骨质之间传递。模式、性质和具体信号的生理学是未知的。调控正常和异常牙齿萌出的机制也不清楚。目前了解的主要基于在临床中对于正常和异常牙齿发育及其在骨发育中产生的效应的观察。因为牙槽骨的发育依赖于牙齿的发育，所有引导牙齿形成的机制都会调控骨质的形成。

对于儿童，牙齿的发育和萌出是重要进程，产生骨质并形成正常的颌骨。牙槽突与牙齿发育保持一致。临床观察显示，在包括牙齿和牙周支持组织周围的解剖结构中骨质形成。当牙根形成时，牙槽突开始生长并包裹它。当一颗牙齿沿着自然的萌出路径移动时，骨就会形成支持牙根的结构。如果正畸牵引施加在牙齿上，牙槽窝就会对牙根的移位发生适应性改建，并维持对牙根的支持。相比之下，缺乏一个完整牙周支持系统的牙齿如果在自然萌出或正畸牵引下不会有骨质形成。

牙齿相关的骨组织要想成骨，完整的牙周支持组织必须存在。牙周膜将有动度的牙齿连接在牙槽窝内的硬板上。牙周膜对于牙槽骨的作用类似于肌肉附着于所连接的骨的作用。牙齿的生理运动导致力量通过牙周膜传递到硬板上。这是一种神经肌肉来源的信号参与牙槽突内的骨生理的调节。

利用牙齿的刺激作用产生新骨的原理来构建骨形成结构是可能的。然而，利用牙齿的发育和萌出机制设计骨形成结构面临一些挑战。牙齿发育遵循生长发育的具体时间表。目前临床医生无法控制牙齿开始或完成萌出的时间。因此，这些治疗必须在牙齿正在进行发育的时间段进行。

乳牙和恒牙都有促进成骨的潜能。从第一个乳牙开始发育起就进入到利用这个有潜力的时期。要避免在未发育完成部位手术时损伤处于发育阶段的结构。人们如果在发育未完成部位早期手术造成损害，颌骨的发育就会受损。在手术的设计过程中尽可能地保持未来修复位点生长发育的潜能至关重要。

在过去，医生已经意识到他们的操作对于儿童的生长造成障碍。其机制尚不明确，主要是基于猜测。确定增长障碍的机制的研究缺乏有效证据，因为大部分研究都是通过手术创造的牙槽突缺陷。这些实验动物不能模拟自然发育的面裂的实际情况[15-16]。

重组生长因子和形态发生制剂使外科医生设计新手术治疗方案成为可能。然而，要充分认识到儿童的发育潜能和在解剖学范围内维持骨骼的生长能力，必须了解骨生理学的各个方面。生物科技领域和神经科学新的进展将为治疗这些儿童提供越来越多的治疗选择。

临床应用

与唇腭裂相关的上颌骨缺损是颅面外科中心治疗的最为常见的骨缺损之一。过去，当患者年龄在9~11岁时，进行牙槽嵴裂的修复手术。该治疗时期的选择取决于多种因素，包括牙齿萌出阶段、在髂骨供体部位存在足够的骨量，以及患者配合正畸的能力。在儿童中使用rhBMP-2需要重新设计手术规划。

在乳牙列中构建骨形成结构

调控牙齿萌出的机制尚不清楚。牙槽骨的发育受到牙齿发育进程的影响。不管牙齿萌出的速度和路径如何受到控制，这个进程都会促使牙齿邻近部位发生合成代谢，使牙槽突的骨量出现增长。上颌骨后部的牙槽骨遵循同样的发育机制。在有牙槽突裂的患者中，与裂缝相邻的骨形成也持续受到正在发育中的牙齿的影响。最初，萌出的过程导致牙槽窝的生长。在牙齿萌出后，功能牙周膜作用于骨，提供刺激并发挥调节骨重塑的作用。这一机制可以被用来增强牙槽突裂附近骨移植物的成骨效果。

必须很好地理解指导骨形成设计的工程参数，以得到最佳的效果。对组织和移植材料的操作需要谨慎并具有一定技术能力。治疗的成功取决于以下因素的最佳结合：（1）工程：很好地理解潜在的物理和生物机制来修复缺损以及患者对于手术的反应；（2）设计：应用基础科学研究成果来确定什么类型的环境和材料的安排将会产生期望的治愈结果；（3）构建：将因操作组织和移植物而带来的短期和长期的对于生长的影响最小化。

病例报道

患者，女性，4岁，双侧唇腭裂的治疗结果见图5-9a。除了在12周时进行关闭唇裂的手术之外，没有接受其他治疗。在切牙骨和上颌骨之间骨质不连续（图5-9b）。口鼻瘘延伸至左右前庭并到达腭部。

图5-9c显示了正在发育的牙齿如何影响牙槽骨的发育。切牙处骨通过唇侧牙龈和鼻中隔与面部相连接。X线片显示了骨裂隙的不连续性（图5-9d、e）。正在发育的恒牙仍然完全被骨质覆盖。任何骨形成构造的设计都从缺陷本身的分析开始。研究周围环境比关注裂隙更有价值（图5-9f）。切牙骨的形成，是由于具有发生和保持形态稳定的所有必要要素。虽然没有肌肉相关的神经肌肉输入，但是发育中的牙齿提供了调节信号。

图5-9　乳牙列患者构建骨形成结构

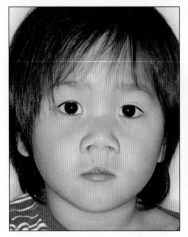

图5-9a　患者，女性，4岁，双侧唇腭裂，患有上颌骨裂、口鼻瘘和牙齿发育缺陷。

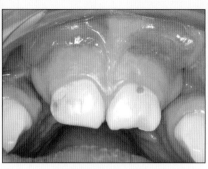

图5-9b　患者表现出典型的双侧上颌裂的特征，包括前颌骨可动以及乳侧切牙的缺失。

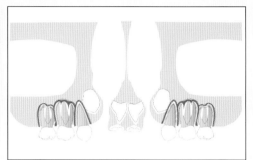

图5-9c　通过功能骨解剖分析发现，缺损部位骨质发育受到牙齿的萌出的影响。

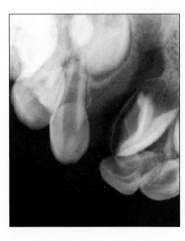

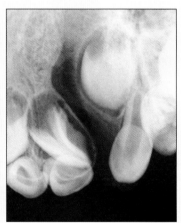

图5-9d　（最左）右侧裂隙的X线片显示在乳牙萌出的刺激下牙槽突垂直向发育。恒中切牙和恒尖牙的存在使得牙槽骨在乳牙脱落后持续发育。因为没有牙齿通过牙周膜-Sharpey纤维网络提供神经肌肉信号刺激，所以缺损部位的骨质没有生长。

图5-9e　（左）左侧裂隙的X线片呈现与右侧相似的发育过程。

→

左侧裂隙的外科显露揭示了骨质缺损的程度。翻开黏膜瓣，推进、缝合、关闭口鼻瘘（图5-9g）。在鼻腔和潜在的骨形成位点创造一个物理屏障是成骨结构设计的一部分。再生腔室必须与鼻腔菌群和分泌物隔离来预防污染和感染。

翻开鼻腔和口腔黏膜部分暴露上颌骨缺损。由于乳中切牙和乳尖牙的发育及萌出，邻近缺损部位的骨质已经形成。正如之前描述的那样，牙齿和牙槽骨之间的相互作用对于骨形成、维持及重建至关重要。

在外科医生考虑如何填补裂隙之前，必须清楚该利用环境中的何种力量来达成目的。当设计成骨结构修补裂隙时，来自牙齿的刺激信号输入是十分重要的。在这个患者中，刚完成手术时，乳牙是最重要的。当患者和其颌骨开始发育若干年后，恒牙就成为最重要的刺激力量。

为了再造再生腔室的顶和腭侧壁，黏膜从裂隙边缘被翻开，形成皮瓣旋转并缝合（图5-9g）。rhBMP-2移植物要充满整个缺损，包括梨状孔边缘和硬腭的缺损延伸区域。唇面使用含有胶原海绵和rhBMP-2的移植物来充填（图5-9h、i）。

腭黏膜裂隙分两层缝合。深层腭侧皮瓣使用4-0聚乳酸910缝线。然后用可吸收的3-0聚乳酸910缝线

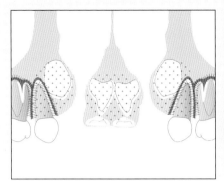

图5-9f 围绕牙齿形成的骨质发育环境，缺损部位缺乏足够的成骨信号刺激。图示为来自牙周膜系统的调控信号（+++++）。

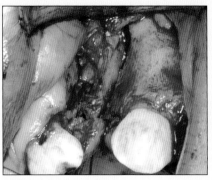

图5-9g 左侧裂隙的手术修复暴露了裂隙的骨质边缘。鼻黏膜被翻开并缝合构成骨形成腔室顶部来隔绝鼻腔分泌物和细菌。覆盖在乳尖牙和乳中切牙牙根的骨质由这些牙齿的牙周膜系统所支持。

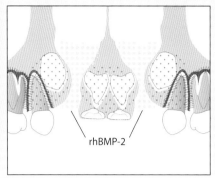

图5-9h 通过使用rhBMP-2向骨形成腔室募集细胞。

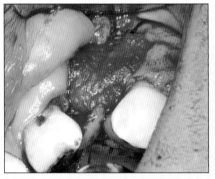

图5-9i 含有rhBMP-2胶原海绵充填裂隙。

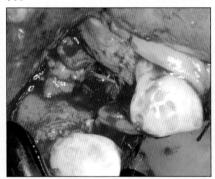

图5-9j 右侧裂隙以同样的方式进行治疗。覆盖在邻接牙齿根部的骨质受到牙周膜系统的调控。这些韧带将神经肌肉信号传递给骨骼以促进生长。

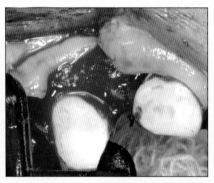

图5-9k 利用含有rhBMP-2的胶原海绵充填通过黏膜瓣推进缝合创造的腔隙。

缝合黏膜。将rhBMP-2/ACS移植物放置在缺损部位（图5-9i）。rhBMP-2的剂量为每个裂隙2.0mg。

右侧的裂缝修复与左侧类似。用4-0的聚乳酸910缝线封闭鼻底和腭黏膜（图5-9j）。这些缝线被rhBMP-2移植物覆盖。采用含有2.0mg rhBMP-2的胶原海绵填满骨裂隙部位（图5-9k）。

外科手术构造的结构是合成代谢和分解代谢的混合体（图5-9l）。翻开黏骨膜瓣，暴露缺损边缘，这启动了吸收过程。修复部位的皮质骨吸收，暴露了牙槽骨的骨髓部分。与此同时，rhBMP-2/ACS 移植物招募不成熟的细胞到再生腔室内。这些细胞在rhBMP-2的引导下，受到暴露萌出牙齿的影响。最终效果是有利于形成骨而不是纤维组织。

覆盖在含rhBMP-2海绵的缝合处愈合良好（图5-9m、n）。在rhBMP-2作用的初始阶段，胶原海绵吸收，新生血管和未成熟组织填充腔室（图5-9o）。邻近骨以及在口腔黏膜处关闭鼻腔的软组织维持了腔室的物理空间。在这一初始阶段，神经肌肉信号很少从牙齿输入，移植物的吸收是一个风险因素。当覆盖在发育牙齿上的薄层皮质骨吸收后，在牙齿及其牙周膜系统的影响下腔室内有新生组织生长（图5-9p）。在未知的机制影响下，牙齿

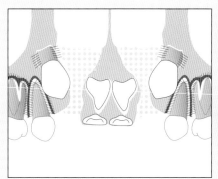

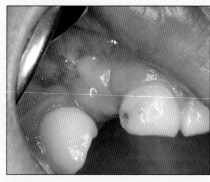

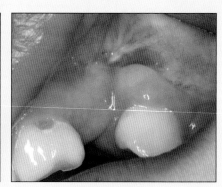

图5-9l　rhBMP-2吸引有成骨潜力的细胞进入缺损部位。当覆盖在牙根的骨质脱矿，来自牙周膜系统的Sharpey纤维与来自rhBMP-2的无定型细胞相互联系。Sharpey纤维有向环境引入神经肌肉调节的潜力，其中包含能将骨质形成细胞引导形成有功能的骨组织。

图5-9m　2个月后，右侧腭裂中rhBMP-2移植物上的黏膜愈合良好。

图5-9n　左腭黏膜也顺利愈合，口鼻瘘消失。

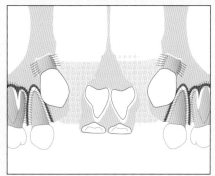

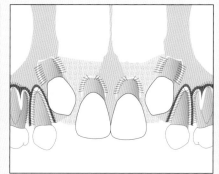

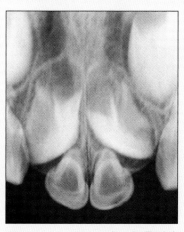

图5-9o　rhBMP-2的初始反应取决于来源于相邻的牙齿牙周膜的有限的神经肌肉信号。如果牙齿不健康或裂缝宽度过大，刺激的强度可能不够。

图5-9p　覆盖根部的薄骨皮层脱矿，牙周膜系统暴露于再生腔室。通过牙齿发育刺激骨质生长这种机制可以用来促进移植物的生长和改建。

图5-9q　rhBMP-2在上颌骨裂隙中放置6个月后，缺陷被填满，牙齿已经迁移进入新生骨质中。

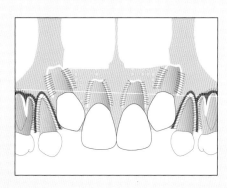

图5-9r　新生骨可以使牙齿正常萌出及随之而来的上颌正常发育。

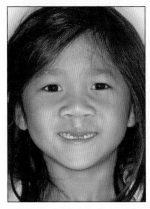

图5-9s　术后2年，患者面部外观良好，孩子现在6岁。

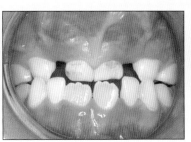

图5-9t　在没有正畸干预下牙齿持续发育。

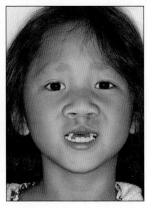

图5-9u　患者的面部外观在术后3年满意（7岁）。

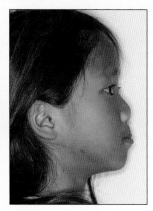

图5-9v　在没有正畸治疗的情况下面型能够保持生长。

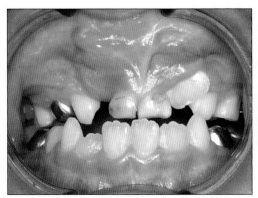

图5-9w　由于中切牙的异位萌出，牙弓发育受阻。

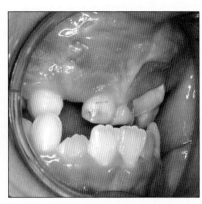

图5-9x　牙槽突的重建为恒中切牙的发育提供了充足的骨量。

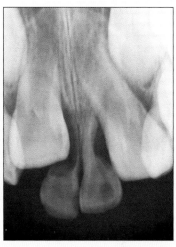

图5-9y　7岁时的X线片显示恒中切牙萌出进入缺失的侧切牙空间。乳中切牙被保留。

向新形成的不成熟骨发生移动。

　　rhBMP-2移植物治疗6个月后的X线片显示，在组织之间的交互作用下尖牙在新生骨质结构中重新定位（图5-9q）。这引发了牙齿和骨结构之间长期的交互作用。这个交互作用是将骨单位整合入患者全身生理的过程。治疗不是一个简单的填补骨缺损的过程。为了取得长期的成功，就应该使构建体能够参与复杂的调控，使形态保持相对终生的稳定状态。

　　新生成的骨量为恒牙的萌出提供了空间，并形成一个完整的牙弓（图5-9r）。牙齿通过与骨骼相互作用来调节生长、组织结构和维持形态。

　　术后2年，在没有正畸的干预下，患者的面部外观良好，牙弓发育正常（图5-9s、t）。在7岁时（术后3年），患者仍然有一个良好的面部外观（图5-9u、v）。左侧恒中切牙的异位萌出需要进行干预（图5-9w、x）。7岁时拍摄的X线片显示恒中切牙已经进入缺失的侧切牙的位置（图5-9y）。乳中切牙被保留。乳中切牙随后被拔除以便为恒中切牙提供间隙。

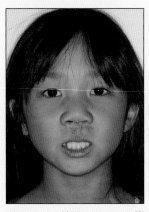
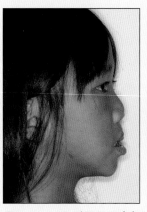
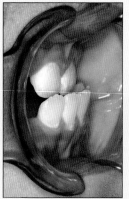
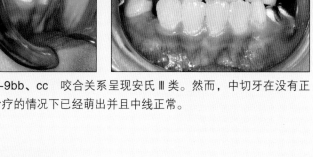

图5-9z　利用rhBMP-2修复后5年后（9岁时）的面型，未进行正畸治疗。

图5-9aa　面型显示面中部有一定程度回缩，但是缺陷的程度较轻微。

图5-9bb、cc　咬合关系呈现安氏Ⅲ类。然而，中切牙在没有正畸治疗的情况下已经萌出并且中线正常。

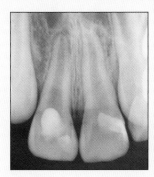
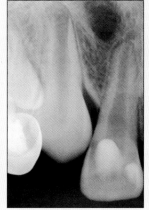
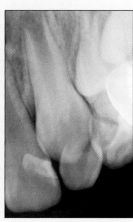

图5-9dd　（最左）中切牙牙根发育良好，恒尖牙已经进入侧切牙位点。

图5-9ee　（左中）右侧牙槽骨缺损部位呈现正常的骨量和结构。两颗牙齿都有一个明确的硬骨板，骨小梁结构显示骨形成为一个整体。

图5-9ff　（左）左侧牙槽骨呈现正常的结构和完好的牙根。之前存在的裂隙不明显。

患者9岁时（术后5年），对采用rhBMP-2修复后的双侧牙槽骨裂进行评估（图5-9z、aa）。面型显示面中部有后缩的倾向，但是缺陷的程度是有限的，其病因难以明确。该状态是先天的双侧腭裂、唇腭裂的手术修复、牙槽裂的rhBMP-2治疗、先天性缺乏上颌侧切牙，以及缺少正畸治疗后的综合作用结果。

目前的咬合关系是安氏Ⅲ类。rhBMP-2治疗后5年，中切牙在没有正畸治疗的情况下已经萌出并且中线正常（图5-9bb、cc）。中切牙牙根发育良好，恒尖牙已经进入侧切牙位点（图5-9dd）。牙槽突裂位置的X线片显示，植骨区骨量和结构均正常（图5-9ee、ff）。两颗牙齿都有一个明确的硬骨板，骨小梁结构显示骨形成为一个整体。

讨论

这些合成的骨结构是成功的，因为其包括形成和维持骨的基本要素。以这种方式进行治疗方案的设计和建造能够使环境中自组装的骨单元引导结构构建和维护。

大多数唇裂及腭裂的患者有牙齿缺失。典型的是位于裂隙处上颌侧切牙的缺失。在某些情况下，缺失牙被修复体取代。修复体可以采用可摘式、固定式或者种植式修复。作为一种备选方案，尖牙可以被引导进入缺失的侧切牙位置。

不论选择何种治疗方案，都必须治疗缺隙内骨质的不连续。用自体骨或骨形成蛋白进行移植手术都是临床上可行的选择。不管采用哪种方法，牙齿

图5-10　牙槽突裂处骨重建并植入种植体

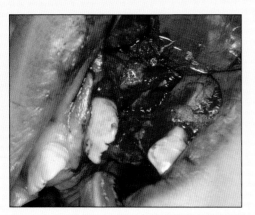

图5-10a　患者，女性，7岁，存在单侧唇裂和腭裂。手术计划是关闭口鼻瘘，并在上颌裂缺损处增加骨量。

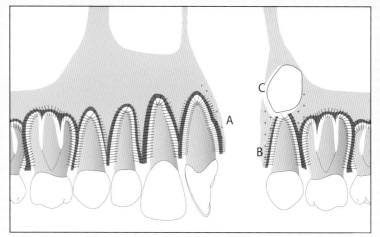

图5-10b　功能性分析存留骨质显示缺损前壁（A）在左侧上颌中切牙牙周膜系统的调控下有骨的发育和维持。来自牙周膜系统的Sharpey纤维穿入覆盖在切牙牙根的薄层骨质。在小的上颌骨节段上，面向裂隙的骨质处在乳尖牙牙周膜系统的调节下。在缺失的梨状孔边缘处（B），发育中的恒尖牙（C）正在移动到某个位置，尖牙的萌出将会逐渐的影响其萌出路径中的骨骼结构。

→

在缺隙位点自然萌出是最好的结果。

缺隙位点为植入种植体进行的骨构建

　　牙齿的自然萌出引起成骨。该过程也可促进发育中骨的最佳改建。唇裂和腭裂儿童通常缺失裂隙处的侧切牙。许多正畸医生喜欢先排齐上颌牙弓，留出缺失的侧切牙位点然后行义齿修复。常建议使用种植体替代缺失的侧切牙。

　　这个治疗计划有两大挑战。首先，必须修复裂隙部位的不连续骨缺陷并封闭口鼻瘘。其次，牙科种植体必须在骨重建骨段中成功形成骨结合。成功的骨结合需要足够的骨量和正常的骨生理状态。这种治疗方案要想取得成功，未来植入部位的重建必须同时在骨量和骨质两方面都满足要求。以下病例展示了利用这种方式能够达到的良好结果。

病例报道

　　患者，女性，7岁，单侧唇腭裂术后，需要进行牙槽骨裂的修复。患儿母亲的姐姐患有唇腭裂，所以这个家庭对于裂隙的修复和缺失侧切牙的治疗较为了解。有意的使邻近缺陷侧的牙齿保持一个未转正的位置（图5-10a）。这能够维持面向缺隙侧牙根的表面覆盖着一薄层牙槽骨。裂隙是一个漏斗形的缺损，其宽度在鼻底最大。术中将鼻黏膜向中上方向旋转，用4-0聚乳酸910缝合线封闭裂隙。

　　当设计一个方法来关闭先天性的裂隙时，最重要的是了解缺损形成和维持的机制（图5-10b）。这些相同的力量将参与到移植物的愈合当中。在这个患者中，裂隙骨壁通过相邻牙齿形成并维持。覆盖上颌中切牙牙根的薄层皮质骨受到牙周附着的调控。裂隙远侧骨质受到萌出的前磨牙和未萌出的尖牙的调控。这些骨段有稳定的皮质，并稳定存在。

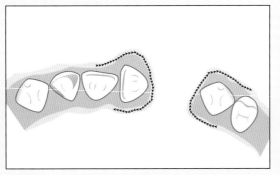

图5-10c 从咬合面观察，牙槽骨缺损由近远中侧清楚的皮质板明确边界。这些皮质骨结构是在环境的机械力和相邻的牙周膜系统施加的神经肌肉调节的刺激下形成的。

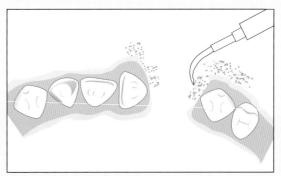

图5-10d 利用超声骨刀破坏皮质板的完整性，使得来自牙周膜系统的调节信号可以被引导至骨移植部位。

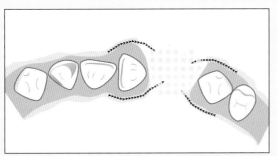

图5-10e 由rhBMP-2引入裂隙修复部位的细胞可以通过来自牙周膜暴露的Sharpey纤维进行调节。

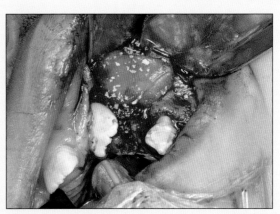

图5-10f 含有rhBMP-2的胶原海绵旨在将细胞引入该位点。

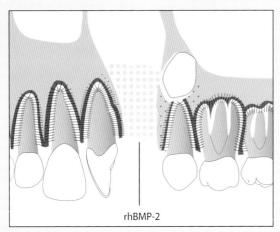

rhBMP-2

图5-10g 在黏膜瓣的翻起和缝合后以及rhBMP-2的放置之后，暴露的骨的脱矿使得调节信号进入移植部位。这些调节信号来源于牙周膜系统（+++++）。

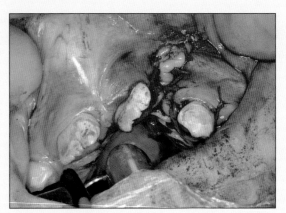

图5-10h 口腔黏膜和鼻黏膜的一期缝合形成屏障隔绝分泌物和细菌。

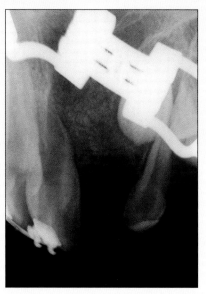

图5-10i　手术后8周拍摄的X线片显示在裂隙部位有骨质充填。但没有证据表明骨骼功能与结构是正常的。

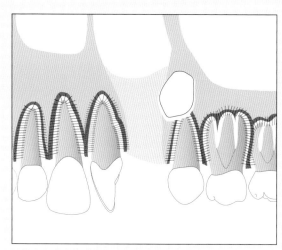

图5-10j　新骨填充牙槽裂缺损。

治疗位点的功能性应力分布在这些已经建立的结构上。在裂隙壁周围存在的皮质骨包含并引导由牙齿、肌肉附着和骨继发性功能形变所产生的应力信号（图5-10c）。这些功能参数的净效应是一个相对稳定的状态，通过现有的骨骼形态表现出来。

如果要形成一种新的形态，维持旧形态的力就需要被重新引导。超声骨刀被用来去除裂隙壁上的皮质骨（图5-10d）。通过超声骨刀获得的自体骨也作为移植物的一部分放置在缺损处。

去除皮质板的屏蔽效应可以使调控信号被重新导向移植物。这些信号对于由rhBMP-2引入的细胞成骨是必需的（图5-10e）。同时，引导新骨组织成一个完全融入骨骼中的骨单位也是非常重要的。

将含有1.0mg/mL rhBMP-2的胶原海绵填充缺隙（图5-10f）。在缺损部位，rhBMP-2的总剂量是2.0mg。从裂隙部位和上颌骨的左外侧部分获得的骨用作自体骨移植物。

含rhBMP-2的移植物被放置在机械稳定的腔室内。位于裂隙壁内的牙齿与其牙周膜系统是向移植物腔室传递神经肌肉信号的来源（图5-10g）。通过去除裂隙两侧的皮质骨来暴露骨髓腔可以增强rhBMP-2吸引骨髓前体细胞到骨重建位点的能力。黏膜瓣覆盖在含有rhBMP-2的胶原海绵上（图5-10h）。

手术后8周，X线片显示未成熟骨的发育（图5-10i）。在缺隙部位重建的成骨空间内拥有骨发育所必需的元素（图5-10j）。该腔室具有机械稳定性，能够屏蔽主要的外界干扰。rhBMP-2将细胞引入腔室中并促进细胞向骨形成表型分化。相邻和正在萌出的牙齿提供神经肌肉样信号来刺激未成熟的细胞。来自邻牙的信号促进新生骨改建成一个功能性的骨单位。

尖牙在新生骨质上萌出（图5-10k）。当牙齿进入并穿过重建的骨质时，会修改和重建其结构，结果是增加骨体积并改进骨小梁结构。在新生的、连续的骨膜的调控下，连续的唇侧皮质骨发育形成（图5-10l）。

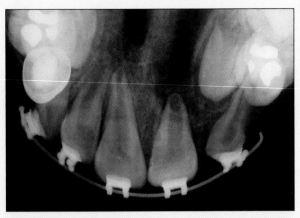

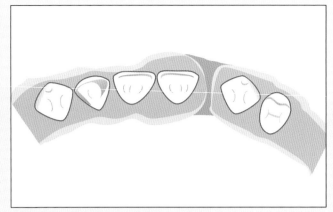

图5-10k　手术后10周拍摄的随访X线片显示恒尖牙在侧切牙部位萌出。

图5-10l　如果没有受到牙齿萌出的影响，则新建的骨段将无法得到完全改建。

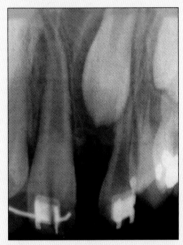

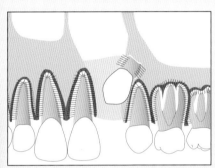

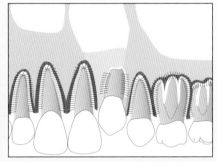

图5-10m　引导上颌尖牙在侧切牙位置正常萌出。该过程完成了骨骼的重新组织，并使其成熟为一个功能齐全的骨骼单元。

图5-10n　长期计划是在侧切牙位置为牙种植体创造一个空间，但是首先允许尖牙在侧切牙位置上萌出。

图5-10o　因为尖牙在侧切牙的位置上萌出，因此该位点的结构是完整的。这包括髓腔的小梁结构和牙周围的牙周膜-Sharpey纤维网络。

3个月后的随访X线片显示左侧尖牙通过侧切牙位点的新生骨萌出（图5-10m）。随着牙的位置下降，牙周附件也在移植物内移动。结果促进骨髓结构体积的扩增和成熟（图5-10n）。尽管正畸治疗的计划是在缺失的侧切牙位置上为牙种植体创造空间，但是尖牙首先被引导在侧切牙的位置上萌出，从而这使牙槽骨能够完全成熟（图5-10o）。

牙槽突裂修复及尖牙在侧切牙的位置上萌出后

10年，患者复诊，接受种植治疗（图5-10p、q）。她已经完成了第二次正畸治疗（图5-10r）。

正畸治疗已经在侧切牙位点创造了一个用于种植体植入的空间（图5-10s），并向远中移动尖牙。侧切牙位点适合种植体的植入（图5-10t）。这种首先使尖牙在侧切牙位点萌出，然后再向远中移动尖牙至其解剖学位置上的治疗方法，使得骨移植物和软组织能够完全成熟（图5-10u）。

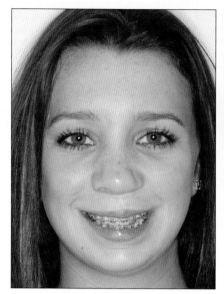

图5-10p　用rhBMP-2进行牙槽裂修复10年后，患者年龄为17岁。

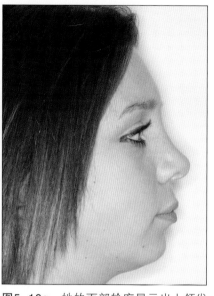

图5-10q　她的面部轮廓显示出上颌发育良好。

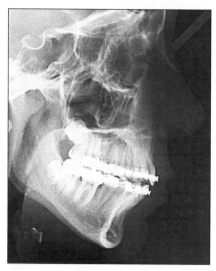

图5-10r　头颅侧位片显示上颌前突正常。

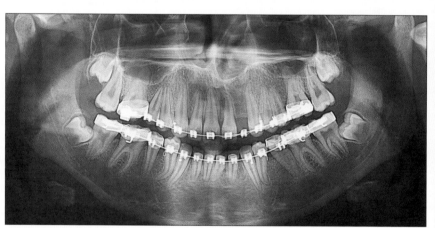

图5-10s　上颌左侧切牙位点的空间已通过正畸手段打开。

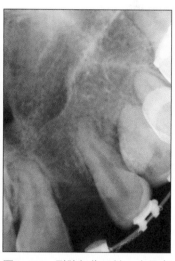

图5-10t　裂隙部位已被一个具有正常功能结构的骨单元所取代。

与牙槽骨移植物在种植位点单纯存留10多年不同，利用这种方法创建的植入位点中有足够数量与质量的骨和软组织来实现骨结合（图5-10v）。牙槽骨有很好的高度和宽度（图5-10w）。尖牙的远中运动留下了充足的成熟和结构正常的骨质。

植入牙种植体以支持单冠（图5-10x）。这种治疗策略促进了植入骨的成熟过程并创建了种植位点，这个位点不需要更多的手术和修复治疗。

讨论

当计划在牙槽骨裂位点植入种植体时，创造一个良好的植入位点需要谨慎的外科手术和正畸治疗。如果在患者8岁时进行牙槽骨移植，缺牙区经过10多年后，这个位点可能对于种植体的植入不是十分理想。由于受到多种影响，特别是腭裂手术的影响，利用Onlay植骨来进行牙槽裂修复位点的骨增量

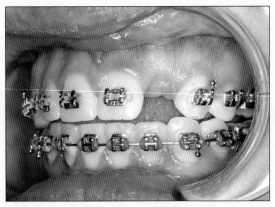

图5-10u 在尖牙于侧切牙位点萌出的影响下，牙槽骨裂处形成了正常的结构。

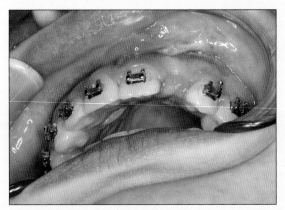

图5-10v 该位点适合植入种植体。

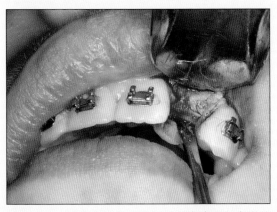

图5-10w 该位点显示出良好的骨高度和正常附着水平。

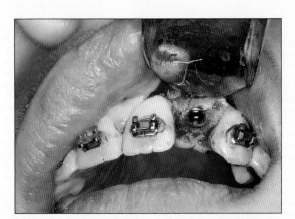

图5-10x 植入牙种植体。计划用单冠种植修复。

结果常令人失望。例如，裂隙是缺损发育范围的中心，以至于相邻的牙槽骨也会受到影响[15-16]。单纯使用自体骨移植是不够的，除非牙齿萌出经过这个地方。

此外，对于安氏Ⅲ类牙槽突裂患者的正畸治疗，裂隙周边的牙齿往往不在正常位置上。在某些情况下，如果牙齿位于牙槽嵴的唇侧有利于Onlay植骨的愈合。更普遍的是，邻近缺隙牙齿牙周膜的破坏会影响愈合。

牙槽裂修复位点进行Onlay植骨面临的主要挑战是缺乏足够数量和质量的覆盖软组织。即使可以植入种植体，也常常会发生美学问题。对这些案例进行周密思考，可以避免许多障碍以实现成功的治疗。

结论

牙齿及其牙周膜的功能性附着对周围牙槽骨骨质发挥刺激和调节作用。虽然Sharpey纤维早已被公认是骨与骨骼肌的连接界面，近年来Sharpey纤维在骨骼的发育、生长、维持和修复中的作用都研究得更为明晰。显然该系统在骨损伤的修复中也是重要的，并能够参与外科手术后的愈合过程。将这些过程巧妙地整合到手术设计中，可以显著改善愈合并增加外科医生可以为其患者提供的治疗手段。通过将牙齿发育、rhBMP-2植入和手术设计改良相结合的方法可用于儿童，以治疗与唇裂和腭裂相关的牙槽骨缺损。

参考文献

[1] Holmstrup P. Anatomy of the periodontium. In: Wilson TG Jr, Kornman KS (eds). Fundamentals of Periodontics, ed 2. Chicago: Quintessence, 2003:21–38.

[2] Sicher H. The principal fibers of the periodontal membrane. The Bur 1954;55:2–4.

[3] Aaron JE. Periosteal Sharpey's fibers: A novel bone matrix regulatory system? Front Endocrinol (Lausanne) 2012;3:98.

[4] Aaron JE, Skerry TM. Intramembranous trabecular generation in normal bone. Bone Miner 1994;25:211-230.

[5] Urist MR. Bone: Formation by autoinduction. Science 1965;150:893–899.

[6] Harvold EP. The theoretical basis for the treatment of hemifacial microsomia. In: Harvold EP, Vargervik K, Chierici G (eds). Treatment of Hemifacial Microsomia. New York: Alan R. Liss, 1983:1–37.

[7] Chen CS, Ingber DE. Tensegrity and mechanoregulation: From skeleton to cytoskeleton. Osteoarthritis Cartilage 1999;7:81–94.

[8] Ingber DE. Tensegrity: The architectural basis of cellular mechanotransduction. Ann Rev Physiol 1997;59:575–599.

[9] Ingber DE. The architecture of life. Sci Am 1998;278:48–57.

[10] Ingber DE. Opposing views on tensegrity as a structural framework for understanding cell mechanics. J Appl Physiol 2000;89:1663–1670.

[11] Ingber DE. Tensegrity. II. How structural networks influence cellular information processing networks. J Cell Sci 2003;116:1397–1408.

[12] Ingber DE. Tensegrity. I. Cell structure and hierarchical systems biology. J Cell Sci 2003;116:1157–1173.

[13] Ingber DE. Tensegrity and mechanotransduction. J Bodyw Mov Ther 2008;12:198–200.

[14] Ingber DE. Tensegrity-based mechanosensing from macro to micro. Prog Biophys Mol Biol 2008;97:163–179.

[15] Carstens MH. Neural tube programming and craniofacial cleft formation. I. The neuromeric organization of the head and neck. Eur J Paediatr Neurol 2004;8:181–210.

[16] Carstens MH. Neural tube programming and the pathogenesis of craniofacial clefts. I. The neuromeric organization of the head and neck. Handb Clin Neurol 2008;87:247–276.

第6章
截骨术在局部骨缺损治疗中的应用

Using Osteotomies to Generate Bone in Defects of Local Origin

　　截骨术是设计和构建成骨复合体过程中的重要技术，选择适当的截骨术式并将骨块重置可以构建一个良好的新骨形成环境，并有利于其长期稳定。截骨术对骨组织的改变不仅仅是形态方面，使用得当的话，还可以改变局部骨质结构及其生物活力，达到预期的治疗目标。截骨术打破了原有骨组织的结构，提供了一个重新分布应力的机会，以此可以维持新的骨稳定形态。新形成的骨组织会在功能和解剖结构上与患者其他自体组织整合成为一体。肌肉附着和牙齿等功能性部件的移位会改变整体区域的生理状态，所以在新骨重建设计时，术者应考虑到这些潜在的状态改变。

　　骨组织重建策略中包含很多内容，截骨术只是其中的一个部分，但将其作为一个独立问题进行考虑是有好处的。以骨组织重建为目的的截骨术应用范围很广，但其技术敏感性较高，有许多具体的操作细节需要掌控。精确的位置重建对于兼顾功能和美学的双重目标非常必要，将截下来的骨块安全并可靠地重置于新的位置是外科设计的一个重要内容。

　　本章主要论述局部病损导致骨缺损的情况下，如何利用截骨术进行骨组织重建。系统性疾病的存在会增加截骨重建手术的复杂性，这一点将会在第7章讨论。

表6-1

截骨术在构建成骨结构中的作用

- 扩大潜在成骨空间的边界范围
- 重新取得骨组织结构和神经肌肉调控之间的平衡
- 使松质骨暴露于成骨空间，给细胞、生长因子和机械信号的传导提供通道
- 将肌肉附着重新定位，对新骨形成发挥影响
- 将牙齿和牙周组织重新定位，使其成为新骨形成的神经肌肉信号来源
- 重置骨块位置，以便植入骨结合种植体负载应力
- 改变咬合以建立自我保护性的咬合方式
- 改善面部形态美学效果

设计骨形成结构中应用截骨术的目的

对于颌面外科而言，截骨术基本上与正颌手术的含义相同，颌面外科医生对此技术是比较熟悉的。在多数正颌手术中，截骨术的目的是改善咬合和提高美学效果，而在以成骨为目的手术中，截骨术在设计和操作中则需要考虑更多因素。从机械学的观点来看，正颌手术需要截断颌骨，将游离骨块牵拉至预先设计的新位置。大部分情况下，离断骨块的血供以带蒂组织瓣的方式得以保留，这些骨块大小不一，可以是牙槽骨的一部分，也可以包括整个面中部和眼眶。在术中要重新定位这些游离的骨块，并采用坚强内固定的方式进行固位。当这些骨块迁移距离较大，超过血管蒂的容许度时，多采用牵张成骨的方法将骨块缓慢移动到预定位置。

要想在骨重建的策略中更好发挥截骨术的作用，就必须对现在正颌外科中截骨术的目的进行重新考虑。正颌的字面含义是"摆正颌骨"，这一名称源于颌面部创伤导致骨折后的复位手术，这些从外伤患者身上取得的治疗经验最终被用于治疗颌面部的发育畸形。而外科手术与正畸治疗的结合形成了现代的正颌外科，传统的正颌手术和截骨术发展成为一套改善面部骨骼形态的方法，其中咬合、美学、咀嚼、发音、颌骨运动都是治疗的重要目标。

肌功能的影响常被视为骨骼重建治疗中的主要障碍[1]，在愈合过程中，骨块可能会因为其上附着肌肉的运动而发生位置的移动，从而导致畸形复发，骨组织重建时肌肉的再附着也很少被作为常规手术

设计的一部分进行考虑。

如果把截骨术作为骨重建过程的一个组成环节，就要对这一技术如何改变骨组织的生理状况进行重新思考（表6-1）。截骨术就是让骨骼离断并将骨块迁移到预想位置，这个过程很容易理解。传统正颌手术采用截骨术将部分颌骨改变位置，从而实现功能、咬合和美学的治疗目标。然而骨块移位后所产生的多种效果，远不止表面上那么简单。它不仅仅改变了骨骼的形状，截骨术更是创造了有助于新骨形成的空间，这个空间应该保持长期稳定，并且其后形成的新骨结构也必须能够继续维持这种稳定。为了实现这一目标，就必须创造一个可以完全整合到周围支持组织中的骨骼结构。所以说，创造一个有利于新骨稳定的支持环境，与将颌骨和牙齿迁移到理想的位置同样重要。

牵张成骨是一种特殊的正颌外科技术。为了让位移较大的截骨块可以安全可靠地移动到预想位置，牵张成骨是个很好的选择。其基本目标与正颌外科手术是一样的，也都可以构建一个成骨复合体。当牵张成骨作为一种骨增量技术考虑时，成骨距离越远、成骨骨量越多，对牵张器的精密度和复杂程度的要求就越高，临床中应评估其风险及效益并合理使用。

截骨术与成骨复合体之间的关系

构建机械结构稳定的环境

在机械结构稳定的环境中成骨效果是最好的，

而临床用来增高牙槽嵴垂直高度的Onlay植骨存在多种风险。因为植骨块被直接放置在黏膜下，很容易受到口腔内各种机械应力的干扰。不管是块状骨还是颗粒状植骨材料，一旦受力并发生微动，必然会出现骨吸收甚至植骨失败[2]。其替代性策略是进行截骨术，然后将骨块利用牵张成骨方式移动或术中直接抬高至预定位置，这种手术方法对成骨环境有几种影响。

首先被抬高的牵张骨块和固定骨块之间的区域支撑出一个有利于成骨的空间，填充在此空间的细胞可以免受不良应力的影响，避免成骨不良形成纤维结缔组织。

其次，利用截骨术进行牙槽嵴扩增的第二个重要作用是打破现有的骨组织结构平衡。在截骨术前，虽然牙槽嵴存在缺损不能满足种植需求，但是该区域的结构是可以自我维持的，在生理机制调节下可以保持一种骨质吸收和沉积的平衡状态，从而可以稳定维持骨组织形态。

尽管具体调控机制还不完全了解，但有一个事实是，颌骨在自身改建的动态过程中可以保持其外形稳定，这说明确实存在这样一种调控机制，而颌骨自身的解剖形态其实就是这种生理和生物力学机制的外在表现。例如，在下颌后牙区，皮质骨总是在外层，内部则是骨髓腔，下颌骨体部的机械完整性依赖于外层皮质骨的完整性以承载和分散应力。如果力学信号对骨组织的形成和维持同样重要，那么应力就应该被引入成骨复合体中。截骨术后，骨组织现存的应力分布情况就被打乱，医生可以按照有利于新骨形成的方向重新安排应力分布。所以，利用截骨术打破现有的应力平衡，对于设计和构建一个有助于成骨的力学信号传导环境非常重要。

截骨术的第三个作用是可以将相应骨组织和相关软组织调整到合适位置，为后续的骨组织重建奠定基础。例如，在下颌后牙区增加骨量时就不需要对松质骨塑形使其转化为皮质骨，只需要利用截骨术将截骨后的成熟皮质骨板以及周围附着的牙龈组织抬高到预期位置即可。

建立理想牙槽嵴形态也是骨增量手术设计的一部分。通常下颌后牙区牙槽嵴萎缩是不均匀的，一般情况下，余留牙槽嵴的舌侧高于颊侧。而牙种植体往往是具有规则几何形状的，在植入部位是平面的情况下能够最好的发挥功能。因此，可以在固定或者牵引骨块的过程中进行适当的旋转，以获得预期植入种植体部位的水平骨面。

神经肌肉信号的募集

对于大多数口腔外科医生来说，在成骨手术设计时考虑神经肌肉因素的影响是比较困难的和陌生的。理解神经肌肉信号传导机制在骨形成中的作用对于当今的外科医生来说是一个难题，而将这些生理机制体现在手术设计中又是一个难题。截骨术中构建一个包含适当神经肌肉因素的成骨环境非常关键。

目前，尚不完全清楚神经肌肉信号如何调节骨组织的生长并维持形态，但肌肉活动和牙周附件是介导神经肌肉信号调整颌面部骨骼重建最关键的因素。

肌肉可以通过附着点向骨骼以及邻近区域输出调控信号，所以骨重建区域或者骨块迁移位置必须有肌肉附着才能发挥信号调节作用。通常，我们利用截骨术将包含肌肉附着的一段骨头截开然后牵拉至预期位置，而如果将肌肉附着离断再固定到较远骨块上则往往效果不佳。

将游离骨块及其附着肌肉移一并重置是为了引导刺激成骨的信号到成骨空间。在肌肉运动的应力刺激下，成骨空间内的细胞会生成骨组织，并逐渐形成功能性骨结构。较轻微的肌肉运动会导致成骨空间内骨细胞的代谢改变，细胞内外各种生理过程的协同作用会形成骨组织[3]，并改建成为具备相应功能的解剖结构，骨组织形态能够保持长期稳定的原理也是与此相同的。

神经肌肉信号传导的第二个途径包括牙齿和牙周组织。与正在萌出的牙齿相邻，以及健康牙周膜连接骨组织和牙齿，都会刺激骨组织的形成和改建。牙周膜的一端埋在牙槽骨的硬骨板中，其作用机制可能与骨组织上的肌肉附着相似，两者都是靠Sharpey纤维建立和维持与骨组织的解剖学连接[4]。

截骨手术可以将牙齿-牙周膜体系移入成骨空间，牙周组织介导的应力刺激会导致骨组织的形成和改建，从而形成具有力学支持功能的结构。另一

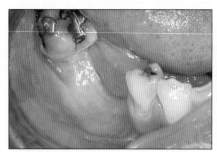 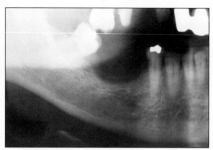 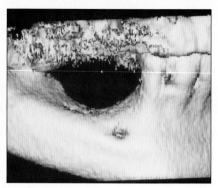

图6-1a　由于牙齿缺失和牙槽嵴萎缩导致下颌后牙区骨量不足。

图6-1b　在下颌神经管上方仅有极少量的骨组织覆盖。

图6-1c　CBCT显示牙槽嵴顶斜形吸收的表面。

个策略是用截骨术或牙齿矫正的办法让发育中的牙齿经过骨再生的空间，这一方案的实施对时机的要求较高，但是效率也很高。牙齿在其萌出通道区域会提升局部的骨质和骨量，即使该牙齿随后脱落或被正畸移动到成骨空间以外的其他区域，获得的骨质和骨量都会有效保存。

当然，还有一些神经肌肉因素的作用没有研究清楚，例如，上颌窦提升术可能就存在一些信号刺激成骨的过程，有健康纤毛的上颌窦黏膜似乎比萎缩或者纤毛缺如的窦黏膜能获得更好的植骨效果。窦纤毛是否具有潜在的神经肌肉调控机制尚不清楚，窦纤毛保持协调一致运动是否有调控细胞内部的作用？中枢神经系统对此是否也有协调作用？这些都有待进一步研究。

临床应用

本章的病例报告展示了截骨术在骨重建术中的广泛应用。

用截骨术构建骨形成空间

截骨术在构建成骨复合体中的主要作用就是创造一个可以成骨的空间。截骨术可以打破骨组织的连续性，而中断现有骨骼结构可以达到两个重要作用。

第一，通过截骨术移动骨块可提供一个骨髓腔

内的成骨空间，将来这个新创造的空间就是新生骨组织充填的区域，改变骨块位置创造的成骨空间还可以屏蔽过大的外部应力。

第二，截骨术中断并重新分布了原有的骨内机械应力分布。如果想有效成骨，截骨术必须中断现有结构，并允许局部神经肌肉信号进入骨再生空间。神经肌肉调控因素的引入在成骨空间设计时容易被忽略，一些外科医生相信植骨材料具有固有的骨生长能力，在没有任何外部刺激或调控的情况下也可以愈合并改建成熟。为了提高成骨的效率和可靠性，所有有助于骨形成的因素都应该得到优化和充分利用。下面的病例展示了如何利用截骨术和骨牵开装置建立一个屏蔽的骨形成空间，从而增加牙槽嵴高度。

病例报道

患者前磨牙及磨牙缺失，想要进行种植修复。多年的弃用性萎缩导致了牙槽骨和覆盖软组织丧失（图6-1a），影像学检查证实缺牙区牙槽嵴顶距离下牙槽神经管可用骨量不足，无法直接植入种植体（图6-1b），三维影像显示牙槽嵴顶呈倾斜状态（图6-1c），松质骨周围有边界清晰的皮质骨包绕（图6-1d）。颊侧皮质骨比舌侧萎缩更多，所以牙槽嵴顶就出现了一个颊低舌高的斜面。由于整体垂直骨量不足以及嵴顶呈斜形吸收，因此无法直接植入种植体（图6-1e）。在进行骨外形修整之前，了解目前状态下维持缺牙区骨形态平衡的应力作用方式是非常重要的（图6-1f），合成和分解两个生理过程

图6-1d （右）牙槽嵴的皮质骨位于松质骨上方。蓝色区域表示下牙槽神经。

图6-1e （最右）牙槽嵴顶的倾斜平面导致颊侧垂直骨缺损更加明显，如果直接进行种植体植入术，那么种植体的颊侧就无法获得足够的骨组织的包裹。

图6-1f （右）缺牙区的功能解剖学分析表明，应力由围绕下颌骨的皮质骨吸收。如图所示（箭头），神经肌肉应力来源于附近的附着于下颌骨的所有肌肉。此部位牙槽嵴现有的萎缩状态是力学作用的最终结果。红色线条标明了骨膜的位置。

图6-1g （最右）如果将植骨材料放置于牙槽嵴顶（红线下方），而附着肌肉所产生的应力仍按照原来的状态分布（箭头），神经肌肉信号就无法进入新的植骨空间，就不能促进植骨材料成骨并构建新的功能性解剖结构。

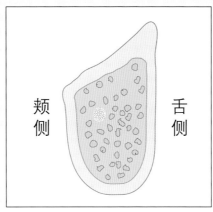

颊侧　舌侧

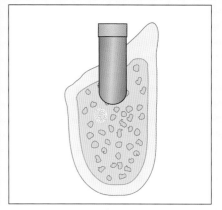

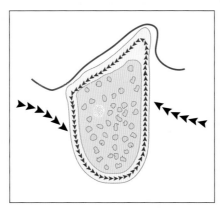

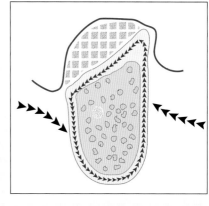

之间的代谢平衡维持了下颌骨缺损部位的稳定状态。

这些代谢过程的调控部分是由附着于下颌骨组织的肌肉发出的力学信号所控制的，下颌舌骨肌直接附着于下颌舌侧皮质骨板，毗邻潜在种植部位。在咀嚼、吞咽和说话时，肌肉控制着下颌的运动。下颌骨是一个半刚性结构，在受力时会根据应力大小产生形变，幅度从微米级到毫米级不等。这种形变会引起颌骨内组织水平和细胞水平的变化，在组织学水平，形变所产生的能量会被骨小梁和致密的皮质骨所吸收；Frost[5]就描述了机械负载和骨适应形变之间的关系。Ingber等[3]也描述了的细胞的形变如何改变其代谢并影响蛋白质的合成。

皮质骨受到应力的作用是最直接的。由于皮质骨的轮廓形状及其机械性能，当下颌骨受力发生形变时，能量首先会被皮质骨吸收。因为在一定的应力作用下，皮质骨形变量比内部的松质骨要大，剪切应力可以使位于上层的皮质骨处于张力拉伸状态，而下层的皮质骨处于压缩状态，所以即使下颌骨本身处于高应力状态，颌骨内部的松质骨也会处

于基本不受力的状态。另外，皮质骨的弹性模量要高于内部的松质骨，如果下颌骨受力，其较高的弹性模量使它不容易屈服于应力而变形，能量就会在皮质骨中迅速累积。

颌骨的形态是对其功能的适应性结果，且颌骨一般会倾向于保持其自身的稳定状态。如果外科医生想要改变颌骨形态，将其改造为需要的外形，则必须打破现在的状态并尽可能去建立一个新的稳定状态。因此，成功的颌骨重建包括打破和重建两个方面。

植骨的位置通常是在牙槽嵴顶（图6-1g），这种方法将黏膜抬起，形成潜在的成骨空间，然后在软组织下放置植骨材料。医生期望用这种方式所放置的植骨材料能转化为自体骨，并发挥生理功能。但如果原有的保持皮质骨完整性的调控机制都保持不变，神经肌肉信号就无法进入植骨区，可作用于新骨形成和生理调控的神经肌肉信号系统就无法给成骨带来好处，就会有骨吸收的趋势甚至发生骨重建失败[6]。

外科医生们认识到，在移植床的皮质骨表面钻小孔似乎能促进愈合[7]，原理是为髓腔中的细胞提供

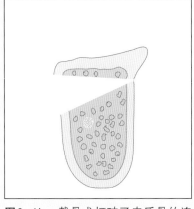

图6-1h 截骨术打破了皮质骨的连续性,组织结构的变化也改变了应力分布状态。

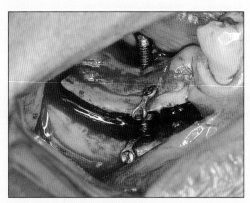

图6-1i 通过水平截骨术将牙槽嵴顶骨块截开,同时骨块仍与上方的软组织相连。骨牵张装置的应用既保证了骨块的固位,又可以在术后改变骨块位置。

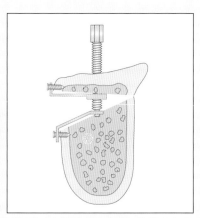

图6-1j 骨转运盘移动并旋转后,在骨髓腔内形成了一个楔形的成骨空间。

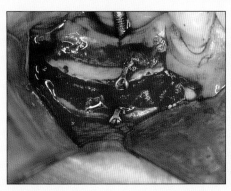

图6-1k 在楔形空间中填入载有rhBMP-2的胶原海绵。

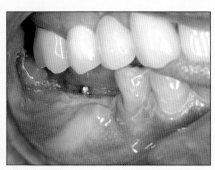

图6-1l 黏膜愈合后可以通过旋转牵张器螺钉抬高骨块。

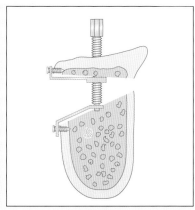

图6-1m 移动骨块的结果是牙槽嵴顶抬高并旋转为水平位置,可以获得高度有效并且嵴顶平坦的牙槽嵴,牵张装置可以让骨块稳定,并使成骨空间满足基本的成骨要求。 ➜

一条通道,使之进入植骨材料的区域。还有外科医生推测,钻孔连通了髓腔到植骨区的同时也建立了血液滋养的通道。也有可能是钻孔影响了皮质骨的现有结构,使力学信号通过受力发生的形变引导成骨,也就是通过适度打破现有的力学信号通道来促进植骨材料愈合。

截骨术中断了骨的连续性,并打破了原来的应力传导路径(图6-1h),移动骨块的活力因为有上方覆盖的软组织瓣而得以保留,皮质骨的连续性被打破后,富含细胞的骨髓腔就与成骨空间连通。骨块被牵张移位后扩展了骨再生的空间,骨块的旋转移动可建立一个便于种植体植入的水平骨面。

截骨移位后的骨块必须保持稳定,这个病例使

用了牵张器(LEAD, Stryker Leibinger)来固定骨块(图6-1i)。牵张器中有1颗带有螺纹的螺钉,可以在术后根据需要和具体情况来移动骨块,来增加骨再生空间的体积和原有皮质骨的垂直高度。

创造成骨空间是构建成骨复合体的重要内容,截骨骨块的活力是由其舌侧黏膜瓣来维持的,将骨块旋转移位的方式对于舌侧蒂的血供影响是最小的(图6-1j)。

成骨空间中填充了富含重组人骨形成蛋白2(rhBMP-2)的可吸收胶原海绵(图6-1k),胶原海绵会在2周内被吸收,在成骨空间中留下rhBMP-2。使用颗粒状植骨材料可能对暴露的下牙槽神经有不良影响,因此本病例中没有在成骨腔隙内放

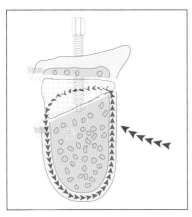

图6-1n　rhBMP-2胶原海绵可诱导细胞进入成骨空间，但是细胞的成骨和改建还需要神经肌肉信号的介导。皮质骨连续性被打破后，机械应力（箭头所示）会进入到这个含有大量未成熟细胞的成骨空间。

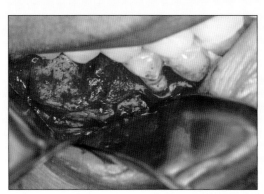

图6-1o　牵张术后3个月，再次翻瓣进行种植体植入术，可见骨块已经融合到周边骨组织里，成骨空间中充满新骨。

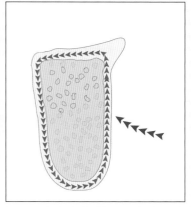

图6-1p　骨髓腔体积明显增加，外周已形成新的皮质骨。

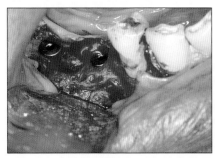

图6-1q　植入的种植体穿过皮质骨后进入新形成的骨髓腔内。

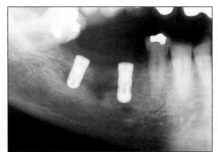

图6-1r　X线片检查显示牵张成骨后骨量充足，种植体在下颌神经管上方。

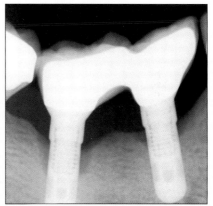

图6-1s　11年后X线片显示，虽然远中种植体有部分骨吸收，但是总体的牙槽嵴高度得到了有效保留。

置颗粒状植骨材料。据报道，颗粒状同种异体植骨材料或羟基磷灰石可能会引起神经纤维化。

在黏膜愈合1周后，就可以利用牵张器来提升嵴顶皮质骨并增加骨再生空间（图6-1l）。当骨块被牵引移动到最终位置，牵张器就用来起到固定骨块的作用（图6-1m）。

截骨术可以为成骨创造一个屏蔽的空间，同时也打破了限制神经肌肉信号传导的现有骨骼外形。截骨术打破了皮质骨的连续性，改变了下颌骨的机械性能，允许应力传递到成骨空间（图6-1n），这些力学信号可以引导未成熟细胞分化成骨细胞，最终形成骨骼结构。

如果将下颌骨上缘皮质骨完全去皮质化，也有可能重新引导神经肌肉信号进入成骨区域。然而在这个病例，通过截骨术将一个复合组织瓣构建成为成骨空间的边界，最终在种植位点重建了血管化的带有角化黏膜的自体骨，抬高的皮质骨成为新的牙槽嵴顶，骨再生空间被成熟的松质骨所填充（图6-1o）。

新的下颌成骨复合体形成了一个环形皮质骨加骨髓腔的正常结构（图6-1p）。通过截骨术将原有牙槽嵴皮质骨重新放置至理想位置是骨重建过程中的关键步骤，只要原始皮质骨形态保持不变，调节骨骼活动的应力就会仍然遵循这条路径传导。其实任何成功的Onlay植骨的愈合进程都遵循同样的骨再生规则，只是时间方面延长了，传统的Onlay植骨要想获得愈合和最终的成功负载，必须经历植骨床皮质骨层吸收，新的皮质骨在周边形成这一过程。只是Onlay骨块在新皮质骨形成的过程中不受保护，难免出现吸收。

在最终形成的新骨上植入种植体（图6-1q、

图6-2　在上颌阻生尖牙治疗失败时采用骨切开术进行骨重建

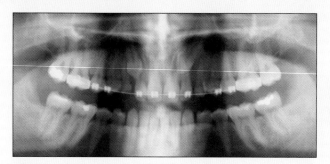

图6-2a　全景片显示双侧尖牙埋伏阻生。

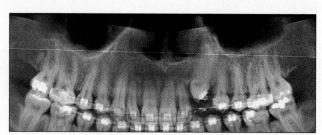

图6-2b　CBCT显示正畸治疗3年后，左侧上颌尖牙没有移动，左侧侧切牙和前磨牙阻碍了尖牙导萌。

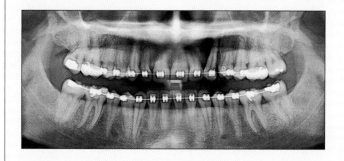

图6-2c　左侧尖牙采用外科再植手术移位并采用正畸弓丝固定。

r），行使功能11年后修复体仍保持稳定。牙槽嵴高度保持良好，只有远中种植体有一些骨吸收（图6-1s）。在这个新的稳定状态中包括新形成的皮质骨。种植体有利于稳定新骨形成环境，但并不能替代牙周膜的功能。

讨论

维持骨组织轮廓外形是神经肌肉调节系统的一个重要作用，如果不能打造一个新的平衡状态，整个系统就会回到或者复发到原来的形态。建立一个新的平衡点需要移动原有的骨组织，即使新的平衡系统建成后，它也仍有可能复发。在这个患者中，截骨术和骨牵张改变了原来的受力模式，并让调节信号重新分配，创造了一个新的稳定状态。

分段截骨术在阻生尖牙治疗失败导致的骨缺损病例中的应用

阻生尖牙的治疗通常是不复杂的，然而有少数病例在利用正畸粘接牵引时会发生失败，影响阻生牙正畸萌出的一个主要障碍就是牙骨粘连。有些阻生牙牵引过程中牙弓内其他牙齿发生阻挡也会导致

萌出障碍或者导致其他牙齿的损伤，在显露阻生牙和粘接过程中都可能会破坏缺牙区或相邻的牙齿。利用外科方法进行阻生牙再植术也可能导致局部损伤或继发感染。

当治疗不当导致牙槽骨、被覆软组织和邻近牙周组织缺损时，外科医生需要审慎考虑，尽量提供一个在这种不良状态下最优的外科手术计划，以最大可能地保证愈合。下面的病例介绍了1名多次手术治疗不成功的上颌左侧尖牙缺失患者的治疗过程。

病例报道

患者，女性，30岁，要求对其左侧上颌尖牙缺失提出会诊和治疗建议。其他医生已经在此缺牙区进行过多次手术试图解决这一问题，但均以失败告终，并且由于手术创伤，组织缺损越来越大，甚至邻近部位的牙齿也开始出现组织持续性退缩、骨丧失和松动。这次是她第四次尝试修复缺损，在此之前她进行了3次外科会诊。

此次就诊的6年前，患者曾找她的正畸医生诊治，正畸病历记录上可见患者双侧上颌尖牙埋伏阻生（图6-2a）。按照标准的做法，医生采用外科手术暴露阻生牙，粘接托槽并利用弓丝进行正畸牵引，医生

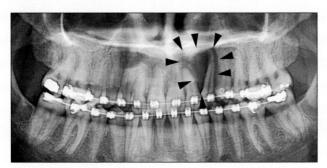

图6-2d　尖牙再植3周后，全景片显示在移植区可见一个明显的感染导致的射线透光区（箭头）。

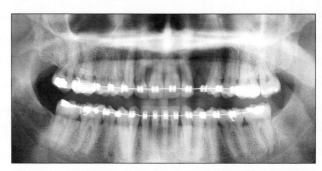

图6-2e　尖牙再植术后5个月，医生拔除了再植牙并进行了同种异体骨移植。影像学检查显示，骨吸收已经扩展到侧切牙和前磨牙牙根。

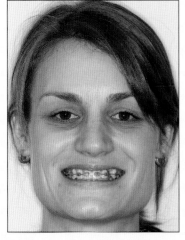

图6-2f　正畸治疗4年后患者复诊时的情况。

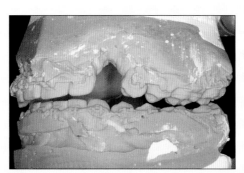

图6-2g　牙模显示患者的正中关系为开船状态。

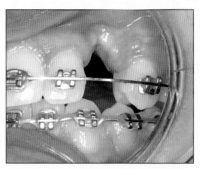

图6-2h　牙槽嵴顶有明显的大缺损，在正中咬合时，患者可以做出功能性咬合。

利用上半口牙齿作为支抗对双侧阻生尖牙进行导萌。

　　经过2年的正畸治疗，发现患者左侧上颌尖牙始终没有移动，于是医生显露此牙齿于口腔内，将托槽粘贴在其表面，并连接一个拉簧进行正畸牵引，但是5个月的牵引没有产生任何牙齿移动，于是医生去除更多骨组织将牙齿再次显露，然而继续牵引两年后左侧阻生尖牙仍无法移动。医生只能再次显露牙齿并去除更多的周围组织，两个月后随访，全景片显示正畸牵引使左侧尖牙牙冠靠近侧切牙的牙根区域（图6-2b），侧切牙周围骨质至根尖区有明显吸收。

　　经过4年的正畸牵引无效后，患者被转诊到第二位口腔外科医生处，拔除了左侧上尖牙并进行了再植，同期移植同种异体骨并利用正畸弓丝进行固位稳定（图6-2c），也就是临床上标准的牙再植程序。但是，牙再植3周后，再植位点出现了感染和溢脓（图6-2d）。随即采用了好几轮的抗生素治疗，并随访观

察4个月，该位点感染仍未控制，牙齿持续松动。

　　牙再植术5个月后，再植尖牙仍松动，术区感染也没有得到控制，患者又回到了口腔外科医生的诊所，进行了再植牙的拔除及同种异体骨的移植（图6-2e），但是植骨后感染仍未得到控制，最终植骨材料被清除，术区得到愈合。随后医生向患者建议再做第二次植骨的尝试，使用自体髂骨进行移植。在这种情况下，患者要求医生再提供一种替代性的治疗方案。

　　当患者复诊评估治疗方案时（图6-2f），她非常想知道有没有一种治疗方法，可以不用在牙槽骨缺损区植骨就可以植入种植体。鉴于过去多次植骨失败的经历，她非常担心植骨后的愈合情况，此外，她对自己的左侧上颌侧切牙的牙龈退缩和松动也很担忧。患者意识到每次植骨失败后侧切牙的情况就变得更差，她很担心如果再次植骨可能会导致侧切牙脱落。

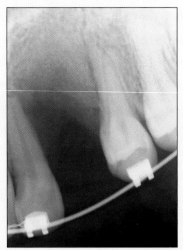

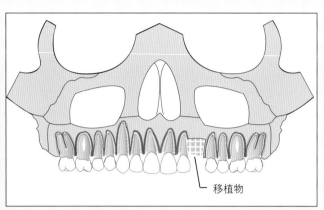

移植物

图6-2i　第三次会诊时，患者的X线片显示侧切牙区有大范围的骨吸收。

图6-2j　对骨缺损区进行功能分析标示了在这种不利环境下的植骨范围。

口内检查发现，患者在正中关系位只有双侧第二磨牙有咬合接触，导致开𬌗畸形（图6-2g），这种咬合干扰的情况可能是由于在尖牙导萌时采用牙弓作为支抗造成的，研究牙模显示骨缺损累及唇侧和腭侧双侧的骨板。

临床检查发现牙槽嵴顶严重萎缩，骨组织与软组织都有明显缺损（图6-2h），侧切牙出现牙龈退缩，显示松动Ⅰ度。在正中咬合时，患者能够做出适应性功能咬合。

X线片显示侧切牙骨吸收接近根尖区（图6-2i），在前磨牙的近中侧也有一些骨吸收，整个骨缺损区从牙槽嵴顶延伸到根尖区。

对于一个常规植骨手术，如果想要在这个位置愈合，并保持长期稳定，它必须要满足成骨复合体的所有基本要求（见第1章），而植骨材料放置在暴露的侧切牙根面的结果往往不好[8]，这也是这名患者所经历的状况，植骨材料难以愈合（图6-2j）。

该病例的局部环境不利于骨再生，因为该部位的神经肌肉调节信号来自邻牙的牙周膜系统，并且这些信号的距离和方向都不理想，所以无法有效控制植骨材料的成骨进程。侧切牙余留的具有活力的牙周膜的位置都在根尖区，距离牙槽嵴顶植骨材料太远，神经肌肉调节信号也无法到达。骨缺损的近远中宽度太大，牙周信号无法传达到植骨材料中心区域，并且

由于邻牙牙周膜系统的损伤，情况就更糟糕。

模型显示牙槽缺损贯穿整个颊腭侧，并且唇侧牙龈和腭黏膜也有严重缺损（图6-2k），手术时可见尖牙区牙槽嵴较窄且存在明显的垂直性缺损（图6-2l），侧切牙远中区牙根部暴露接近根尖，好在还有部分唇侧骨板保留，这对外科设计意义重大。

第一前磨牙的唇侧骨缺损明显，但近中牙根表面大部分覆盖有骨组织。腭部软组织在牙槽骨缺损区塌陷，软组织瘢痕明显，不适合设计推进瓣。牙槽骨宽度不足不仅仅局限在手术区，它甚至包括整个上颌弓，这是该患者的基本局部形态特征。

如果用Onlay植骨来增加这个缺损区的骨宽度，然后进行后期种植是很可能失败或者发生远期骨吸收的，因为在一个不能支持骨生长的环境中，重建的成骨复合体是无法长期存在的。作为Onlay植骨的替代方案，作者设计了一种联合使用分段截骨术和rhBMP-2植入的手术策略（图6-2m），其目的是：（1）代替缺失的尖牙；（2）处理侧切牙和前磨牙的牙周损伤；（3）对上颌后牙区进行正畸调整；（4）对缺损的牙龈组织进行美学和功能弥补。

分段截骨术在缺损区构建了一个有利于骨再生的物理环境，先切除尖牙区被破坏并缺损的牙槽骨，直达翼板的水平截骨术使骨块可移动。

摇动骨块使其与内侧和外侧翼板分离（图

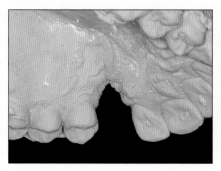

6-2k　石膏模型显示尖牙区牙槽突裂样骨缺损。

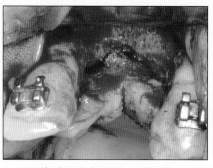

6-2l　外科显露术野后，可见邻近牙齿和牙槽嵴有大范围骨缺损。

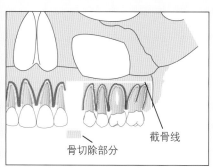

6-2m　外科设计包括两部分：分段截骨术和受损牙槽嵴切除术。

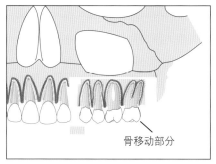

6-2n　将截骨骨块与翼板分离。

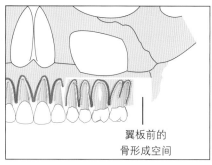

6-2o　游离骨块重新就位在新的位置。

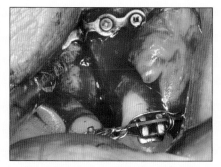

6-2p　游离骨块与前端连接处即第二处骨再生位点。

6-2n）。

术中应避免用弯骨凿劈裂翼板，因为它可能导致患者术后发生潜在的外科并发症（见第8章）。在这个病例中，翼板上附着的肌肉为骨愈合提供了神经肌肉调节的信号起源。

截骨后的骨块进行水平移动并重新定位，这将在翼突部创建一个具有较高愈合潜力的物理空间（图6-2o），通过将牙列重新排列的方式创造一个不需要牙齿种植的连续牙弓，从而解决了尖牙缺失的问题。同时在上颌后牙区和翼板之间产生一个高效的成骨空间。

上颌骨截骨块前移与前面断端对接形成了第二个成骨空间（图6-2p）。在骨块前移之前，将原来缺损区菲薄的垂直骨缺损牙槽骨部分切除，这样可以保证骨块对接区全部为健康骨组织。骨块断端被横向移位，并用接骨板固定在设计位置，上颌骨块侧向移动在牙周受损的侧切牙牙周膜系统远中形成了一个刺激组织再生的结构和功能单元。

最关键的骨再生部位是侧切牙牙根的唇侧和远

中的间隙，侧切牙和前磨牙根部的健康牙周组织此时可以很直接地向骨再生区传递神经肌肉信号，rhBMP-2还可以募集成骨细胞，接骨板和正畸弓丝用于骨块的固定。

将前磨牙移到缺失的尖牙部位解决了牙齿缺失的问题，而远期的成功则依赖于侧切牙和前磨牙区骨吸收的逆转、截骨块与邻接骨组织的融合以及牙龈软组织的再生。

在截骨块与前侧断端对接处放置含有rhBMP-2的胶原海绵（图6-2q），其目的是在侧切牙唇侧及远中暴露的根面上形成骨组织覆盖。新骨只能在受到保护和适当刺激的环境中生长。例如，在这个患者中，新骨不会在前磨牙唇面上生长，因为它位于应力屏蔽环境之外。要想骨组织能长期有效发挥作用，必须在成骨区形成功能性牙周膜和硬骨板。单用植骨材料对截骨断端进行充填并不能达到重建的目标，截骨缝隙和前磨牙牙根近中面的骨缺损区都应该有新骨形成和充填。

上颌骨块前移的同时将唇腭侧软组织也一并拉进

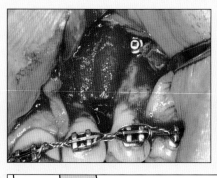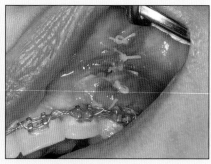

6-2q （最左）植入含有rhBMP-2的胶原海绵。

6-2r （左）2周后，切口愈合。

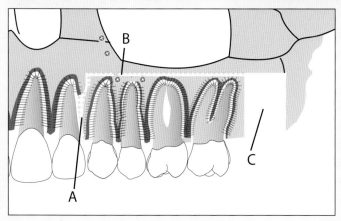

6-2s 手术创造了3个成骨空间：骨块连接区（A）、上颌骨截骨区（B）和翼突区（C）。其中骨块连接区（A）因为先前的治疗失败导致牙周损伤，愈合难度最大。上颌截骨区（B）成功愈合概率很大。由于骨块的向下移动复位创造了一个成骨空间，并在其中放置了rhBMP-2。翼突区（C）由于骨板上有翼内肌和翼外肌的附着，无论是否植骨或放置rhBMP-2，都会愈合良好。

缺损区矫正了软组织缺损，移动骨块携带了8mm左右的血管化软组织，因此术区就可以达到无张力缝合。手术后2周，口内观察，黏膜愈合良好（图6-2r）。

手术在这一病例创建了3个重要的骨再生区域：骨块连接区（A）、上颌骨截骨区（B）和翼突区（C）（图6-2s）。每个区域的物理环境和调控机制都不尽相同。骨块连接区（A）因为先前的治疗失败导致严重的牙周损伤，愈合难度最大，因为逆转前面治疗造成的牙周损伤的愈合机制不清楚。根据正颌外科多年来的成功实践经验，上颌截骨线处（B）愈合成功率很高。骨块向下移位并重新固定后产生的成骨空间中放置了rhBMP-2，这可以加强愈合。翼突区（C）由于有翼内肌和翼外肌的附着的刺激，无论是否充填骨粉和rhBMP-2都应该愈合良好。

可以将缺损重建前（图6-2i）和术后4个月（图6-2t）的影像学资料进行对比，可以看出在4个月后牙齿邻间隙的部分区域出现阻射影像，但是没有明显的硬骨板形成，嵴顶区仍未有明显密度升高影像。

术后8个月（图6-2u），骨组织向骨嵴顶方向形成，阻射影像明显加深，表明了新骨矿化和硬度的加强。牙齿邻间隙以及骨块衔接处成骨明显，但是

此时仍未形成硬骨板，影像学检查也无法确认牙周膜的形成。

术后14个月，可见成骨空间内有骨小梁形成，这是骨组织功能性改建的表现（图6-2v）。前磨牙近中的皮质骨有所吸收，rhBMP-2植骨材料已经与邻近牙齿的牙周组织融合，侧切牙远端可见硬骨板已经初具形态。

牙根之间的区域形成稳定的骨组织可被认为是骨重建成功的标志，但是只有牙周膜的重建才能确保维持长期的稳定。具有良好皮质骨和骨小梁结构的新生骨出现是骨组织功能重建最有力的证据。术后40个月，侧切牙的根部周围可见清晰的硬骨板影像，表明牙周组织已经完成功能性重建（图6-2w），新生骨小梁形态与天然骨相同。截骨手术的合理使用获得了足量的骨组织和软组织，对原来的骨缺损区域进行了功能性、生理性和美学的重建。

组织重建并非是一个用材料填塞缺损的简单过程，要想获得长期成功，新形成的组织结构必须在宏观、微观和生理层面上承担正常结构的功能。人工植骨材料的使用，例如，羟基磷灰石，可以作为一种空间占据材料但是不能重塑为正常骨组织。在本病例

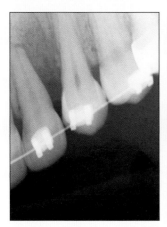
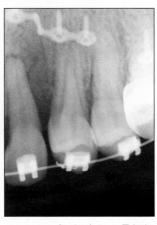
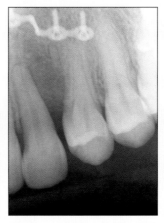
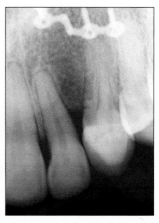

图6-2t　术后4个月，可见骨块断端接合处成骨明显，牙齿邻间隙的部分区域出现阻射影像，但是没有明显的硬骨板形成，嵴顶区仍未有明显密度升高影像。

图6-2u　术后8个月，骨组织向骨嵴顶方向形成，阻射影像明显加深。

图6-2v　术后14个月，可见成骨空间内有骨小梁形成，这是骨组织功能性改建的表现，rhBMP-2植骨材料已经与邻近牙齿的牙周组织融合。

图6-2w　手术后40个月，侧切牙的根部周围可见清晰的硬骨板影像，表明牙周组织已经完成功能性重建。

图6-2x　截骨和rhBMP-2植入术后40个月，牙龈因为骨块移位重置而愈合良好。

图6-2y　截骨和rhBMP-2植入术后40个月，最终获得了良好的功能和美学效果。

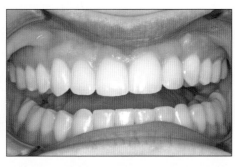
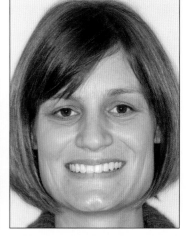

的重建过程中，rhBMP-2可以诱导新的具有自然形态的骨组织形成，这些新生骨加强并钙化，最终改建成可以承担应力的骨小梁结构，在此过程中，无定型的骨基质也逐渐融入上颌骨的功能性结构。

然而，一个真正功能性的重建必须与相邻的组织建立联系。在这个病例，新骨还需要与相邻牙齿建立正常的解剖和生理关系，骨组织通过牙周膜和牙龈附着与牙齿建立关系。所以，为了获得长期的稳定，缺损重建必须涵盖牙周组织，要建立和维持一个包括牙周膜、硬骨板、稳定的牙龈附着在内的牙周组织。但是牙周组织的重建往往不能很快完成，正如复诊的影像学检查所示，往往需要很长时间。

本治疗方法的愈合情况良好，这与患者以往经历的手术结果完全不同。经过3次植骨失败后，很明显在这个区域进行Onlay植骨的效果不理想。截骨术和rhBMP-2的应用并没有改变患者的基本生理愈合过程，之前的治疗可能在一定程度上损伤了局部组织的愈合能力，因此修复策略应该是设计和构建一个能够自发形成完整成骨复合体的环境。

截骨和rhBMP-2植骨术后40个月，患者通过组织重建获得了一个连续完整的牙弓（图6-2x），牙周组织的破坏得到了纠正，最终获得了良好的功能和美学效果（图6-2y）。这个成功的病例只进行了一次手术。整个治疗过程并没有进行附加的牙周手术，牙龈组织的愈合完全是骨块复位后的结果。骨再生的主要位置在翼突区，该区域不需要任何植骨材料填充即可有效成骨。骨块断端对接区需要牙周组织重建，使用了rhBMP-2进行辅助成骨。

讨论

该患者的牙槽骨缺损情况和周围解剖条件都不理想，无法为成功骨移植提供一个良好的环境。即使采用有活力的骨组织进行缺损重建，也很难做到长期稳定，难以保证种植体功能状态的骨量。而且，单纯地将自体骨移植到骨缺损区并不能解决侧切牙牙周损伤的问题。由于软组织瘢痕和软组织量不足，足量植骨后如何完全关闭伤口也是一个问题。但是，尽管有前期手术、牙周损伤和自身骨骼发育不全的挑战，作者仍然设计了一个治疗方案，利用了患者自身潜在的能力完成了修复。

该手术设计的一个重要目标就是改善侧切牙的远期预后，我们期望的最理想效果是成骨空间内有效成骨、牙周膜重新附着和牙龈的再生。如果要想实现最佳效果，就需要满足骨形成的几个基本条件。这些条件是设计手术方案时必须考虑的。

稳定的环境

在本病例中，术者通过将带有牙齿的牙槽骨块向近中移位获得了一个稳定成骨空间，骨块向前方移位并用接骨板固位，将侧切牙牙根放置在牙弓侧方一个相对凹陷的空间，这种空间设计可以使得侧切牙牙根表面免受不良应力干扰。

细胞的来源

rhBMP-2的使用增加了成骨细胞的数量，由于没有支撑性结构的需要，缺损区就未放置颗粒状植骨材料。我们力图募集最大量的细胞到骨形成区，以此从受损的牙周膜系统中获得有限强度的神经肌肉输入信号。颗粒植骨材料的放置主要是用于延长骨改建时间并维持植骨区的体积，而术者采用的这种手术方式，截骨块的复位消除了大部分骨缺损，重建所需的骨量很小。

神经肌肉的信号输入

在牙槽突中，神经肌肉信号的主要来源是牙周膜系统。Sharpey纤维从牙根发出穿透骨膜进入硬骨板连接骨组织，其影响可以直接作用于牙槽窝的浅层皮质骨，应力信号还可以穿过皮质骨，通过硬骨板的内侧进入到松质骨区域。也可能是有些Sharpey纤维直接穿过硬骨板到达了松质骨。不管怎样，我们都应该知道牙周膜是神经肌肉信号系统的重要组成部分，在外科手术设计时，能够提供牙周信号给参与再生的细胞是至关重要的。本病例中，术者要面对的是如何处理或扭转牙周损伤的不良状况，第一前磨牙牙周膜系统被移动到新的位置以利于局部组织重建。当第一前磨牙的近中根骨组织出现脱矿现象，其中的Sharpey纤维就会暴露出来，这样神经肌肉信号就通过这些Sharpey纤维传导到了rhBMP-2所诱导的待成熟的成骨细胞。

没有病变

必须避免骨再生部位的感染。口腔本来就是一个污染环境，将创口与口腔环境彻底隔离是避免感染的一种方法。在这个患者中，足量的软组织与骨块一起被移动到骨缺损区，确保了无张力的软组织关闭，良好的软组织封闭起到了有效的隔离作用。在伤口区植入颗粒植骨材料也是有风险的，所以术者使用了含rhBMP-2的胶原海绵进行充填，避免了颗粒状植骨材料感染的风险。

总结

总之，将分段上颌截骨术纳入外科设计可以有效地解决以下问题：（1）缺牙；（2）牙槽骨缺失；（3）牙龈缺损；（4）牙周损伤；（5）牙齿压低。当然，术前必须对治疗计划进行仔细分析，以确认这一方案可以满足骨形成的所有基本要求。分段截骨术的应用除了促进骨组织的初期愈合，更是为了确保缺损区在功能状态下的长期稳定，用包含天然牙和牙槽骨的上颌骨段进行重建，具有内在的稳定性。

截骨术构建成骨复合体用于治疗先天性骨缺损

针对发育缺陷设计的成骨手术方案需特别注

图6-3　利用截骨术治疗先天畸形

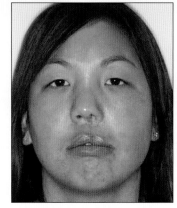
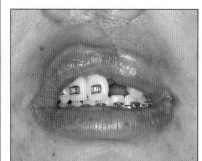

图6-3a　（右）患者，女性，27岁，患有牙槽突裂、侧切牙缺失和口鼻瘘。

图6-3b　（最右）患者的微笑照可以看到明显不对称畸形。

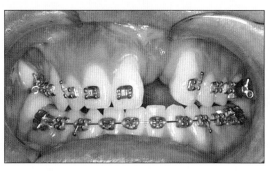
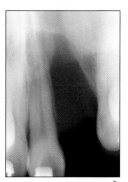

图6-3c　（右）尽管经过多年的治疗，但术前患者仍然有咬合不良、单颗牙齿缺失和美学欠缺等问题。

图6-3d　（最右）影像学检查可见术区条件不良。

意，截骨术必须要建立一个利于骨形成并长期稳定的环境。由于先天发育异常，引导缺损组织的神经肌肉基质本身就是有缺陷的状态，先天性骨缺损也没有原始的前身结构，而且每名患者的缺损程度和范围各不相同，更增加了治疗难度。

临床上发育性骨缺损常表现为唇裂、上颌骨不连续和腭裂，关键是要确认在骨缺损区周边邻近多大范围内是受累区域。从某种意义上来说，腭裂最好被当作一个区域性的紊乱而不仅仅是一个解剖变异[4]。如果我们在考虑手术设计时，仅仅认为这是一个简单的物理性缺损修复就会低估手术难度，往往会预后不良。对于牙槽骨萎缩或外伤性骨缺损，术中可以募集的神经肌肉调控因素，在先天畸形情况下往往是受限甚至缺如。如果想在这类患者中成功构建成骨系统，就需要在不利的环境中确立成功愈合的因素。

唇腭裂本身是就是神经肌肉信号系统缺乏的表现。对于这种上颌骨不连续，我们首先关注的是X线片可见的延伸到邻近软硬组织的巨大缺损，但是却很少有人注意到这种先天性唇腭裂区域的邻近牙齿

无法为组织提供神经肌肉信号，这对植骨材料的愈合和长期维持非常不利。截骨术和分段骨块移植是在骨骼不连续部位引入神经肌肉支持信号的一种有效方法，该方法用于一位经历了多次植骨失败的患者并获得成功。

病例报道

患者，女性，27岁。患者在就诊时提出，想在先天缺失的上颌侧切牙处植入1颗种植牙来恢复美观。患者有唇腭裂病史（图6-3a）。当她还是小孩子的时候，上唇和腭都已被修复，但是牙槽突裂多次修复失败，并且因为反复手术导致情况非常复杂，缺损区从上颌骨延伸到鼻腔。患者佩戴了活动义齿来恢复侧切牙并封闭口鼻瘘。鉴于修复牙槽突裂的植骨治疗反复失败的历史，她的牙医认为使用rhBMP-2有可能获得成功的骨重建。

在此之前，患者接受了包括正畸在内的常规分期治疗，左侧中切牙的位置现已被调整到与右侧中切牙对称的位置（图6-3b）。患者第一次植骨是从

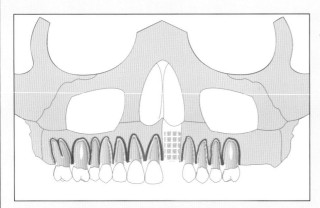

图6-3e 牙根邻面之间距离过大是植骨的主要障碍,因为这些牙齿的牙周膜系统的神经肌肉信号很难到达缺损的中心。

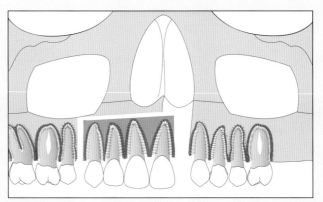

图6-3f 术者提出采用分段截骨术将整个骨块移植到缺损区来完成重建。

→

颅骨外板取骨,但是植骨没有愈合最终失败。第二次手术,采用了患者髂嵴的松质骨作为移植材料,仍然没有愈合最终失败。在第三次的修复尝试时,医生做了舌瓣转移到拟植骨区,为自体骨移植做准备,但是最终软组织瓣失败,口鼻瘘依旧存在。患者在经历多次植骨失败后,要求医生更换其他的手术方式。患者左侧上颌骨有一个非常大的不连续缺损(图6-3c、d)。

经多次牙槽骨植骨失败,患者的既往治疗可以说非常复杂。在每一次尝试中都使用了自体骨移植,也是由经验丰富的外科医生按照规范方式完成的,但是患者植骨愈合一直不好。这种上颌骨不连续阻碍了正畸治疗的完成并破坏了上颌牙弓的完整性。

即使经过多年的外科和正畸治疗,患者仍然面临咬合不良、牙齿缺失和多次手术造成的美学欠缺(图6-3c),两颗上颌中切牙偏离面部中线右侧8mm,左侧上颌中切牙占据正常右侧上颌中切牙的位置,嘴唇轮廓也不理想。

唇腭裂的典型特征是骨缺损,唇腭裂附近牙齿的牙周膜系统也存在一定缺陷,植骨失败往往进一步导致牙周损伤,对于成人牙列尤其如此。牙槽骨缺损阻碍了正畸治疗中线位置的正确调整,因此患者右侧上颌后牙区有中度拥挤。

对骨缺损进行功能分析应包括分析现有形态得以维持的原因(图6-3e),保持裂隙状态的稳定性的调控因素,也是影响手术后愈合的重要因素。

这些因素在以前的失败手术中都是同样存在的,所以我们可以看到这些因素对常规的骨移植过程的影响。所以,如果想设计一个行之有效的外科手术计划,术者必须从先前的失败中吸取教训,充分了解先前失败的原因。

如果想植骨成功,外科设计必须包含骨形成的所有必要元素。在之前的两次手术治疗中,术者采用了自体骨作为植骨材料。一般来说,自体骨可以提供细胞来源并能保证稳定的新骨生长环境,但是缺损区与邻近的牙根可能相距太远,无法从牙周膜系统接收神经肌肉信号,所以植骨区成骨不良。失败也有可能是由于软组织伤口开裂,植骨材料暴露于口腔内被细菌污染所致。舌瓣转瓣治疗方案的失败表明,采用黏膜滑行瓣直接进行简单的软组织封闭,往往不能获得良好预后。

本次就诊初期,首先考虑过利用rhBMP-2的成骨功能在唇腭裂的骨缺损区顺利成骨。但是,如果仅仅植入rhBMP-2,愈合并不会很好,因为rhBMP-2的作用只是为缺损区提供具有成骨潜能的细胞。如果想要获得完整功能的骨组织结构,还需要神经肌肉信号的介入。患者由于骨缺损的存在,中切牙与尖牙之间的距离太大,牙周膜系统内的信号源不能使刺激信号有效到达骨再生空间的内部,所以仅仅在缺损区植入rhBMP-2,很可能治疗失败。

与唇腭裂邻近的骨组织之所以能保持一个稳定的外形,是由于这些骨组织周围有完整健康的牙齿

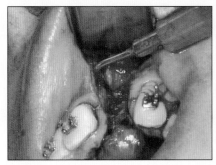
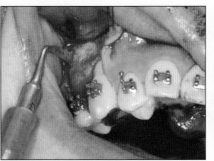
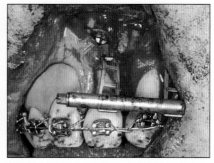

图6-3g 利用超声骨刀对上颌进行分段 截骨术。

图6-3h 垂直截骨术区采用小切口。

图6-3i 将Liou牵张器安装在牙槽骨裂两侧。

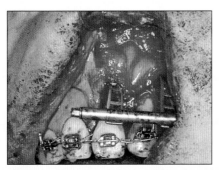
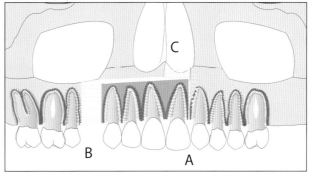

图6-3j 在骨块断段接合区放置 rhBMP-2。

图6-3k 将含rhBMP-2胶原海绵放在牙槽突裂部位（A）、牵张成骨部位（B）和鼻底（C）。A部位是骨重建的重点和难点所在，rhBMP-2可以增加成骨细胞数量。B部位是供区，这个位置虽然牙根间距很大，但生物信号强度并没有减弱，可以到达骨再生空间的内部。C部位周围已有完整的骨组织支持。

存在，这些牙齿及其牙周结构提供了神经肌肉信号，从而使周围的牙槽骨处于稳定状态。根据患者的口腔情况，术者决定采用整体截骨的方式将一块完整的骨块移位到牙槽突缺损区（图6-3f）。为了有效激发成骨效能，截骨部分必须包含缺损区缺乏的所有成骨要素，也就是说截骨部分包含完整的骨单元，即包括牙齿、牙周组织和牙槽突。

左侧中切牙的根部仅有一层薄薄的骨质覆盖，任何外科治疗干扰都会使左侧中切牙脆弱的牙周状况进一步受损，在手术设计时必须考虑到这个状况，进行骨组织再生环境构建时要使用一个防止牙周结构继续受损的方法。此外，供体部位的愈合也是治疗设计必须考虑的内容，在这名患者中，截骨块整个向前移位，上颌骨的后部创伤是必要的代价。

利用超声骨刀进行上颌骨截骨术（图6-3g），

操作时应注意微创，在移动上颌截骨块时尽量减少对邻近骨组织和软组织的创伤。然后在上颌后牙区进行垂直截骨对骨块进行分离（图6-3h），此截骨位点也是将来上颌后部骨再生的空间。采用Liou牵张器（KLS Martin）辅助骨块移动到预想位置，装置安装在骨断端连接处两侧（图6-3i），用来逐渐关闭间隙。牵张器牵拉骨块从右到左，封闭牙槽骨裂，同时会在上颌后牙区形成了一个新的"牙槽骨缺损"。

对于这类发育障碍患者，截骨术的供体部位必须尽量远离需要再生的部位。为了达到最佳的愈合效果，骨再生空间不能设计在距离发育障碍部位过近的区域内[9]。随着牵张器的逐步加力，要随时评估移植骨块的血供，如果有迹象表明血运或受力出现问题，需将骨牵张器反向加力来解决这一问题。使用骨牵张器的好处是医生可以在术中完成预期的骨

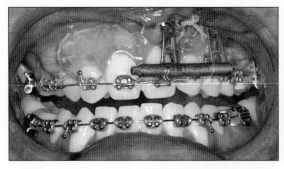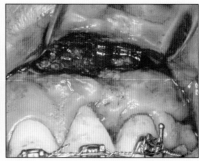

图6-3l （最左）分段截骨加rhBMP-2植骨术后4周，软组织正常愈合。

图6-3m （左）6周后，原牙槽嵴缺损区可见骨愈合。

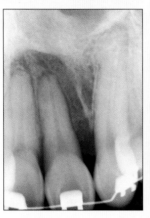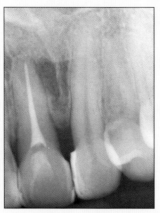

图6-3n （最左）X线片检查显示手术后9个月，骨组织充满原来的牙槽突裂。

图6-3o （左）X线片检查显示手术后7年，原缺损区骨质更为致密有序。

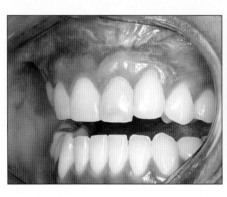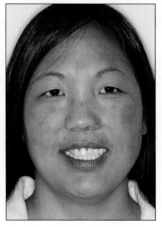

图6-3p （最左）治疗结果是患者获得了一个完整的天然牙弓，牙周健康状况良好。

图6-3q （左）术后7年，随着患者牙槽突裂的修复，面部和牙齿不对称已明显纠正。

块移动，也可以在术后维持期完成后再进行牵张。

这名患者在术中从牵张器牵开骨块到关闭裂缝用了30分钟，通过骨块移动复位几乎消除了全部的牙槽嵴裂隙，并且骨块复位后牙齿的根部距离也靠近了，对成骨量的要求大大降低，这就也降低了对宿主的愈合能力和rhBMP-2的使用剂量的要求。术中将含rhBMP-2的胶原海绵放置在骨断端接合处（图6-3j），也就是原裂隙处。

将含rhBMP-2胶原海绵放在牙槽突裂部位（A）、牵张成骨部位（B）和鼻底（C）以增加局部成骨效果（图6-3k）。牙槽突裂部位是骨重建难度最大的区域，将含rhBMP-2胶原海绵放置在骨断段连接处，这和在唇侧皮质骨表面进行Onlay植骨的操作类似。供骨区也就是牵张成骨部位形成的骨缺损中植入rhBMP-2可以有效促进骨形成。第三个植骨部位是鼻底和梨状孔边缘。

通过分段截骨术，使得裂隙两侧可以直接接触，含rhBMP-2胶原海绵的应用又为该区域增加了成骨细胞的数量。并且，邻近牙齿的牙周组织距离变近，能够为骨组织形成提供足够的神经肌肉调控信号。尽管后牙供骨区由于牙根间截骨使得骨块之间距离被拉开，神经肌肉信号传导能力低于正常水平，但依旧可以将神经肌肉信号传达到骨再生腔隙的中心区。鼻底和梨状孔边缘区域在骨块移植后，依旧有完整的骨结构支持，鼻底部位适当地增加一些骨量可以帮助鼻部的重建。

术后4周，软组织愈合良好（图6-3l），这和先前的植骨手术形成了鲜明的对比，上颌中切牙调整到中线位置，拆除牵张装置并检查骨缺损区可见原来的缺损区已经发生骨愈合（图6-3m），完全没有了原来的骨缺损的临床表现。

术后9个月影像学检查显示，原来的缺损区充满了骨组织，并且邻牙硬骨板保持完好（图6-3n）。术后7年，影像学检查可见原缺损区骨质更为致密有序（图6-3o），牙槽嵴顶有成熟的皮质骨，并能支持牙间乳头，口内检查可见该区域的牙周健康稳定（图6-3p）。

在经历3次植骨失败后，应用分段截骨术终于修复了上颌牙槽突裂。采用这种新方法，稳定骨块和骨愈合需要6周，术中不需要使用自体骨或同种异体骨，之后可以通过传统的正畸方法对牙齿进行微调。患者可以获得一个完整的具有天然牙列的牙弓（图6-3q）。

讨论

虽然对很多牙槽突裂的患者来说，常规植骨是一个可行的治疗选择，但是由于先天性骨缺损的复杂性，成功的可能性不高。在该患者中，术者打破了传统方法使用上颌截骨术创造了一个更有利于骨形成的成骨环境。在手术设计时，外科医生必须仔细考虑这些组织缺损是如何形成的，从而改进诊断和治疗。截骨术配合促进骨愈合的生长因子，例如骨形成蛋白，可以获得更好的成骨效果并大大减少并发症。

截骨术在正畸牵引失败导致骨缺损病例中的应用

任何临床问题的处理都应该遵循一定的逻辑

性。多数情况下，外科医生只看到畸形的表面现象后，就选择了治疗方式，很多的治疗失败常常是由于医生对病情的认识不足造成的。

正确、全面的诊断是决定治疗方案的第一步，这种诊断不仅仅是简单的对患者罹患疾病的描述，还要包括病因学研究，并且要了解患者对这种畸形的代偿性适应情况。临床医生不应把注意力集中在缺少的骨头或缺失的牙齿上，而更应该去了解缺损区周围相关组织的结构和生理学特征。例如，在骨缺损的情况下，外科医生应该去了解缺损周边骨组织在病理情况下是如何得以存留的。骨缺损周围的骨组织所保持稳定骨形态的生理机制，正是缺损区植骨材料实现骨愈合的关键因素。人们往往关注的是放置在缺损区的植骨材料的类型，却没有去深入探索植骨环境是如何影响骨愈合的。

下述病例包括了失败的治疗史以及缺损骨块的重建策略。对医生来说，分析并明白先前治疗失败的原因是非常重要的，在同一名患者、同样的病理环境和生理系统下，导致先前失败的病因也就是我们拟采取的治疗计划所面临的最大风险，对过去治疗全面深入的回顾分析是做出全面准确诊断的前提。

病例报道

患者，33岁，右侧上颌第一前磨牙、尖牙和侧切牙缺失。患者尖牙阻生，在金属牵引导萌过程中先是拔除了第一颗前磨牙，但是尖牙在萌出过程中没有形成功能性牙周膜，导致尖牙和侧切牙的牙根发生碰触。最后，尖牙与侧切牙也未能保留（图6-4a）。

除了3颗缺失的牙齿外，缺牙区软组织也受到了严重的破坏，受损的软组织下方有一个从牙槽突延伸到在鼻底区的大型骨缺损。第二位转诊的口腔外科医生尝试从下颌升支取骨进行自体骨移植，但是植骨未愈合，手术失败。

影像学检查显示右侧上颌第一前磨牙、尖牙和侧切牙区存在大型骨缺损（图6-4b、c），深达鼻底，所以不能进行垂直牵张成骨。邻近牙齿牙根已有一定程度的损害。前期自体骨移植失败，如果仍坚持继续尝试自体骨移植，则有可能进一步危及余留牙的牙周组织。该缺损区范围很大，缺损区的中央

图6-4　正畸和植骨失败导致上颌骨大范围缺损的手术治疗

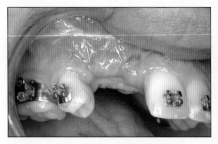

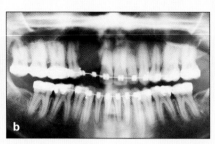

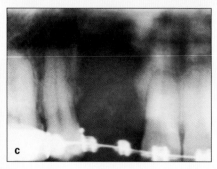

图6-4a　由于阻生尖牙的处理不当，患者第一前磨牙、尖牙、侧切牙缺失。骨缺损垂直向延伸到鼻底区。唇侧和腭侧骨板已完全缺如，骨缺损区邻近牙齿已有牙周损伤。

图6-4b、c　影像学检查可见大范围骨缺损。

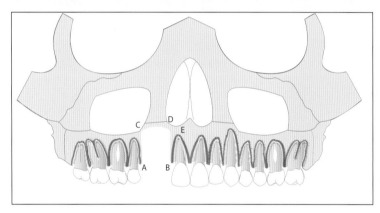

图6-4d　对缺损区进行功能分析表明，剩余骨组织是由神经肌肉调节而获得形态稳定。A位点是余留在第二前磨牙的近中侧面一层薄薄骨组织，它的维持主要依靠邻近牙牙周组织信号的介导。B位点骨组织存留的原因同A位点类似。C位点骨组织的存留则来自上颌窦信号的调节，很可能是上颌窦内衬里上皮。D位点、E位点骨组织保留则是依赖于邻近鼻内结构包括鼻黏膜和鼻中隔信号的调控。

部分缺乏神经肌肉信号刺激，邻牙牙根部已经存在损伤而且位于美学区，这些状况都让植骨变得很困难。

在实施骨重建方案之前，需对维持缺损区形态的应力情况进行分析（图6-4d）。患者失去尖牙和侧切牙后，上颌骨形成了一个稳定的外形轮廓，这种骨缺损形态的形成其实是通过骨吸收和骨沉积的动态过程来维持的，缺损区的每个位点都有自身的调控机制。

牙槽突骨组织受到的调控主要来源于邻近的具有健康牙周组织的牙齿。在这个病例中，A位点是一层薄薄的骨，覆盖第二前磨牙的近中侧面，它的维持主要依靠邻近牙齿的牙周组织信号的介导。如果没有牙齿和牙周膜，A位点的骨组织就会吸收甚至消失。B位点骨组织存留的原因同A位点类似。C位点骨组织的存留则依靠来自上颌窦信号的调节，很可能是上颌窦内衬里上皮。D、E位点骨组织保留是依赖邻近鼻内结构（包括鼻黏膜和鼻中隔）信号的控制。

在缺损区周围调控因素的共同作用下，畸形缺损区得以维持现有的稳定状态。当具有骨形成潜力的细胞被植入缺损区后，周围具有调节作用的组织并不能产生足够的刺激力量，以促使成骨细胞直接形成骨组织。所以，自体骨移植失败的主要原因是因为缺损区的外周刺激力量不足，无法让植骨区的未成熟的细胞转化为骨组织。

缺失尖牙和侧切牙的重建是美学和功能的双重挑战，增加骨形成区域中心刺激力的一种办法就是将刺激源向中心位置放置。在这个病例中，可以将上颌骨进行截骨，并将整个上颌后牙段前移（图6-4e），这种截骨前移的设计会对缺损区整个成骨环境产生多重影响。骨段前移后，因为距离成骨中心的距离变短，靠近缺损区的牙齿的牙周膜系统的刺激会更明显。上颌段的前移还会给缺损区带来牙

图6-4e （右）方案一拟采取截骨术移动整个骨块，让中切牙和第二前磨牙的牙周膜更贴近，并以此来减少骨缺损的体积。

图6-4f （最右）方案二拟采用截骨术仅对包含单颗牙的骨块进行牵引移动，这种方案创伤少，不干扰磨牙区的稳定。

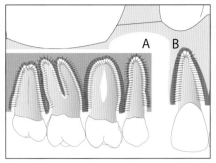
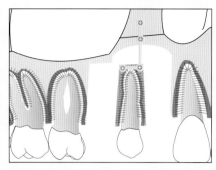

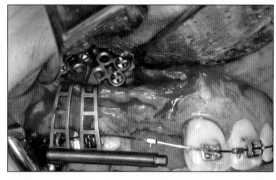

图6-4g 包含单牙的骨块被截开，准备进行牵引移位。

图6-4h （右）将第二前磨牙前移，打开磨牙和前磨牙之间的牵张空间，同时前磨牙和切牙之间的间隙也将减少，在这两个空间充填rhBMP-2材料。

图6-4i （最右）两个成骨空间中有3颗牙齿和4个邻面的牙周膜和Sharpey纤维系统，这将会为缺损区rhBMP-2吸引的成骨细胞提供的神经肌肉信号刺激。前部成骨空间内的细胞可以接收第二前磨牙（A）和中切牙（B）牙周膜系统的调节信号，后部成骨空间的细胞可以从第一磨牙（C）和第二前磨牙（D）接收调节控制信号。

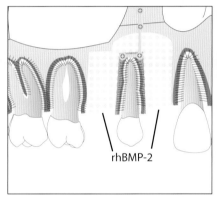
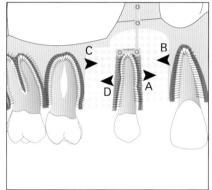

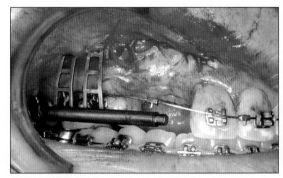

图6-4j 关闭伤口，牵张前等待7天的维持期。

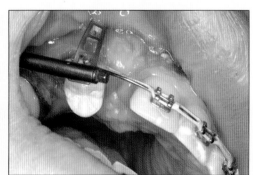

图6-4k 第二前磨牙在牵引装置的控制下移位到骨缺损的中央区域。

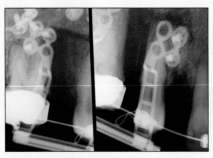

图6-4l 影像学检查可见被移位的第二前磨牙周围有低密度影像。

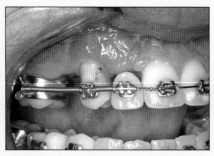

图6-4m 牵引装置去除后，利用弓丝做辅助固定。

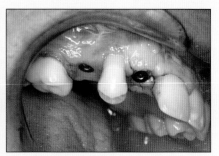

图6-4n 两成骨位点已充满坚实的骨组织，分别植入了种植体。

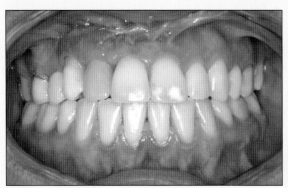

图6-4o 整个牙列得到了很好的恢复。

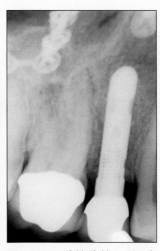

图6-4p 种植体植入后6个月，第二前磨牙种植体稳定，并与新形成的骨组织发生了骨结合。

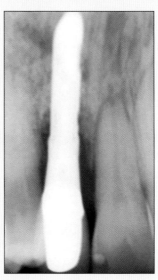

图6-4q 种植体植入后6个月，在骨块断端接合区的侧切牙种植体保持稳定。

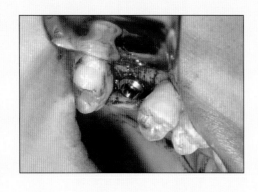

图6-4r 第二前磨牙种植体在功能负载2年后发生松动，遂在原位点重新植入了1颗种植体。

龈组织，这些角化软组织会帮助植骨区愈合。实际上，如果在患者植骨失败前就直接采用截骨术将上颌后牙段前移，手术成功的可能性会更高。

截骨后，将第二前磨牙到第三磨牙整个骨块前移的方案虽然可行，但是用第二前磨牙替换侧切牙并不符合美观要求。此外，这种大范围截骨的手术通常需要全麻，而患者不愿意进行全麻。最后选择的治疗方案是截骨后将包含单颗牙齿的骨块进行水平移位（图6-4f），用截骨术分离右侧第二前磨牙，并借助骨牵张器械将它和牙周组织一起移位到缺损中央。

局部麻醉下，用截骨术分离右侧第二前磨牙使其松动（图6-4g），放置Liou腭裂牵张器用来移动骨块，在第一磨牙和第二前磨牙之间的空隙用rhBMP-2胶原海绵充填，第二前磨牙和切牙之间的

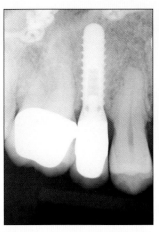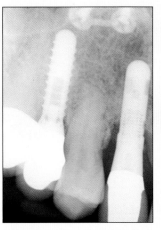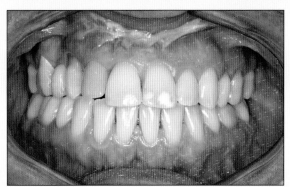

图6-4s 二次植入的第二前磨牙种植体植入后功能负载6年后的X线片。

图6-4t 侧切牙处种植体功能负载8年后，骨组织仍保持在种植体光滑颈的水平。

图6-4u 8年随访时，可见牙弓重建效果仍然令人非常满意。

骨断端接合区也用含rhBMP-2的胶原海绵充填，局部血供依靠软组织维持。

截骨术后移动骨块并重新定位后，原来巨大的骨缺损被分为两个较小缺损（图6-4h）。rhBMP-2的使用让成骨细胞引入缺损区，由于rhBMP-2是在截骨同期放置，骨块断端接合区应该比牵引成骨间隙有更多的rhBMP-2，因为随着游离骨块前移，牵引成骨间隙的rhBMP-2的浓度会降低，而骨块断端接合区的浓度则会增加。两处骨再生空间周边的3颗相关牙齿的牙周组织会对rhBMP-2吸引的细胞进行信号刺激以促进成骨，而且此时两处缺牙空间都相当于单颗牙齿的缺失的距离，牙周的神经肌肉信号可以有效到达整个区域。前部成骨腔隙的细胞可以接收第二前磨牙（A）和中切牙（B）牙周膜系统的调节信号，后部成骨腔隙的细胞可以从第一磨牙（C）和第二前磨牙（D）接收调节信号输入（图6-4i）。

术中对伤口进行了软组织封闭，然后等待7天的维持期（图6-4j），7天后每隔一天牵张1mm，骨转运盘借助正畸弓丝进行引导控制。加力1周后，第二前磨牙被移位到骨缺损中心（图6-4k）。

截骨术创造的两个骨再生空间均有效成骨，并且周围牙周结构都保持完整。新骨形成的密度在骨缺损区高于供骨区，这可能是由在两个再生腔隙中rhBMP-2的浓度变化造成的。随着第二前磨牙骨块被牵引器往前部牵拉，供骨区间隙增大，rhBMP-2

的浓度就会降低。而骨缺损部位发生的情况正好相反，由于游离骨块前移，缺损间隙体积减小，rhBMP-2浓度随之增加。但是目前尚不能确认骨密度差异的确切原因，也可能与局部骨组织不同的解剖位置有关。术后3周的影像学检查显示，含单牙的骨块前移到达预期位置（图6-4l），此时牵张成骨区域还没有出现钙化的迹象，含rhBMP-2胶原海绵部分充填缺隙空间。

骨块成功移位后，拆除牵张器并利用弓丝做辅助固定（图6-4m）。经过11个月的骨改建后，在两侧缺牙区植入2颗种植体（图6-4n）。6个月后，种植体骨结合，进行了上部结构修复（图6-4o），影像学检查发现，牵张成骨区域的原第二前磨牙位点和骨块断端接合区的侧切牙区域的骨质都非常坚实，两个位置的种植体均保持稳定并愈合良好（图6-4p、q）。

第二前磨牙种植体在功能负载2年后发生松动，拔除种植体后检查发现松动种植体周边骨质完整。遂在原位点重新植入1颗种植体（图6-4r），没有进行骨增量，植入后骨结合良好，后期进行了上部结构修复。

二次植入的第二前磨牙种植体植入并功能负载6年后检查，种植修复体完整，周边骨组织未见异常（图6-4s）。截骨后前移的前磨牙也状态良好，根周牙槽骨水平稳定。8年后，骨块接合区的侧切牙种植体功能负载和稳定度良好，骨组织仍保持在种植体的光滑颈部水平（图6-4t），随访可见口腔内牙弓重建效果仍然令人非常满意（图6-4u）。

讨论

常规对阻生尖牙的治疗包括进行手术显露并粘接舌钮进行正畸牵引，这种治疗方案对大多数尖牙都有不错的效果，但也有个别例外。本病例中，患者阻生牙牵拉助萌效果不佳，医生没有及时意识到这种状况，导致骨组织的破坏范围加大。

观察阻生牙在牵引助萌时是否能够正常移动是非常困难的，与口腔内已经萌出的牙齿不同，正畸医生不能直接观察到牙冠位置的变化，阻生牙对牵引的反应只能借助牙科X线片或CBCT进行观察，在日常矫正中，一般很少有正畸医生对患者进行频繁的放射学检查，所以阻生牙牵引失败可能需要数月或一两年后才被发现。

在使用这种方法的过程中，唯一可见的硬件部分是金属拉簧的末端和正畸弓丝，但是拉簧末端移动的结果通常具有迷惑性，皮链的牵引随着时间延长可使拉簧末端向弓丝靠近，很容易误认为是尖牙萌出所致，但正畸医生和助手都忽略了运动是相对的，实际上支抗牙列的压低也可导致此结果。这种情况会伴随着患者年龄增长而更加复杂化，大部分患者都能维持咬合关系，因为通过正中关系和正中𬌗关系的不断转换，咬合关系的缓慢变化可使神经肌肉及颞下颌关节发生再适应。

牙骨粘连常被认为是阻生尖牙正畸牵引失败的原因。然而在许多情况下，阻生尖牙手术显露和粘接舌钮时都会发现尖牙是有动度的。即使在助萌失败后准备进行拔除的病例中，许多阻生尖牙在手术时都会显示有明显动度。还有些情况下，阻生牙在牵引下移动，但牙齿周围没有牙周结构形成，这样其实是相当于用正畸牵引的方法慢速地拔除牙齿，最终可能导致牙槽骨的明显缺损。

在条件较差的情况下，尖牙在助萌过程中与侧切牙牙根碰撞，最终导致尖牙和侧切牙脱落，即使这个碰撞对侧切牙牙根和牙周结构的损伤不严重，由此产生的骨缺损也会影响将来缺失尖牙种植植骨的效果。在本病例中，邻近的侧切牙牙根和牙周组织受损，最终尖牙和侧切牙都没能保留。

用传统的骨移植来重建这个患者的骨缺损，并预期在骨重建区域植入种植体是不可靠的。先前的植骨失败就是因为植骨区域的环境不良。植骨区周边没有成骨所需的必要条件来支持初期愈合，更不具备将新生骨组织整合到周围正常的骨组织中的能力。即使医生在植骨同期采用了钛网加强，一旦钛网移除，整个植骨区域仍会发生吸收。而随着植骨材料的塌陷，种植体就会出现唇侧骨组织缺损乃至后期种植失败。

上颌缺乏强有力肌肉的附着，无法对上颌牙槽突提供足够的神经肌肉刺激，所以上颌骨牙槽突很容易被吸收。如果没有神经肌肉信号引导和调节骨代谢，上颌牙槽骨只能借助于健康牙齿的牙周组织所传导的神经肌肉信号勉强维持牙槽骨的形态。无论是对现有天然骨的维持，还是要修复牙槽骨缺损，神经肌肉信号都不可或缺，持续的神经肌肉信号刺激对骨组织的长期稳定性至关重要。

在本病例中，第二前磨牙和中切牙之间的连续缺牙间隙造成了缺损中央区域的神经肌肉信号刺激不足，唇侧和腭侧皮质骨的缺失导致牙槽嵴连续性受到破坏，在这个巨大的缺损区建立并保持一个机械稳定的成骨空间非常困难，但又必不可少。所以这个病例治疗方案设计的基本原则就是，通过对第二前磨牙以及周围的牙周组织和牙槽骨进行截骨后牵拉移位，构建出一个有利于骨组织生长并能保持稳定的环境。

截骨术用于重建外伤性畸形

外伤是口腔颌面外科骨缺损的常见病因，简单的骨折可以通过骨折块复位和固定来修复，直到骨断端愈合即可。但是也有些情况，受伤会导致面部骨组织部分缺损，在这种情况下，会出现解剖结构的缺失或损坏，单纯依靠骨折复位无法修复。

大部分外伤性畸形包括骨和软组织缺损，这种复合缺损一般很难处理。每次修复一种组织类型的方式往往很难做到，因为每种组织都是相互支持、相互关联的，是一个有机的整体。这种各个组织之间的交互协调需要某种神经肌肉信号的输入进行调控。

图6-5　用截骨术治疗创伤性缺损

图6-5a　（右）自行车事故后3周面部外形。

图6-5b　（最右）外伤后3周口腔情况，脱位牙在事故发生当天已经复位并进行了结扎固定。

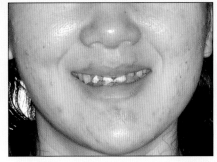
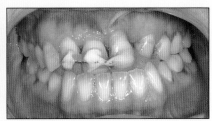

图6-5c　（右）患者右侧口内牙弓照片显示患者Ⅲ类咬合并且上颌前部牙槽骨后移。

图6-5d　（最右）左侧咬合观。

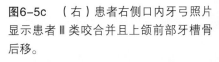
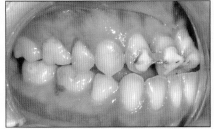
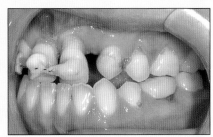

图6-5e　（右）患者上颌牙弓形态。

图6-5f　（最右）外伤后6周，两颗中切牙周围出现感染。

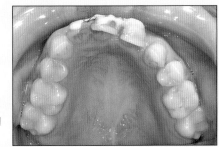
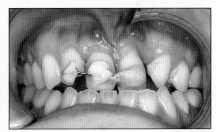

颌骨的神经信号来源于肌肉在骨组织的附着点、牙周附着，或两者共同参与，所以对缺损修复进行分析设计时，必须考虑到重建材料与生理环境之间的相互作用，这样重建材料才能融入整体并发挥功能。

如果想获得良好的成骨，在手术设计时就应该最大程度发挥植入物和成骨相关环境的各种潜能。这里所说的植入物包括植骨材料、移位的骨块、邻近细胞或者是一些骨形成蛋白诱导的细胞。环境包括现有的解剖边界、余留的牙齿和神经肌肉附件、外科手术制造的成骨生理环境或经外科改造的神经肌肉信号源。下面的病例展示了一个成功的治疗方案，患者外伤性缺损范围较大，在构建有利于成骨的神经肌肉调控方面也有不小的的难度。

病例报道

患者，女性，25岁，近期有自行车事故外伤史，面部和牙齿均有损伤。患者左侧上颌侧切牙在事故中脱落，被送往急诊进行伤情评估和紧急处理，当时急诊中心的口腔外科医生对面部损伤进行了清创缝合，并将脱位的上颌切牙复位，并用金属丝结扎固定。之后，口腔全科医生建议拔除复位再植失败的切牙并进行种植体植入，但是患者的外伤性疼痛和肿胀消散后，很容易发现此情况下的修复重建对患者、外科医生和修复医生的挑战都很大（图6-5a～e）。可以看到患者双侧后牙咬合均为Ⅲ类，牙槽突骨折以及左侧侧切牙缺失让颌骨的Ⅲ类关系变得更严重，患者中切牙及其支持的牙周情况很差，还有前牙开𬌗倾向、中切牙为反𬌗、左侧上颌中切牙根暴露也反映出上颌牙槽骨的缺损比较严重。

外伤6周后，再植失败的中切牙根部发生脓肿（图6-5f），遂拔除两颗中切牙，用rhBMP-2处理拔牙窝，在取出牙齿时发现牙槽骨呈粉碎状，唇侧

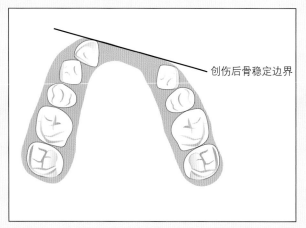

图6-5g 维持患者现有骨缺损形态的相关解剖结构的功能性分析，右侧切牙和左侧尖牙这两个神经肌肉刺激源的连线，就是外伤后骨组织稳定的边界线。

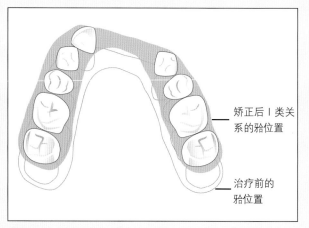

图6-5h Ⅲ类上颌后缩得到矫正后，会部分弥补前牙的骨缺损。

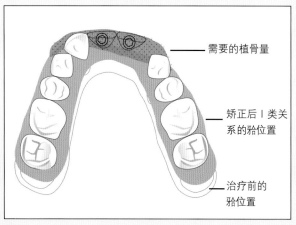

图6-5i Le Fort Ⅰ型截骨术后将上颌骨前部移位，上颌前牙种植所需骨增量的示意图。

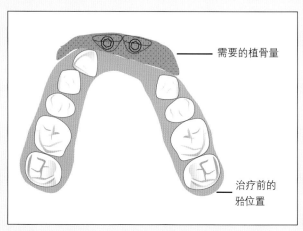

图6-5j 为满足种植修复需求所需植骨总量如图所示。

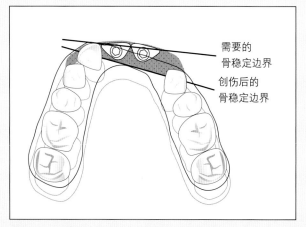

图6-5k 手术设计的目的是为了给预计植入的两颗中切牙种植体提供一个稳定的骨组织位点。

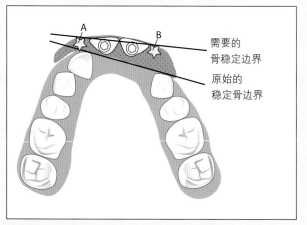

图6-5l 如果想获得上图所示大小的功能性骨组织增量，就必须要将神经肌肉信号引入特定区域内，以保证骨增量的长期稳定。神经肌肉信号源（A点和B点）的位置必须位于所要求的稳定边界线上或稍前方。

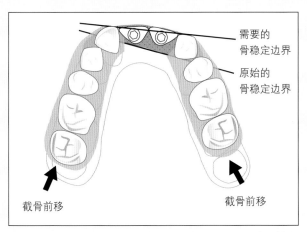

图6-5m　在这个区域,牙齿是牙槽骨内唯一的神经信号来源,所以手术设计必须让健康的牙周膜和Sharpey纤维系统在需要的稳定边界线内。

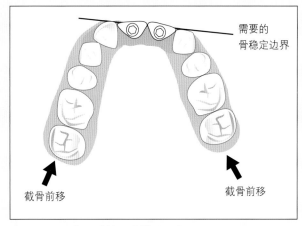

图6-5n　手术设计的最终效果示意图。

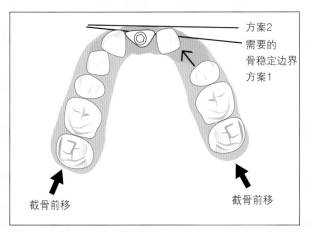

图6-5o　另一种手术设计(方案2)是将左侧上颌尖牙截骨移位到中切牙的位置。

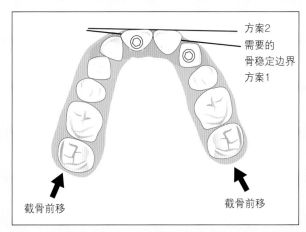

图6-5p　移动尖牙至中切牙的位置效果更好,但需要更长的正畸治疗周期。

和腭侧骨板吸收,导致骨壁不连续。

这种类型缺损的修复很困难,且往往被低估,初诊时一般会建议采用常规的牙槽嵴位点保存技术并进行种植修复,但是骨缺损区一些潜在的问题可能会导致愈合不良,难以保证种植体的长期稳定。在这个病例中,不管是否进行牙槽嵴位点保存术,受损区牙槽骨都会发生吸收,这个患者治疗成功的最大障碍有两点:骨缺损量很大,并且难以构建有利于成骨的神经肌肉调控环境。

当双侧上颌中切牙和左侧切牙相继缺失后,牙槽突预期改建成新的形态,这个形态我们可以根据神经肌肉信号源进行确定(图6-5g)。那些外伤受损以及缺乏神经肌肉信号源刺激的牙槽骨将会逐渐吸收,直至到达余留牙齿(右侧侧切牙和左侧尖牙)神经肌肉信号调节范围内为止,以这两颗牙齿外形轮廓为基准描记直线就可以得到创伤后稳定骨组织边界线,除非右侧侧切牙或者左侧尖牙牙周状态不良或牙齿缺失,否则上颌骨吸收一般不会超出这条稳定的边界线。

牙槽嵴的骨缺损还有一部分原因是上颌后缩造成的,如果想获得理想的 I 类咬合关系,就必须对现有的 III 类畸形的骨骼和牙齿进行矫正(图6-5h)。

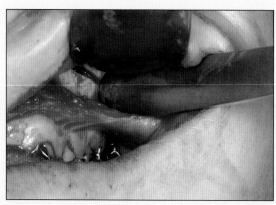

图6-5q 对患者进行Le Fort I型截骨为上颌前移做准备。

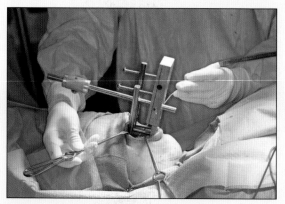

图6-5r 利用脱位器械将上颌骨后部与翼板分离，不需要直接进行骨切开。

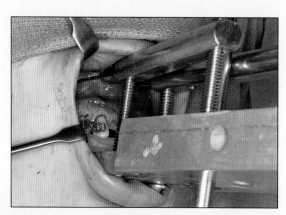

图6-5s 牵拉上颌骨向前。

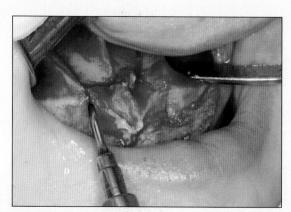

图6-5t 利用超声骨刀将向下脱位的上颌骨分为4段。

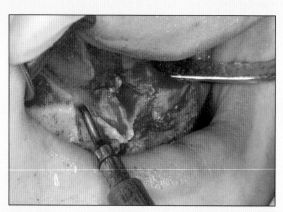

图6-5u 超声骨刀可以进行精确的截骨而不损伤邻近软组织。

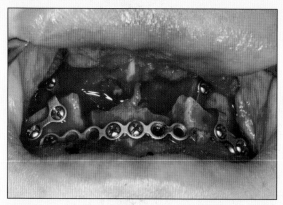

图6-5v 使用预先在𬌗架模型上制作的丙烯酸夹板作为导板，将4块上颌骨块复位到预期位置，然后用钛板和螺钉进行固位。

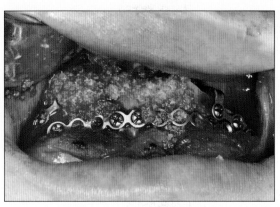

图6-5w 用含rhBMP-2的松质骨屑充填骨块周围的间隙。

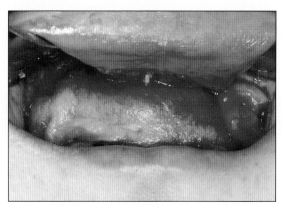

图6-5x 用rhBMP-2胶原海绵充填上颌骨前移遗留的间隙，并覆盖松质骨。

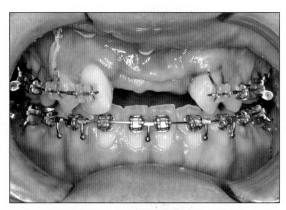

图6-5y 颌骨Le Fort I 型截骨术后3周口内观。

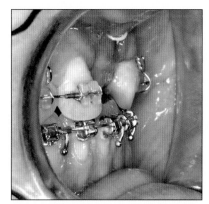

图6-5z 颌骨Le Fort I 型截骨前移后，咬合关系以及上下颌牙槽嵴相对位置有了很大改善。

如果我们想在缺损区对缺失的中切牙进行种植修复或者固定桥修复，就必须进行植骨术（图6-5i），必须增加一块相当于一个新的牙槽突的骨组织来修复水平向和垂直向骨缺损，同时软组织也是重建的一个重要部分，在此缺损区进行长期稳定的骨组织重建非常困难，通过对目标前牙轮廓和现有前牙轮廓进行对比，可以看到所需植骨量巨大（图6-5j）。

一旦决定给患者进行骨增量手术，就必须考虑该怎样利用神经肌肉信号来调节骨增量的位置和体积。患者复诊时，右侧侧切牙和左侧尖牙之间的骨组织稳定边界线已经出现，如果想要进行成功的骨增量，就必须打破这个边界，重新建立一个新的长期稳定的边界线，以保证前牙区植骨效果（图6-5k）。

如果想建立一个能够自我调控的成骨复合体，新的神经肌肉信号源必须放置在所需的稳定边界线上或边界线前（图6-5l），这样才能在前牙骨缺损区创造一个新的稳定骨边界，以保证这个边界内植入的骨组织和种植体愈合良好并能长期稳定。

截骨术是将信号源转移到预想位置的一种有效方法。在这个病例中，采用Le Fort I 型截骨术离断上颌骨并将其分成4段，将含有牙齿单位的游离骨块进行移动重置，然后重新固定于新位置（图6-5m）。原来位于上颌骨右侧骨块的侧切牙，通过截骨术将被置在位点A（图6-5l）；而原来位于上颌左侧骨块的尖牙，通过截骨术将被前移到位点B。信号源前移为前牙区创建了一个包含所有成骨要素

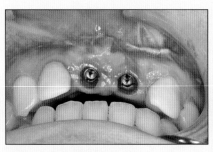

图6-5aa　种植体植入。

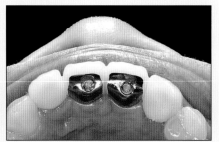

图6-5bb　在重建牙槽骨上完成螺钉固定式种植修复。

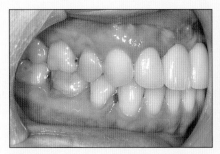

图6-5cc　患者右侧咬合观，手术纠正了上颌后缩、牙槽骨垂直高度不足和牙龈缺损的不良状态，使后期种植修复较为简单。

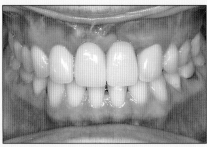

图6-5dd　前牙牙冠和重建的上颌骨。

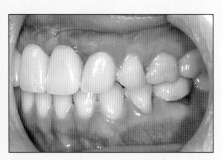

图6-5ee　左侧咬合。

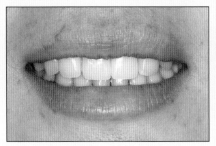

图6-5ff　患者笑容得到恢复。

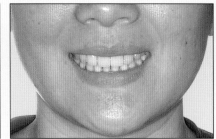

图6-5gg　术后愈合良好，图示最终修复完成后面部外形。

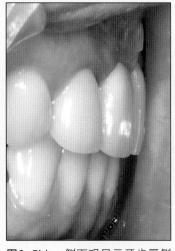

图6-5hh　侧面观显示牙齿唇侧突度正常，牙槽高度恢复良好。

的骨形成空间，可以形成有效的、完整的骨组织结构。

　　这种设计有一定的缺点，右侧侧切牙和左侧尖牙这两个神经肌肉刺激源被成功移位后，骨组织稳定边界只能局限在这两个刺激源之间的连线内（图6-5n），而不能进一步影响到更前方的位置，而上颌前牙区牙槽骨是一个微凸的形态，它可以为将来的两中切牙种植体起到保护作用，刺激源位置前移

不够可能导致前牙唇侧牙槽骨丰满度不良，后期只能通过修复的方法去弥补这种美学不足。在这个病例中，只能将牙种植体位置略微偏向腭侧。

　　如果想让骨组织稳定边界的位置向前移动，则必须将一个信号调节源放置在前侧，所以另外一种手术设计就是通过正畸手段将左侧上颌尖牙移动到左侧上颌中切牙的位置（图6-5o），如果操作成功，骨组织稳定边界会进一步前移。

将左侧上颌尖牙正畸移动到左侧上颌中切牙的位置在理论有很多优点（图6-5p），但是也有潜在的风险。对于有外伤史的牙齿，正畸时如果施力不当，很容易造成牙根吸收，并且整个正畸过程需要几个月的时间，如果尖牙在正畸结束前发生骨粘连，就可能无法保留而拔除。此外，如果尖牙移位后取代中切牙，两者外形差异很大，需要大量的调磨修改。

最终选择的治疗方案包括Le Fort Ⅰ型上颌截骨术（图6-5q），因为翼上颌连接处是主要的成骨位点，应尽可能避免损伤。为了将上颌骨从翼板上脱位，使用了一种上颌骨脱位器械（图6-5r）。

从下方的牙弓和上方的鼻底同时对上颌骨施力后上颌骨松脱（图6-5s）。术中没有使用翼凿，因为翼凿的施力方向可能无法对准翼上颌缝，容易破坏翼板与相邻组织结构，而翼板上肌肉附着的完好保存对后期骨组织形成非常重要。

上颌骨向下脱位后，医生可以直视鼻底和上颌窦底，用超声骨刀将上颌骨截成4段（图6-5t），每个部分都按照预先的设计方案进行三维位置的精确复位，每一段骨块都保留了一部分软组织蒂以维持骨块血运，超声骨刀的使用可以在截骨时不伤及下方黏膜（图6-5u）。

各个骨块在夹板和以颅骨作为定位标准的导航设备的帮助下进行复位，并用钛板固定（图6-5v）。术者可以通过颌骨移位的台阶大小判断出上颌前移的多少，上颌前段在就位时稍微往下方调整了一些，以此来补偿愈合期牙槽骨的垂直吸收，但受到移位骨块邻近牙齿的限制，上颌前段下移的幅度有限。前牙骨块就位后上方空缺的间隙就是供骨区，它会成为骨再生空间并形成新骨。

含rhBMP-2的同种异体松质骨用来填充骨再生空间和所有余留间隙（图6-5w），浸泡rhBMP-2的胶原海绵用于充填由上颌前徙造成的台阶，也可以覆盖在移植的松质骨表面（图6-5x）。

患者上颌Le Fort Ⅰ型截骨术后3周复查（图6-5y）可见，颌骨Le Fort Ⅰ型截骨前移后，咬合关系以及上下颌牙槽嵴相对位置有了很大改善（图6-5z）。

截骨和植骨术后4个月，在前牙区植入种植体（图6-5aa），再经过4个月的骨结合，进行上部结构修复（图6-5bb~ee），患者口内可见不仅上颌后牙咬合到了纠正，恢复了牙槽嵴形态，而且种植牙冠周围牙龈乳头形态良好，让患者重新绽放了笑容（图6-5ff~hh）。

讨论

对于上颌前牙区骨缺损的患者，制订种植治疗计划时需要特别注意，这些骨缺损可能是由创伤、发育畸形或牙周病造成的，其特点是上颌前部缺牙区牙槽嵴会向后退缩成为Ⅲ类关系，这种后缩的外形轮廓给种植外科医生带来了很大挑战，将种植体放置在合适的位置以满足力学和美学的双重要求是一个难题。

在发现骨量不足无法在前牙区直接植入种植体时，很多外科医生会选择Onlay植骨，就是按照几何形状填充缺损来解决骨量的不足，这个方法的缺点是忽视了调控骨组织长期稳定的神经肌肉信号机制。上颌牙槽突的曲线形态是由牙齿萌出决定的。它依赖于牙齿和牙周膜系统的调节作用，形状才得以一直保持。所以，上颌牙弓前突形态的维持取决于前牙的存在和健康状况，一旦牙齿缺失，牙槽嵴就会吸收，导致无牙颌段后缩。

牙种植体的植入可在一定程度上有助于骨组织形态的维持，但作用是有限的。在神经肌肉信号覆盖区域外的骨组织很容易发生吸收。如果种植体被放置在这个区域，随着唇侧骨组织的吸收改建，种植体很容易发生唇侧暴露。而常规的X线片一般无法检测到种植体唇面骨组织的渐进吸收，一旦发现往往已经累及种植体本身。

在这个病例中，严重的骨组织和软组织缺损给上颌前牙区的重建带来了巨大挑战，牙槽嵴有明显垂直缺陷和后缩，软组织也有明显缺损，为了保持现有的调节机制可以继续促进骨和软组织形态的维持，上颌前部的组织缺损必须得到重建。

如果骨增量区域缺乏神经肌肉信号源，就必须在手术方案设计中考虑将神经肌肉信号源移位并重置到成骨区域。神经肌肉信号的输入来源在外科方案设计时就已经确定，具体运作的机制及应用方式都由外科医生决定，并作为外科治疗计划的一部分。

对于这名患者，选择了通过Le Fort Ⅰ型截骨将上颌骨分为4段的手术方案，这样可以有效解决骨量不足的问题，并能利用牙周组织信号刺激成骨。骨重建最困难的区域就是中切牙区域，该位置在牙弓前方，而所有的神经肌肉信号都来自腭侧，所以为了加强该位置的成骨强度，手术计划将天然牙移位到侧切牙位点。

如果不纠正中切牙位点的垂直骨缺失就会影响最终的美学效果，所以在本病例中，将包含骨组织和软组织的前牙区骨块在复位时稍微向下方移位来进行弥补。由此造成的梨状孔边缘骨间隙由含rhBMP-2的胶原海绵填充。

虽然Le Fort Ⅰ型截骨手术需要全麻，但是用一次手术就完成了全面的重建，后期只需要植入种植体就可完成整个治疗方案。术中将天然牙移位到骨缺损区域，为骨组织重建提供了神经肌肉信号，这样有助于骨重建的自我调控和长期稳定。

结论

截骨术是设计和构建成骨复合体的重要方法。利用截骨术重置肌肉附着和牙齿位置等功能性要素，就可以重建一个有利于新骨形成和保持骨组织稳定的环境。将骨块和肌肉附着移位重置具有双重意义：第一，被抬高固定的骨组织相当于给牵张成骨区域构建了一个屏蔽的成骨空间，可以有效阻止不良应力的干扰；第二，牙周组织的功能刺激信号可以促进骨组织发育和改建，最终形成具有良好机械强度的骨组织。

参考文献

[1] Epker BN. Modified sagittal ramus osteotomy. In: Epker BN (ed). Dentofacial Deformities: Surgical-Orthodontic Correction. St Louis: Mosby, 1980:84–85.

[2] Meyer U, Wiesmann HP, Meyer T, et al. Microstructural investigations of strain-related collagen mineralization. Br J Oral Maxillofac Surg 2001;39:381–389.

[3] Ingber DE, Dike L, Hansen L, et al. Cellular tensegrity: Exploring how mechanical changes in the cytoskeleton regulate cell growth, migration, and tissue pattern during morphogenesis. Int Rev Cytol 1994;150:173–224.

[4] Aaron JE. Periosteal Sharpey's fibers: A novel bone matrix regulatory system? Front Endocrinol (Lausanne) 2012;3:98.

[5] Frost HM. Dynamics of bone remodelling. In: Frost HM (ed). Bone Biodynamics. Boston: Little, Brown, 1964:315–347.

[6] Harvold EP. The theoretical basis for the treatment of hemifacial microsomia. In: Harvold EP, Vargervik K, Chierici G (eds). Treatment of Hemifacial Microsomia. New York: Alan R. Liss, 1983.

[7] Wang HL, Boyapati L. "PASS" principles for predictable bone regeneration. Implant Dent 2006;15:8–17.

[8] Schallhorn RG. Postoperative problems associated with iliac transplants. J Periodontol 1972;43:3–9.

[9] Carstens MH. Neural tube programming and the pathogenesis of craniofacial clefts. I. The neuromeric organization of the head and neck. Handb Clin Neurol 2008;87:247–276.

第7章
利用截骨术对患有系统性疾病的患者进行骨增量

Using Osteotomies to Generate Bone in Patients with Systemic Disorders

临床上最难处理的骨组织畸形就是那些既有组织缺损又合并了潜在系统性缺陷的病例。骨组织缺损看似是比较简单的外科问题，然而很多患者历经多次修复骨缺损的常规手术却仍会失败。

这类患者会有各种特殊情况，其中高龄是影响疗效的一个因素，而多系统先天异常的患者会在软组织愈合方面存在缺陷，例如，面中裂患者采用常规植骨治疗的效果一般不佳，还有一些患者因恶性肿瘤接受过放疗，其疗效也会随之受到影响。

因此，制订一个理想的外科手术方案时需要注意到这些特殊情况，而设计构建成骨复合体时通常会利用到截骨术。

临床应用

本章展示的病例表明，对于具有系统性缺陷的患者，截骨术在成骨复合体构建的过程中有重要的作用。

截骨术在高龄患者骨重建中的应用

当评估手术成功率时，高龄因素通常被认为是一个负面因素。同样的骨缺损，6岁患者采用外科手术可能获得良好效果，而16岁或者66岁的患者却有可能无法痊愈。例如，针对发育性上颌骨骨裂的治疗就是一个典型的例子：在儿童时期进行手术治疗的患者较容易获得成功，但成年患者则往往会治疗失败。外科医生一般会建议在恒尖牙萌出前进行牙槽骨裂的修复，以充分利用患儿的生长发育能力，6岁前进行牙槽骨移植的成功率在93%以上。

有些患者在儿童时期并没有机会修复这些缺陷，随着年龄的增长，外科治疗方案的选择余地也越来越小。若采用活动义齿来修复缺失牙，封闭口鼻瘘道，随着时间的推移，这种修复方式会引起多种功能障碍。另外，由于牙槽骨条件不良，邻近牙槽突裂的牙齿的健康状况通常会变差，并且修复体也会对基牙产生不良的作用力。这类患者大多数都有修复失败的经历，许多成年患者就诊时需要重新评估合适的治疗方法。

经验表明，对于一名65岁的患者来说，传统的游离骨移植手术修复牙槽突裂的方案很难成功。对于这些成年患者来说，在进行外科设计及重建之前，要充分了解到的一点，就是患者缺损区的骨组织倾向于保持自身结构的相对稳定。只有在手术设计时考虑到这些功能性机制，才能获得良好的治疗效果。

儿童的发育早期也是牙齿的发育萌出期，该时期内牙齿萌出的过程会促进牙槽骨继续发育，对于植骨材料的成骨机化也有促进作用。成年患者则无法通过牙齿的发育来促进骨骼生长，但成年人在两个关键部位的神经肌肉系统能够发挥作用：其中一个是牙槽突裂隙邻近的牙周组织；另一个是附着在翼上颌连接处的神经肌肉复合体，这两个部位可以在手术设计中加以利用。

设计一种能增强愈合潜力的成骨结构，就能够提高老年患者手术修复的成功率。下面是一个通过外科手术设计优化成骨愈合能力的病例，该病例由于利用了面部特定位点骨组织的愈合潜能，从而最大程度上减轻了高龄因素的负面影响。

病例报道

患者，女性，65岁，上颌骨裂未曾修复，要求植骨修复牙槽突裂，关闭口鼻瘘口，并进行口腔种植修复（图7-1a）。之前患者一直使用活动义齿，这样既可以修复缺失的侧切牙也可以关闭口鼻瘘。但是裂隙区邻牙越来越松动，这让患者非常困扰。她希望能够通过骨组织重建来改善余留牙的松动问题，并进行种植修复。

目前，对于伴唇腭裂的上颌骨骨不连的治疗，原则上要在患者4～8岁时进行修复。若患者年龄超过15岁，骨移植失败的风险会显著增加，尤其是对于65岁的患者来说，功能性骨重建修复的成功率较低。其实年龄因素本身并不是传统骨移植手术的禁忌，然而要想通过外科手术来修复骨缺损，并在缺损位点最终植入可获得良好骨结合的种植体，就需要克服多重困难，并且有失败的风险。

该病例另一个难点在于鼻底的大面积骨缺损、鼻瘘以及裂隙区邻牙牙周健康状态不良。牙槽突裂是发育性骨缺损的外在表现形式，然而患者生理异常区域的范围远比骨缺损的范围更广，这对外科术后的组织愈合是一个很大的挑战。即使植骨材料可以在这个部位成功愈合，新生骨与相邻骨组织的生理功能性融合依旧缺乏，这也会影响种植体骨结合的长期稳定性。

由于传统术式存在明确的高风险，因此必须考虑一个替代性策略。全景片显示患者为典型的唇腭裂特征（图7-1b），缺损区的邻牙的根尖仅有少量牙槽骨覆盖，因此邻牙区域会首先发生骨吸收。在牙槽突周边，牙周膜系统是神经肌肉调控信号的主要来源；设计手术时还应充分利用翼上颌连接区的骨生长潜力（图7-1c），这种成骨方式不受年龄影

图7-1 利用骨截开术为条件较差患者构建骨形成结构，包括高龄、发育缺陷及牙周损伤

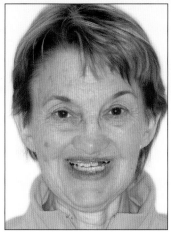

图7-1a 患者，女性，65岁，患有牙槽突裂，要求植骨修复牙槽骨裂，并进行口腔种植修复侧切牙。

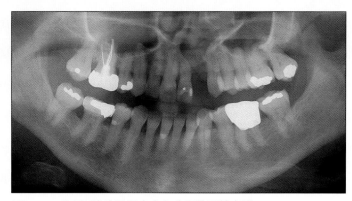

图7-1b 全景X线片显示患者为典型的牙槽突裂。

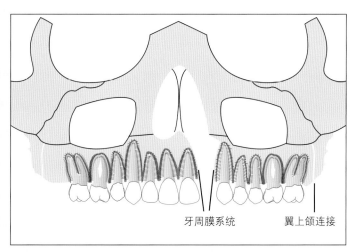

牙周膜系统　　　　翼上颌连接

图7-1c 对现有骨缺损的功能分析表明，有多方面因素使得患者的这种骨不连状态保持相对稳定，缺损区相邻牙齿的牙周膜系统维持了局部骨量，这些因素作为神经肌肉调节的来源也将调控该骨形成空间的成骨。

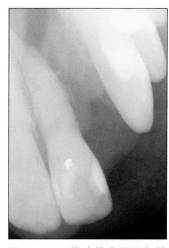

图7-1d X线片检查显示与缺损区相邻的牙齿存在典型的牙周损伤。

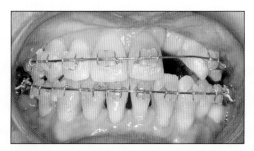

图7-1e 伴有腭裂的上颌发育不全使该区域的牙齿很难形成Ⅰ类咬合。

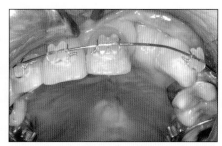

图7-1f 口鼻瘘管贯穿骨裂的唇侧和腭侧。

→

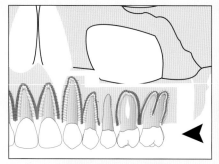

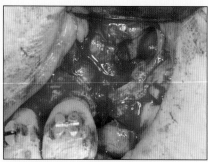

图7-1g （最左）治疗方法包括节段性上颌骨截骨术。

图7-1h （左）截骨术暴露后可见骨缺损在根尖区宽度增加。

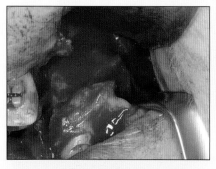

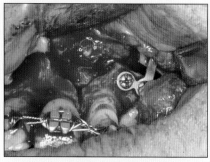

图7-1i （最左）在不破坏翼板的情况下使上颌骨脱位以打开翼上颌连接。

图7-1j （左）使骨块前徙并与上颌前牙区骨块对接，并使用钛板和正畸装置固定。

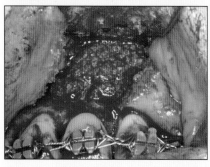

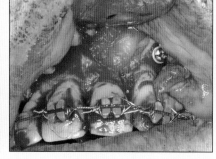

rhBMP-2

图7-1k 含有rhBMP-2的松质骨颗粒植入术区来重建鼻缘及牙槽骨根尖区缺损。

图7-1l 骨移植区用含有rhBMP-2的胶原海绵覆盖。

图7-1m 在原骨缺损区的骨床及梨状孔边缘植入含有rhBMP-2的脱水松质骨颗粒的胶原海绵复合材料，翼上颌连接处的腔隙不需要植骨。

响，因此在多数情况下都适用。

中切牙邻近缺损区的根面牙槽骨部分缺失（图7-1d），由腭裂所致的上颌发育不全导致该区的牙列很难形成Ⅰ类咬合（图7-1e），口鼻瘘的瘘道贯穿上颌骨裂处的唇腭侧（图7-1f）。

术者选择采用节段性上颌骨截骨术，前移后部骨块来解决上述问题（图7-1g）。通过节段性截骨块的重新定位来闭合牙槽突裂，并使中切牙和尖牙的牙根靠近。上颌骨块的前徙会使翼上颌连接处形成一个成骨空间，该腔隙无须植骨即可迅速愈合，该区域的神经肌肉调控信号来源于附着在翼板处的肌肉组织。

手术翻起黏膜瓣，移动上颌左侧骨块。从上颌骨左外侧部分进行截骨，进入上颌窦，切开上颌窦黏膜以获得手术入路，通过该入路可看到上颌窦腔（图7-1h）。

游离骨块在前徙过程中会受到来自之前腭裂修复术后遗留的瘢痕组织的阻力，必须保证在不破坏黏膜蒂的情况下使游离骨块获得合适的动度，并在不破坏翼板的前提下将翼上颌连接分离（图7-1i）。确保肌肉附着在完整的翼板复合体上是非常重要的，因为这些肌肉为上颌骨后部至翼板之间腔隙的骨再生提供了主要的神经肌肉调控信号输入。

图7-1n　（右）截骨术愈合1个月后的情况。

图7-1o　（最右）术后2个月影像学显示修复部位可见骨重建，但缺少硬骨板和正常有序的骨小梁结构。

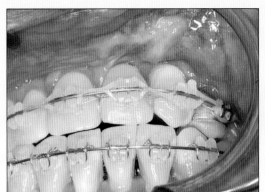

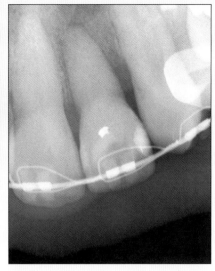

图7-1p　（右）术后13个月的影像学检查提示牙弓形态连续，牙槽突裂隙消失。

图7-1q　（最右）将原缺损区影像放大，可见该区正常的骨结构以及缺损区邻牙牙槽骨高度良好。

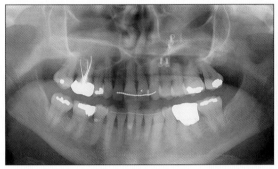

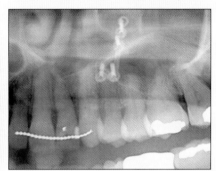

上颌骨截骨块向前牵张并固定（图7-1j），关闭牙槽突裂。根尖部分仍然存在漏斗状骨缺损，术中用一块纯钛接骨板对截骨块进行固定。

术后，左侧上颌中切牙和尖牙牙根相邻，这种结构可以为牙槽突裂骨缺损区提供必要的神经肌肉调控信号，从而促进骨形成。鼻部缺损区域现在则是一个结构相对稳定的区域。中切牙和尖牙根尖区的支持作用可促进该区域的骨形成。最重要的骨形成位点是在上颌结节和翼板分离后的腔隙，rhBMP-2的应用可为该区域骨形成募集丰富的细胞，放置富含rhBMP-2的可吸收胶原海绵（ACS）可促进翼腭连接区和上颌骨侧壁的骨形成。

植入复合rhBMP-2的脱水松质骨颗粒（Puros，Zimmer Dental）以构建鼻嵴和牙槽突根方形态（图7-1k），该植入材料是将1mL的松质骨颗粒、2mg的rhBMP-2与1mL无菌水中混合而成。

用胶原海绵（Integra Life Sciences）覆盖植骨材料，该胶原海绵含rhBMP-2，浓度为1mg/mL

（图7-1l）。在上颌骨侧壁和翼上颌连接处放置rhBMP-2/可吸收胶原海绵复合物。由于前磨牙上方的上颌骨颊侧区域神经肌肉调控信号较弱，所以用rhBMP-2/ACS复合物充填至截骨术产生的空隙，以确保此处分离开的骨组织可以重新恢复连接（图7-1m）。

术后1个月随访发现原口鼻瘘的黏膜已完整愈合（图7-1n）。术后2个月随访，截骨块稳定（图7-1o）。

术后13个月影像学检查显示裂隙区由骨组织充填（图7-1p、q）。

术后4年，牙弓和牙周组织稳定（图7-1r）。通过采用截骨术，以及rhBMP-2的植入，患者的上颌突裂、口鼻瘘以及缺失的侧切牙全部得到修复。由于最终天然牙形成完整连续的牙弓，因此无须进行种植修复。最终存在了65年的腭瘘关闭（图7-1s）。

术后第4年随访，裂隙区的骨组织结构和生理功能正常（图7-1t）。我们可以发现清晰的硬骨板形

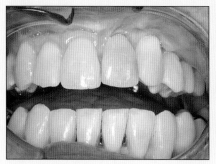
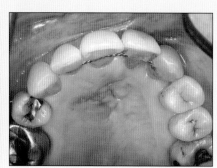
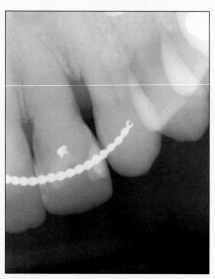

图7-1r 术后4年口内观。该治疗恢复了牙弓的连续性，因此不需要再行种植修复。

图7-1s 术后4年后随访，腭侧检查可见原口鼻瘘已获得稳定的闭合。

图7-1t 术后4年修复位点影像学检查显示骨移植物已完成改建并展现出正常的骨结构。

成，这表明左侧中切牙和尖牙的牙周膜与新生骨组织产生了相互作用。牙根之间的骨小梁形态表明骨组织已经功能负载，新生骨已经与原有骨组织生理性完全整合。

讨论

对于腭裂合并侧切牙缺失的患者来说，标准的治疗方案是在缺损处植骨，然后进行种植修复，但在某些情况下，这种方式很难成功。当为中老年患者设计成骨手术方案时，外科医生必须考虑到患者自身成骨能力不足的不利因素。采用节段性截骨术打开翼上颌间隙，从而达到骨组织增量目的，这种手术方案通常可以达到较好的治疗效果。

愈合条件不良患者的手术设计

针对复杂性发育异常患者的牙槽骨缺损修复是非常困难的，临床检查也容易将这些患者的口腔发育缺陷看作是一般的腭裂[1]。但外科医生必须明白，腭裂的胚胎学变化多样且原因尚不明确。

多系统发育异常的患者在接受口腔手术后，组织愈合难度明显较高。在为这些患者设计手术方案时，宜通过改良常规术式来降低失败的风险。此类患儿常有多次手术失败的病史，所以治疗的困难在于要设计一种替代性的治疗方案，能够让患者及家属对该治疗方案充满信心，并能处理好在之前的外科手术中受损的组织。

下面这个病例中的患者之前已经尝试了常规骨移植手术。当时手术是由1名优秀的外科医生以髂嵴为供区进行的自体骨移植。第二次手术前，外科医生可以参考之前的常规治疗手段的实际效果：植骨后患者软组织未完全愈合，移植的自体骨也出现了吸收。对于患者愈合能力缺陷的分析有助于找到治疗失败的原因，并促使我们寻找一种新的手术方案。

临床上大多数颌面外科医生都习惯于遵循公认的标准程序。当医生给条件理想的患者实施手术时，通常容易取得成功，然而手术效果很大程度上取决于患者缺损区自身的愈合能力。医生手术技术水平的高低固然重要，但并不能完全弥补患者自身愈合能力的不足。

有些患者在外科手术后，切口难以愈合，这类患者在手术前是难以区分出来的。这种愈合能力的缺陷可能会很明显，也可能比较隐匿。缺损区的大小是术者需要考虑的首要问题之一，这在临床检查和影像学上均可表现出来；年龄是预测疗效的另一

图7-2　在有严重发育畸形并发局部条件较差情况下构建骨形成复合体

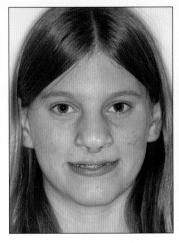

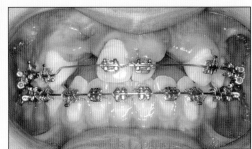

图7-2a　（右）患者，女性，14岁，双侧唇腭裂伴缺牙。

图7-2b　（最右）口腔检查可见牙齿缺失，一侧中切牙发育不全，双侧牙槽突裂。

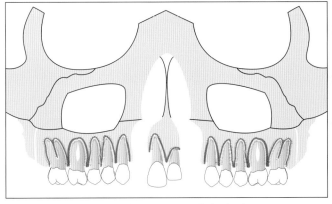

图7-2c　上颌双侧牙槽突裂将上颌骨分成3部分。

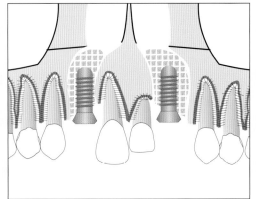

图7-2d　牙槽突裂的传统治疗包括骨移植与种植修复。

个因素；患者之前手术后的效果以及愈合能力的评估也能为疗效的预测提供重要参考。要想获得良好的愈合效果，手术设计必须遵循成骨手术的原则要求。对于术者来说，难点在于能否制订出可靠方案以获得手术成功。

病例报道

患者，女性，14岁，要求诊治双侧唇腭裂（图7-2a）。她希望首先修复腭裂，然后植入种植体来修复先天性缺牙，患者还患有复杂的先天性心脏病并做过手术，其心脏病史对麻醉也有特殊要求。

口内检查结果为牙列缺损，一侧中切牙发育不全，双侧牙槽突裂以及软组织缺损（图7-2b），缺损把上颌骨分为3个牙槽骨块（图7-2c）。裂隙根尖延伸直至鼻腔，软组织也存在相应的缺损，并有一个连接口腔及鼻腔的瘘管。

最初计划是准备按照标准手术方案进行植骨，然后植入种植体来修复缺失的侧切牙（图7-2d）。这个标准手术流程包括3个治疗阶段：第一阶段是通过植骨建立骨的连续性，将黏膜瓣前移覆盖植骨区。在第二阶段的治疗中，种植体植入已经愈合的骨增量区，要求种植体与植骨区骨组织形成骨结合界面并保持长期稳定。第三阶段是戴入兼具功能和美学的修复体。

对于本病例，之前的外科医生已进行标准的手术治疗，包括从患者的髂嵴中获取松质骨作为植骨材料，植骨区翻瓣并前移黏骨膜瓣进行减张缝合。但是，最终这名患者的黏膜未能愈合，导致骨移植物暴露吸收。软组织手术是由1名有丰富经验的优秀整形外科医生完成的，术中没有出现特殊的技术问

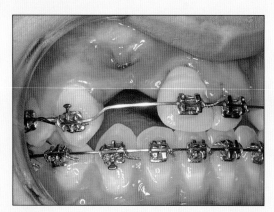 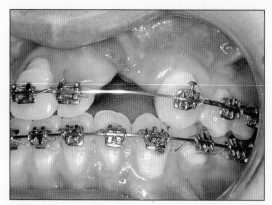

图7-2e 右侧牙槽突裂处的黏膜质地菲薄而脆弱。

图7-2f 右侧牙槽突裂处的黏膜质量不佳，邻近口鼻瘘处黏膜存在明显炎症，左侧中切牙发育不良。

题，然而黏膜依旧未能正常愈合。

对于那些有系统发育异常的患者来说，愈合能力存在缺陷的问题并不罕见。多年前，我们即认识到面部和心脏发育障碍存在着相关性[2]，但是对于潜在的、可能很复杂的生理共性，却知之甚少。

外科医生意识到如果重复同样的手术方法，黏膜仍旧有可能无法愈合。鉴于手术预期不佳、患者又有并发症，所以医生对患者进行了转诊，以寻找其他可能的治疗方式。

我们初步检查发现覆盖左、右两侧裂隙的软组织的质、量均不佳（图7-2e、f）。患者黏膜的脆性表明软组织自身存在先天系统性异常，而这种异常的病因尚不清楚，可能与胚胎发生或发育的异常有关，也有可能是因为新生儿的发育受到心功能缺陷和长期住院治疗的影响。因此，我们在手术设计时必须考虑到软组织的不足，以确保手术效果。

右侧缺损区的影像学检查显示，裂隙旁牙齿的牙根覆盖着一层薄薄的牙槽骨（图7-2g）。如果要成功修复缺损，就必须激活邻近牙齿的牙周膜系统，使神经肌肉调控信号传导至骨移植区，促进成骨修复骨不连。在植骨区，神经肌肉调控信号的调节对于成骨至关重要，而牙周膜系统是牙槽突中唯一的信号来源。就该病例的情况而言，牙根间距过大，调节信号无法传导至缺损中心区域。因此，为

了有效成骨，手术设计必须使两颗牙的牙周膜系统相互靠近。

左侧牙槽突裂的影像学检查显示骨缺损合并牙周问题（图7-2h），左侧中切牙发育不全，牙槽骨吸收至根尖。第一前磨牙牙根和牙周膜系统发育良好，第一前磨牙完整的牙周膜系统可以为骨形成提供神经肌肉调控信号，但由于左侧中切牙周围骨缺损能提供信号的能力是有限的。因此，许多外科医生认为，缺损区邻近牙齿的牙根暴露不利于植骨，应拔除这类牙齿[3]。但在这个病例中，术者充分发挥所有剩余牙周膜的神经肌肉调控信号调控能力，促进骨组织形成。

与传统的骨移植不同，本治疗计划采用了截骨术（图7-2i），这种方法需要创建两个可移动截骨块并水平向前牵张，充填A点、B点的牙槽突裂，于是在C点、D点形成开放的骨再生空间。骨块前移将为每个裂隙区提供8mm的黏膜组织，这将使黏膜能够无张力关闭。

右侧裂隙区也将发生一系列的生理反应来实现愈合（图7-2i，位点A）。rhBMP2将诱导细胞到达位点A，牙骨质中的Sharpey纤维会穿过牙周膜，到达裂隙邻牙牙根上的薄层骨，并穿透薄的皮质骨，维持骨的稳定。这些纤维将传导力学信号至植骨区，调节成骨细胞行为。拉近两个牙根的距离会增加潜在

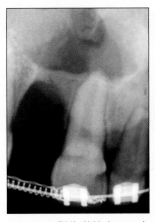

图7-2g 影像学检查显示右侧牙槽突裂。

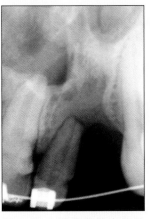

图7-2h 影像学检查显示左侧牙槽突裂，牙齿发育不全。

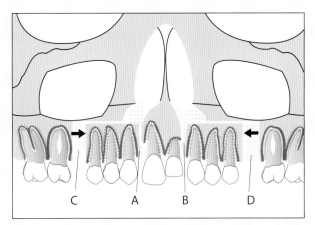

图7-2i 拟行的手术设计包括构建两处可移动的骨块，并水平向牵张以充填A点、B点骨缺损区，同时在上颌骨后牙区的C点、D点形成骨再生空间。

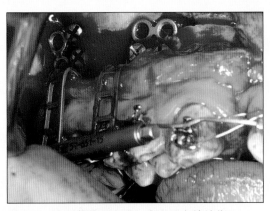

图7-2j 右侧截骨已完成，牵张器安放就位。

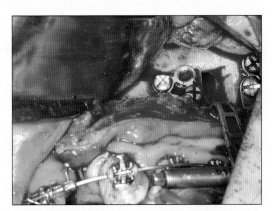

图7-2k 左侧截骨已完成，牵张器安放就位。

的信号强度，同时减少建立骨联合所需的骨量。

由于存在前次手术瘢痕的阻力和黏膜的脆性，右侧裂隙的闭合需要减张。前庭切口作为右侧截骨块的手术入路，水平切口可避免伤及切牙区截骨块唇侧黏膜，以维持血供。在后牙区颧突部及前牙区游离骨块上固定Liou牵张器（KLS Martin）（图7-2j）。

在左侧使用超声骨刀进行小切口的截骨手术，运用Le Fort I型水平截骨术联合牙间垂直截骨术进行截骨直至一侧鼻孔区，将Liou牵张器安装到截骨块（图7-2k）。

左侧有两个位点需要植入rhBMP-2来募集成骨细胞（图7-2l），在左侧中切牙和尖牙之间的空

隙，即之前骨移植失败的部位。将左侧截骨块向前牵张，使这两颗牙的牙根及牙周膜系统靠近，翻起裂隙区骨壁侧的黏骨膜暴露骨面，然后将复合rhBMP-2的胶原海绵植入缺损区骨壁之间。当牵张器工作时，截骨块向前移动，关闭了裂隙骨壁之间的空间，胶原海绵受到周围骨壁挤压，使该区域rhBMP-2聚集。经验表明，这一过程将促进骨床区的成骨[4]。

截骨块的向前移动，使后牙区垂直截骨线处开放形成间隙，而此处计划是要植入1颗种植体，为了实现这一目标，必须在此位置形成充足的骨量，为天然牙和未来的种植体提供一个稳定的环境。与前牙区裂隙区不同的是，牵张形成的后牙区腔隙并不

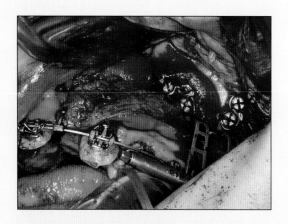

图7-2l 为募集成骨细胞,将含有rhBMP-2的胶原海绵植入左侧两个位点。

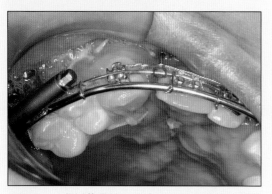

图7-2m 右侧截骨块充分牵张以关闭缺损区并修复腭瘘。

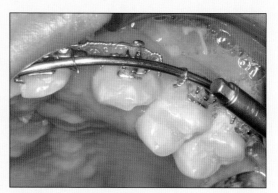

图7-2n 左侧截骨块就位后,保留与正常中切牙宽度相对应的空间。

→

在发育缺陷的中心。如果细胞成分迁移至该处,邻牙的牙周膜系统将提供足够的神经肌肉调节信号促进成骨机化。

截骨块的重新定位是通过手术完成的,牵张器可以移动和固定截骨块,但并非用于后期的渐进性移动。为控制移动方向,将0.035英寸(1英寸≈2.54cm)圆形矫正弓丝弯成牙弓形态,固定在磨牙托槽的面弓管内,这就为截骨块的侧向牵张提供了一个稳定的锚定点。

当截骨块牵张到位后,利用腭部多余的软组织进行一期减张,关闭创口修复口鼻瘘道,此时右侧尖牙几乎接触到中切牙(图7-2m),剩下的间隙待日后正畸关闭。因为保留了尖牙牙根近中和中切牙牙根远中表面薄层牙槽骨,这些骨质可以有效保留牙骨质和硬骨板之间的牙周纤维,而牙周纤维是促进骨形成的神经肌肉调节的重要来源。

对左侧截骨块进行正畸牵张,直到预留出一个中切牙正常宽度的位置(图7-2n)。

在进行截骨术和rhBMP-2植入术后8周,患者再次复诊,手术取出牵张器。鉴于患者心脏状况,手术需要在有麻醉和心功能支持设备的手术室进行。通过截骨术和rhBMP2植入术,患者上颌骨的连续性得以重建,牵张形成的裂隙及原始牙槽突裂均已骨性愈合。外科检查表明,移植材料完全充填了右侧骨缺损区(图7-2o),并形成大量具有活力的骨组织,可用于牙齿的支持。

左侧的缺损区也被有活力的骨组织充填(图7-2p),由于牙根周围有新生的骨组织形成,发育不良的中切牙的牙周状况得到了改善。证据表明暴露的牙根不会干扰该部位的骨形成,对缺损区的新骨进行组织学检查证实,这个区域产生了有活力的骨组织(图7-2q)。

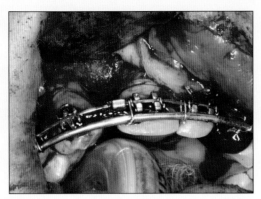
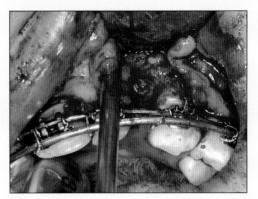

图7-2o　术后8周，原右侧缺损区已完成骨组织重建。

图7-2p　截骨术后8周，左侧牙槽骨缺损区充满新生骨。

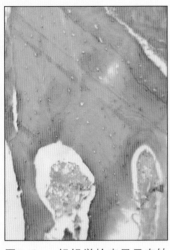
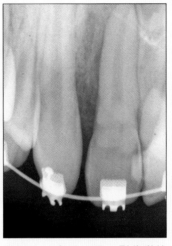
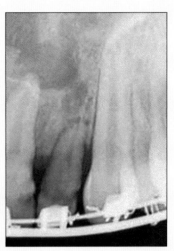

图7-2q　组织学检查显示在缺损区修复位点可见正常骨组织生长（HE染色，×40）。

图7-2r　术后12周，影像学检查提示右侧原缺损区已经充满骨组织，间隙消失。

图7-2s　术后12周，原左侧缺损区骨愈合，左侧尖牙近中牙槽骨高度良好。

术后12周，右侧骨缺损区域影像学检查显示牙槽突裂已全部修复（图7-2r），无可见裂隙。

术后12周，左侧裂隙影像学检查显示（图7-2s）：发育不良的牙齿根尖处有新骨形成，牙槽突裂已经被骨质充填，左侧尖牙近中面的骨水平良好。

为获得牙弓连续性，植入两颗种植体并完成修复（图7-2t）。术后3年，在右侧上颌截骨术后形成的后牙缺隙处植入种植体，而截骨术后上颌骨左侧形成的缺隙通过正畸治疗关闭。与此同时，左侧中切牙脱落，术者采用种植义齿进行了修复。尽管左

侧发育不良的上颌中切牙最终脱落需要修复，但它在手术设计中发挥了重要作用。在植骨修复左上颌骨缺损时，左侧中切牙的牙周膜系统充分发挥了作用，促进植骨材料机化形成功能性骨单元。

在截骨术及rhBMP-2植入术后9年，患者的情况稳定（图7-2u～x），牙周健康稳定。

讨论

这个病例的治疗过程突显了诊断阶段的重要性。起初患者的检查结果并无特别异常，从解剖学的角度来看，常规自体骨移植修复牙槽突裂，然后

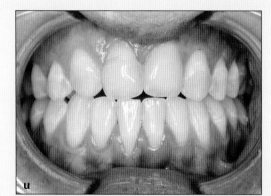

图7-2t 节段截骨术后9年回访，影像学检查所见。于截骨术后3年完成种植义齿修复。

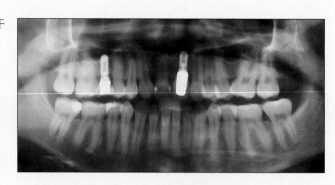

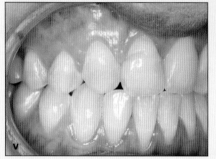

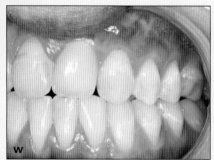

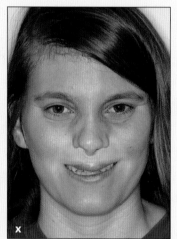

图7-2u～x 节段性截骨术9年后患者牙弓及牙周健康稳定。

进行种植义齿修复似乎是合理的治疗方案。然而，患者的软组织愈合能力不良，而这一点在复杂的多系统发育异常患者中很常见。因此，在选择手术方案时，必须考虑到可能存在的软组织愈合障碍。

如果能在制订手术计划时全面考虑各项成骨的基本要素，就可以成功修复颌面部骨缺损并保持稳定。成骨的基本要求之一是没有感染，口腔手术均为污染切口，所以我们应时刻注意感染风险。

为了降低感染风险，要通过封闭黏膜使骨再生空间与口腔隔离。如果截骨术区或植骨材料表面的软组织愈合失败或开裂，成骨环境将因细菌和分泌物的侵入而破坏。因此，诊断的一个关键方面是判断黏膜愈合能力是否异常，这将指导外科医生制订临床治疗策略，降低愈合缺陷所导致的风险。为获

得成功的治疗，手术计划必须至少依赖于软组织的完整闭合。

截骨术能够使颌骨及相关软组织固定于新的位置上。在这个病例中，截骨块重新定位后，将新增的8mm软组织，推进到两边的牙槽突裂隙处。相对增加的软组织使得无张力缝合成为可能，这样就有利于组织愈合。

还应该通过常用方法将其他的成骨基本要素设计到治疗方案中，并利用正畸和减张装置保持环境稳定。复合rhBMP-2的胶原海绵有利于植骨区募集成骨细胞，牙槽突裂隙区邻牙的牙周膜系统则提供了神经肌肉调控信号传导。由于牙周介导的神经肌肉调控信号的强度随距离的增加而减少，需通过截骨术拉近裂隙邻牙牙根间的距离。最终，即使成骨

环境不良，通过正确设计构建骨形成环境，8周内即可获得稳定的成骨效果。

截骨术在多次植骨失败患者中的应用

有多次植骨失败病史的患者进行手术时会有特殊的风险，当医生要为1名多次治疗失败的患者制订手术方案时，必须在考虑新的治疗方案之前，对之前所有可能的失败原因进行逐一分析。如果可以确定先前失败的具体原因，那么接下来就是进行相应的手术设计，最大限度地降低失败风险。

针对这名患者，前两次手术均为传统的牙槽突植骨，屡次术区不愈表明植骨环境不利于骨生长。在第三次尝试时，术者设计了一个新方案，通过改变牙槽突裂区域的成骨环境来实现术区骨愈合。为解决上颌骨发育不全的问题，术者拟采用Le Fort Ⅰ型上颌截骨术创造左、右翼颌连接处的骨组织再生空间。

病例报道

患者，女性，曾在14岁时就诊（图7-3a），在一家颅面外科中心进行过双侧唇腭裂手术，上颌扩弓正畸治疗，正畸治疗后对双侧上颌骨缺损区进行了两次植骨手术。在第一次手术中，术者从髂嵴取松质骨植于缺损区，但植骨材料愈合不良并吸收。在第二次手术中，术者取头顶颅骨的皮质骨对双侧裂隙区进行再次植骨，结果再次愈合失败。

患者此次就诊时，主诉口内有骨屑从牙龈中不断排溢出来，影像学检查显示软组织内有一些疏松的碎骨片存在（图7-3b~d），口内检查发现口腔前部切牙段整体可活动，上颌前部发育不全，上颌后段扩张，植骨失败后的碎屑从瘘管溢出。

只有当成骨空间得到足够的支撑时，才可能实现植骨块的成功愈合。从患者当前的状态看，这些上颌骨碎片无法愈合（图7-3e）。上颌各个骨块的空间关系是不正确的，缺损区相邻牙齿的牙根距离太远，且不在同一垂直高度。在这种情况下，不论使用怎样的植骨材料都很难愈合。

植骨材料能够将细胞成分引导至骨缺损区，而新生组织的生长及机化还需要一定的调控，邻牙的牙周膜系统是上颌牙槽突裂患者骨缺损区主要的调控信号来源。上颌这个区域即使是正常的解剖结构，能够提供神经肌肉调节信号的肌肉附着也是很弱的，而牙槽突裂又破坏了该位点的骨及肌肉系统的结构功能，进一步削弱了局部的神经肌肉调控信号调控机制。在这种不利条件下，如何获得最佳的牙周组织支持是骨愈合成功的关键。

当两侧尖牙间的距离大到一定程度时，骨缺损中心得到牙周膜来源的神经肌肉调节作用强度将明显减弱。在这个病例中，切牙区骨块过于偏向根方，降低了前牙区植骨材料生长的能力。

即便植骨材料能够恢复牙槽突裂的骨连续性，该部位的生理功能也无法完全恢复，无支持能力的骨组织并不适合进行种植修复。

上颌研究模型显示，在经历了两次失败的骨移植手术后，上颌有严重的骨缺损，并且牙弓形态明显扭曲（图7-3f）。术前正畸矫正扩弓过度，破坏了植骨区的愈合潜力（图7-3g）。传统植骨方式在骨愈合期间会发生植骨材料的部分吸收导致体积缩小，因此外科医生会通过适当增加植骨量这种"矫枉过正"的方式来补偿。这种方法的缺点在于宿主环境必须满足不排斥植骨材料条件，然后才能进行骨结合。

在这个患者中，两侧被过度扩弓的缺损区已经进行了两次植骨尝试，均以失败告终。植骨失败最可能的原因就是缺乏有效的神经肌肉调控信号传导入骨移植部位。植骨术前的正畸扩弓移动了成骨空间旁边的牙齿，随着牙齿的移动距离越来越远，成骨空间中心的牙周信号也随之减弱。虽然自体髂骨和自体颅骨都有能力将细胞募集至骨再生空间，但是牙周膜系统的神经肌肉调控信号传导才是引导成骨和组织机化的必要条件。

这些骨块的移动和扩张也会影响到鼻底和口腔黏膜的封闭，而防止鼻腔细菌和分泌物进入成骨空间也是必需的。因此，尽管多次使用了良好的植骨材料，但由于手术设计的缺陷，导致最终植骨失败。

右侧上颌尖牙牙根因其远中倾斜进一步降低了

图7-3　利用截骨术治疗多次植骨术失败的骨缺损

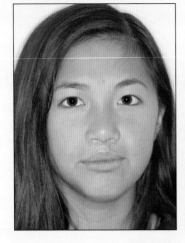

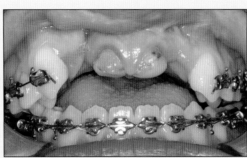

图7-3a　（最左）患者，女性，14岁，要求修复缺失的上颌前牙和骨缺损。

图7-3b　（左）口内检查可见切牙段完全松动，上颌前牙区严重萎缩，并延伸到上颌后牙区。挤压瘘管可见有植骨失败的碎片排出。

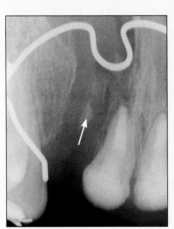

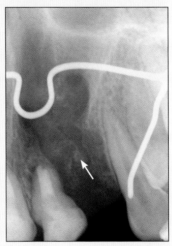

图7-3c　（最左）影像学检查发现右侧裂隙处，原来颅骨取材的植骨材料部分已成为死骨，正在经瘘管排出（箭头所指）。

图7-3d　（左）影像学检查发现，左侧骨缺损区软组织内有死骨片（箭头所指）。

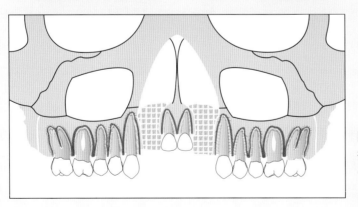

图7-3e　在患者现有条件下，如果想获得成功的修复要解决两个问题：大范围骨缺损和前牙骨块位置的错位。

→

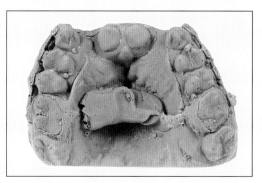

图7-3f　上颌石膏研究模型显示，在经历两次失败的骨移植手术后，上颌有严重的骨缺损，并且牙弓形态明显扭曲。

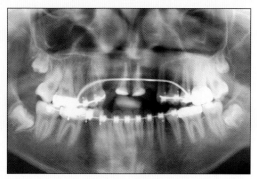

图7-3g　全景片显示正畸扩弓增加了缺隙宽度。

图7-3h　另一种手术方案计划开辟4个骨再生位点：在对上颌骨Le Fort I型截骨离断后，双侧上颌后部骨块前移，在A点和B点打开翼上颌区成骨间隙，这两个位置可能不需要填充植骨材料就能有效成骨。然后将上颌骨前部骨块下移至与后牙骨块平齐高度，这一过程会在鼻底区产生C和D两个成骨腔隙，鉴于C区和D区前期曾经历手术失败，又位于发育缺损的中心区域，所以C、D空间需填充rhBMP-2来增加局部细胞数量。

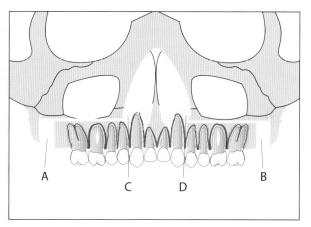

向骨再生空间传导信号的能力，切牙区骨块根向移位，也使其与后牙区骨块不在同一水平面。如果想获得最好的调控效果，中切牙的牙周膜系统应该与尖牙的牙周膜系统处在同一水平，并且正畸治疗和外科手术计划应该协调一致，这样才能使再生腔环境最有利于骨生长、结合和机化。

影像学检查证实，先前的颅骨植骨失败，植骨材料碎片从瘘管溢出（图7-3c、d），反复的植骨导致局部软组织瘢痕形成，也降低了软组织的活力。当骨移植过程中黏膜被翻开后，覆盖在左侧中切牙根部的薄层骨被破坏，而组织重建的成功与否很大程度上取决于与缺损区相邻的牙齿牙周膜系统的状态，所以维持健康、正常的牙周膜系统是儿牙医生、正畸医生和外科医生的首要任务。

牙槽突裂两次自体骨移植手术失败，说明这种手术设计存在缺陷。由于手术设计没有满足骨形成的基本条件，导致最终失败的结果。无论手术计划

实施时采取了什么护理措施，缺损区环境都不能支持骨组织生长。

为了手术成功，设计手术方案时不仅要解决解剖缺陷，也必须兼顾功能恢复和美学目标，另外，整个手术方案还必须考虑到成骨的基本要素。所以术者采用了一种替代性的手术方案为这个患者进行治疗（图7-3h），这个方案计划开辟4处骨再生位点。在对上颌骨Le Fort I型截骨离断后，双侧上颌后部骨块前移，在A点和B点打开翼上颌区成骨腔，这两个成骨空间很可能不需要填充植骨材料就能有效成骨，这个过程的机制将在第8章中描述。

上颌前部骨块通过牵张与其后段对齐，这一过程会在C和D两处形成成骨腔隙。将两侧尖牙牙根向中切牙牙根移动，这样可以减少移植骨骨量，而且使牙周膜系统的刺激信号对植骨区的生长和机化进行有效调节。鉴于C区和D区之前曾植骨失败，又位于发育缺陷的中心区，所以C、D两处空间需填充

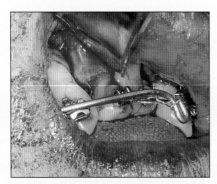

图7-3i 将上颌骨块移位关闭右侧上颌牙槽缺损。

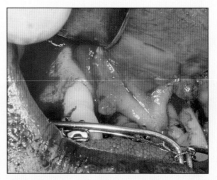

图7-3j 在已关闭的右侧牙槽缺损区覆盖富含rhBMP-2的胶原海绵。

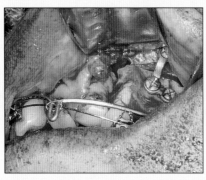

图7-3k 将截骨骨块移位关闭左侧牙槽缺损。

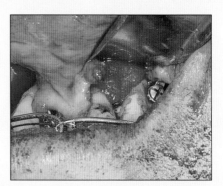

图7-3l 在已关闭的左侧牙槽缺损区覆盖富含rhBMP-2的胶原海绵。

rhBMP-2来诱导细胞募集。

根据手术设计,上颌骨进行Le Fort Ⅰ型离断,通过重新定位上颌骨块,形成4处成骨空间,每处均具备骨形成的基本条件。位于前部的牙槽突裂成骨空间愈合能力欠佳,因为之前的两次手术失败均为自体骨组织移植,这表明植骨手术失败并不是因为缺少细胞来源。因此,新的手术设计方案并未考虑进行自体骨移植,而是去构建一个满足骨形成诸要素的环境。

含两颗中切牙的切牙区骨块被向下牵拉并重新固位(图7-3i),目的是使中切牙和尖牙的牙周膜系统更加接近,牙周组织垂直水平的矫正非常重要。在将切牙区截骨块固定前,术者对鼻腔和腭部裂隙进行了无张力关闭,术中没有额外的空间来植入颗粒状植骨材料。

后部成骨空间位于上颌骨后牙区和完整的翼状骨板之间,该区域无须植骨即可有效成骨,整个上颌骨复合体前移并建立了一个新的功能性咬合,术中根据

头骨上放置的定位系统,对截骨块进行正确定位。

在已关闭的右侧牙槽突裂区覆盖富含rhBMP-2的胶原海绵(图7-3j),海绵为20mm×20mm(含1mg/mL rhBMP-2无菌水溶液)。这与之前的两次手术不同,它不需要从患者的髂骨和颅骨取骨,因此创伤小。

同法处理左侧牙槽突裂(图7-3k)。通过截骨块的重新定位,使中切牙和尖牙的牙周膜系统更为接近。上颌骨复合体重新放置后用钛骨板固定,将rhBMP-2/ACS以类似于Onlay植骨的方式植入剩余的缺损区间隙(图7-3l),并拉拢缝合。左侧缺损区使用的填充物为20mm×30mm胶原海绵(含2.0mg/1.5mL rhBMP-2无菌水溶液)。

术后2周,缝合线完整,未见伤口裂开(图7-3m)。术后6个月,牙龈完全愈合,未见瘘管复发(图7-3n)。原左、右两侧牙槽突裂区可见新骨形成,打开的翼上颌区成骨空间(A、B)在没有植

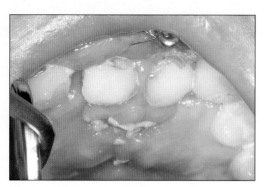

图7-3m　术后2周，缝合线完整，未见伤口裂开。

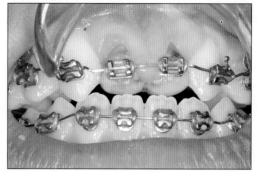

图7-3n　术后6个月，牙龈完全愈合，未见瘘管复发。

图7-3o　原来C、D缺损区可见新骨形成。原打开的翼上颌区成骨间隙（A、B）在没有植骨的情况下已经充满了新生骨。

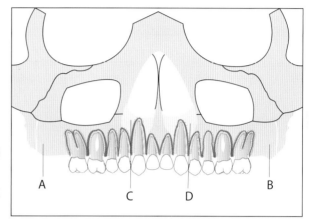

骨的情况下已形成新生骨（图7-3o）。

　　事实证明仅放置rhBMP-2而不使用颗粒状植骨材料修复缺损区也遵循常规的愈合过程。最初牙槽突裂边缘的皮质骨被吸收，整个缺损空间充满了缺乏正常结构特征的阻射材料，邻牙的硬骨板无法辨识，在牙槽嵴或鼻缘也看不到皮质骨轮廓。6个月后，右侧原牙槽突裂区按照这个过程逐渐完成愈合（图7-3p）。

　　左侧愈合过程与右侧相似（图7-3q）。在原牙槽突裂处可见钙化组织，但该结构缺少骨结合的迹象。6年后，检查显示右侧新建骨有了功能重建（图7-3r）。在牙根周围形成了明显的皮质骨板，这表明此处形成了正常牙周膜系统。牙槽嵴顶和鼻缘也都可以看到皮质骨外白线轮廓。骨小梁的形态成熟，与原生骨相似。6年后，左侧原牙槽突裂处新建骨也发生了骨结合（图7-3s）。修复位点新骨已经成熟，并且形成了具有活力和功能的新骨结构。牙槽嵴上可见皮质骨外白线轮廓，与牙齿硬骨板连续一致。影像学检查显示，左侧上颌中切牙发生了根尖炎症，需要进行牙髓治疗。

　　手术后8年全景片显示，Le Fort Ⅰ型截骨块已愈合（图7-3t）。原打开的翼上颌连接处成骨间隙在没有植骨的情况下形成连续的骨组织。

　　在这一骨组织重建的设计中，运用了Le Fort Ⅰ型截骨术来关闭缺损间隙。之前两次植骨失败的尝试表明，这些缺损部位缺少的不仅仅是细胞成分。即使植骨材料在该部位发生愈合，缺乏神经肌肉支撑也可能导致移植骨再吸收和种植体骨结合失败。而这名患者，省去了种植义齿修复（图7-3u、v）。如果将来某颗牙齿缺失，新构造的牙槽骨同样适于进行种植修复。

讨论

　　唇腭裂患者是颌面外科中心诊治比例最大的人

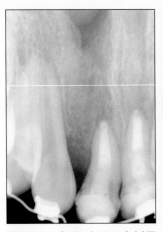

图7-3p 术后6个月，右侧原缺损区愈合良好。

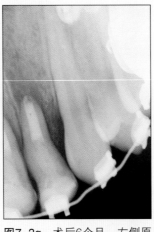

图7-3q 术后6个月，左侧原缺损区愈合良好。

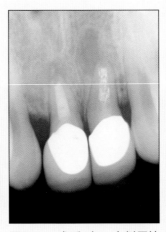

图7-3r 术后6年，右侧原缺损区。

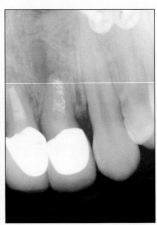

图7-3s 术后6年，左侧原缺损区。

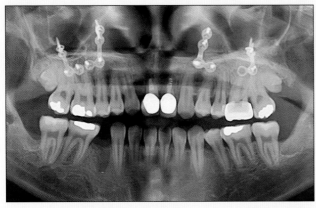

图7-3t 术后8年，全景片。

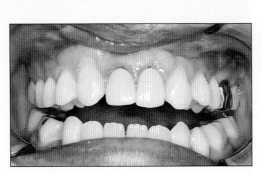

图7-3u 术后8年，患者口内情况。

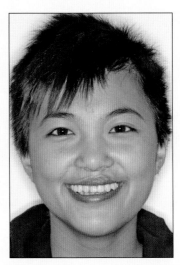

图7-3v 术后8年，患者复诊照片。

群，因此牙槽突裂是颌面外科医生经常面对的问题。不少外科医生没有进行全面的检查和诊断就开始进行外科治疗，对缺损状况的评估也不充分。由于大多数患者的自体骨移植效果尚可接受，因此医生对所有患者都倾向于采用这种方案。

在这个病例中，植骨区的物理环境不能支持骨组织生长，骨组织形成的基本要素也无法满足。在第一次手术失败后，相同的条件下又进行了第二次手术。可以预见，第二次手术一定也会失败。这个病例证明了初始阶段综合性诊断的重要性，术者必须意识到神经肌肉调控信号源的重要性，并在手术设计中考虑到这一因素。在这个病例中，将邻近的

图7-4 Le Fort Ⅰ型截骨术治疗面正中裂骨缺损

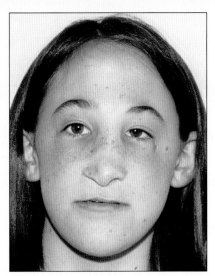

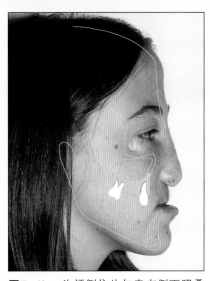

图7-4a 一名患有罕见先天性面中裂的14岁女孩来医院就诊,希望能恢复缺失的牙齿和上颌骨。

图7-4b 头颅侧位片与患者侧面照叠加显示了上颌后缩的程度。

→

天然牙牙周膜系统尽量靠近牙槽突裂区是非常重要的,这样神经肌肉调控信号才能传递至成骨空间,以调控rhBMP-2募集的成骨细胞发挥作用。

Le Fort Ⅰ型截骨术用于大范围发育性骨缺损的修复

大型的面中裂是颌面外科医生面临的一类最具挑战性的病例,这类骨组织重建必须满足功能、持久和美学的要求。这类患者多在儿童时期就诊,因此整个治疗必须与患者的发育相适应,治疗周期很长。除了明显的解剖结构缺损外,疾病病因和发展过程也对手术的设计及实施提出了特别的要求。

这些先天性骨缺陷是因先天发育不良导致,因此传统的骨组织重建技术治疗效果不佳。这个解剖区之所以没有发育,是因为在胚胎期组织形成时,该区域缺少骨形成的必要因素。如果不考虑局部成骨必要因素,仅机械性地对缺损区进行骨移植,植骨材料将很难成骨,更无法与周围骨组织发生骨结合。

患者初诊检查时就可以发现,局部缺损区都缺乏成骨所必要的环境。口腔、鼻腔和上颌窦无法向缺损区提供血供、细胞成分和神经肌肉调控信号传导,而且这些腔隙容易形成细菌感染,不利于成骨。这里我们所说的完全重建指的是自然牙齿或种植体支持的修复体,且必须满足长期的咀嚼、发音和美学要求。

为实现骨组织结构重建,构建一个具有最佳愈合潜力的成骨环境至关重要。接下来的这个病例,就是利用截骨术构造成骨结构,后期新骨形成,从而修复了原缺损区。

病例报道

患者,女性,14岁,发育性面中裂(图7-4a)。患者的结构缺陷包括唇裂、切牙区骨块缺如、上颌前牙缺失、鼻中线结构缺如、嗅觉神经功能障碍及垂体功能障碍。由于患者中枢神经系统紊乱,表现出牙齿及面部缺陷、大脑中线区相关的解剖异常包括嗅觉神经和脑下垂体,这一中枢神经系统病变是发生这些病损的主要原因。

患者面中部发育不良并后缩(图7-4b),面中部软组织和鼻部无骨性支持。虽然患者上颌骨前部缺如,但双侧上颌骨后部骨块发育良好。原发性发

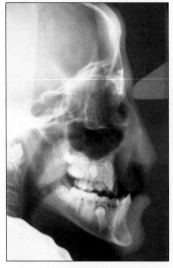 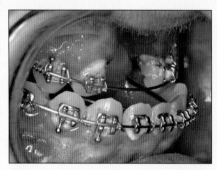 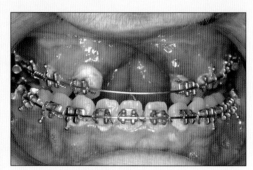

图7-4c 头颅侧位片显示了上下颌牙弓的不协调。

图7-4d 口腔检查可见明显的咬合不良（经许可引自Chin的文献[4]）。

图7-4e 上颌前部发育性缺损。

→

育障碍造成了面中部结构发育不良，这些解剖结构之所以没有形成，是由于患者发育初期该区域缺乏组织发育所需的必要元素。由于神经支配的肌肉和牙齿缺如，牙齿或肌肉附件的神经肌肉调控信号传导丧失，导致骨组织无法形成。

患者颌骨面中部缺损，但是侧方发育影响较小，虽然也有发育不全，但这些部分包含了生长和维持骨单元的所有基本要素，这两个部位将成为上颌发育的基础，使上颌骨发生融合。

患者12岁（即2年前）的头颅侧位片显示上颌面中部严重的发育不良（图7-4c），上颌前部发育不良导致上下颌骨呈Ⅲ类颌间关系。

口腔检查可见患者组织缺损范围巨大，恢复完整上颌骨的难度很大（图7-4d）。患者上颌后部为Ⅲ类颌间关系，并存在反𬌗，上颌骨前部骨组织、软组织和牙齿完全缺如（图7-4e），上颌骨面中部缺损上部毗邻鼻腔。

在过去，可摘局部义齿修复是最常用的治疗方法。但这种Ⅲ类颌间关系会对局部义齿及后牙区基牙产生具有破坏性的不良杠杆力。经验表明，随着时间的推移，上颌基牙将会脱落，患者口腔状况也将进一步恶化。

这名患者前期曾尝试了自体骨移植。虽然鼻底

区保留了部分植骨材料，但是面中部仍存在大量骨和软组织缺损（图7-4f）。一种手术方案是再做一次植骨，将从其他部位获取的骨和软组织直接充填入缺损区（图7-4g），然而因为缺损区的成骨环境不良，这种方案的治疗效果必然会不理想。由于该区域的生理环境缺乏任何潜在的调节机制，直接进行单纯的植骨材料或成骨细胞移植，肯定会治疗失败。这是因为导致这种发育性骨缺损的环境同样不利于植入该区的植骨材料发挥作用。

另一种治疗方案是对现有的、相邻骨骼结构进行扩增（图7-4h）。这一概念借鉴了俄罗斯整形外科医生Ilizarov提出的牵张成骨原理，但直接应用常规的正颌牵张来进行治疗却并不可行，也无必要。与之相关的重要概念，是通过将现存的、具有活性的骨块转移到因缺乏调控而愈合不良的缺损区，来促进局部缺损区愈合。Ilizarov理论[5-8]的另外一个要点是，供体的截骨部位要选择在具有高愈合潜力的区域。

在对该缺损进行成骨结构设计前，必须了解现有的骨块是如何保持各自形态的。这些骨块在胚胎中形成后便能持续稳定地保持一定状态，这种现象提示必然存在一个内在的调控机制在运作。任何外科设计方式都必须注意保护骨块的骨形成调控机制。

骨块的主要部分是由牙槽嵴构成的，该区域骨

图7-4f　CT三维重建显示面部中线区骨组织缺如。

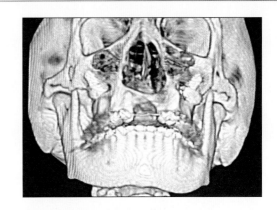

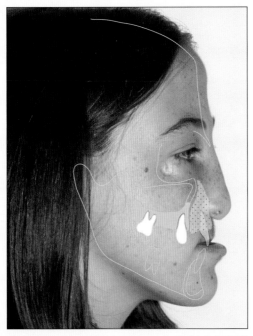

图7-4g　面部侧位图描记了如要解决组织缺损，上颌前部所需骨组织的位置和体积（经许可引自Chin的文献[4]）。

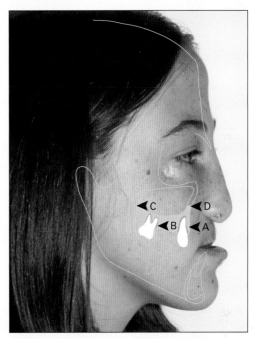

图7-4h　对维持现有骨组织的各个因素进行功能分析：A点到B点受到牙周膜系统调控，它有效地维持了局部的牙槽骨；C点是翼上颌间隙交界处，它受到翼板附丽肌肉的调控；D点是鼻腔梨状孔的侧壁，有面部肌肉和鼻腔结构的调节。

组织和软组织的发育主要受牙齿的发育和萌出影响，所以该骨块形态的长期稳定主要取决于牙齿的位置及其健康状况。牙齿和牙周膜系统（A和B）对维持骨块生理功能非常重要（图7-4h）。牙槽骨后部为上颌骨与翼板区的结合部（C），该区域受到颅底调控机制的影响，颅底区域的稳定使上颌骨后部和翼板区域形成、生长和并维持一定的形态，参与的肌肉和大脑本身构成一个系统，有助于相关解剖结构的稳定。在余留骨组织前部，牙槽骨与鼻梨状

窝底部相承接（D），这一功能区骨组织的长期稳定来自邻近的肌肉和鼻腔气道的功能性刺激。目前呼吸对维持鼻腔形态的具体调节机制尚未完全清楚。

如果缺损周边原生骨组织可以适当扩展，所获得的骨可以用来补充面中裂缺损。因此，可以通过对两侧上颌骨后段进行部分或整体移位来完成上颌骨的扩增。

其中一个手术方案是对上颌骨进行Le Fort Ⅰ型截骨术，并向前牵张（后部骨块）至上颌前部缺

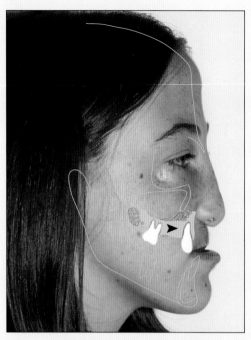

图7-4i　一种治疗方案是通过将上颌前徙（箭头）的方式来填补前侧骨缺损空间。

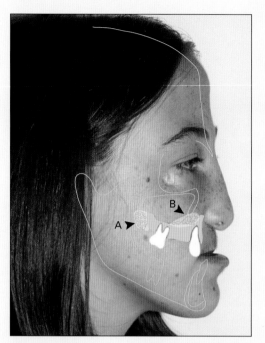

图7-4j　通过Le Fort Ⅰ型截骨术打开了两个成骨腔隙：翼上颌连接区成骨间隙（A）、梨状底底部成骨间隙（B）。

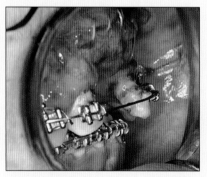

图7-4k　将上颌骨Le Fort Ⅰ型截骨前徙到预期位置后固定。

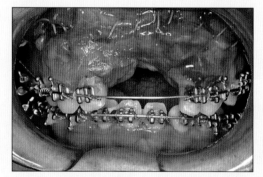

图7-4l　上颌前徙将骨块内的牙齿和牙周膜系统牵拉至更好的位置。由于牵拉应力，黏膜存在血管充血。上颌中部骨缺损仍然存在。

损区（图7-4i）。随着截骨后部骨块从原来位置移位，截骨面分离形成一个腔隙（图7-4j），这个新形成的腔隙将成为骨组织生长的空间，该腔隙的成骨能力取决于该区域满足骨形成基本要求的程度。腔隙A是主要的成骨位点，它完全被具有活性的软组织所包绕，前壁和后壁分别是上颌骨后部和翼板，上颌骨后部可由磨牙输出神经肌肉调控信号，翼板则可从颅底及其附着肌肉组织、翼外肌获得神经肌肉调控信号，颅底和颅顶区域则受大脑和硬脑膜的调控。

上颌两侧后部骨块行Le Fort Ⅰ型截骨术离断后，用内部牵张器牵张骨块向前移位（图7-4k）。此前由于患者多次手术导致软组织瘢痕收缩，限制了上颌骨的直接牵张，所以采用了内固定的方式。术中发现即使对上颌采用适度的手法牵拉也会导致局部血管充血，所以术者在下颌颏部放置了内牵张器（Lorenz/Biomet）以便于术后进行渐进性牵张，整个治疗使上下颌更接近于Ⅰ类颌间关系。

虽然后牙咬合有所改善，但面中部的骨缺损和

图7-4m 面中裂的独特生理缺陷需要特殊的手术设计。传统的植骨不是一种恰当选择。

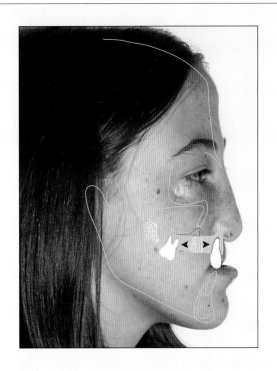

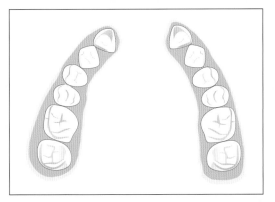

图7-4n 从咬合平面对上颌中线区的上颌骨裂进行功能分析。

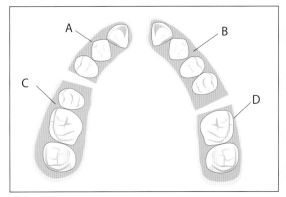

图7-4o 手术方案设计了4个上颌骨块，拟将4个骨块水平向重新牵拉复位：A和B是移植骨块，当A、B前移后就会在C点和D点形成两个牵张成骨腔室。这样移位后就可以将神经肌肉调控信号来源引入颌骨缺损区域。

牙齿缺失仍然存在（图7-4l），尽管采用了牵张器缓慢牵拉，但软组织愈合欠佳。

　　为解决面中裂骨不连的问题，传统的骨移植并不是最佳选择。因此，对已愈合的上颌骨进行了第二次牵张成骨手术（图7-4m）。按照作者经验，即使是非常狭窄的面中裂，传统的自体骨移植修复依旧会失败，这是因为牙槽突裂的根源在于重要的神经肌肉因素的发育缺失。正常情况下，发育中的牙齿、牙周组织以及以颅神经为基础的神经支配，

都能诱导切牙区骨组织的形成。如果想获得植骨成功，就必须重建骨形成的各个基本元素。本病例中采用的外科策略则是将存留的牙-牙槽骨单元移位至缺损区。

　　利用牵张成骨来关闭前牙区骨缺损是一个难点（图7-4n），骨不连区位于发育不良区域的中心。在缺损区边缘有骨形成，这主要是依靠末端的切牙及牙周膜的神经调控来维持。

　　通过截骨术将上颌骨块进行分离（图7-4o），

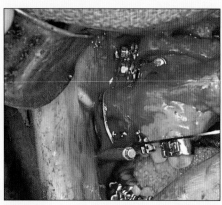

图7-4p 上颌右侧松解后，安装了一个Liou腭裂牵张器。上颌左侧同样松解后进行牵张成骨。

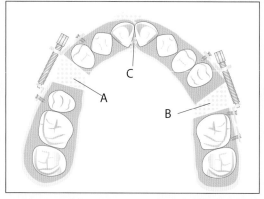

图7-4q 手术方案拟在A点和B点离断形成牵张成骨腔室，C点便是骨块断端接合点。这3个位点都用富含rhBMP-2的胶原海绵进行充填。

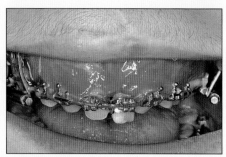

图7-4r 骨块成功牵引并就位后，上颌前部的牙齿在面中部对接。

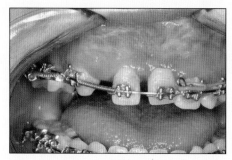

图7-4s 正畸治疗矫正咬合。

移植骨块的设计（A点和B点）必须满足骨块自身可以有效的自我支持的要求，所以每个骨块必须保留神经肌肉元素，这样才可以为周围的骨组织提供长期稳定的神经肌肉调控信号传导。在本病例中，牙及牙周膜系统即满足上述要求，同时移植的牙槽骨内还富含成骨细胞及有序排列的骨小梁结构。

上颌后部骨块在向前牵张后，在位点C、位点D处骨间隙打开，该位点远离发育缺损区，具有成骨潜能。截骨术将髓腔暴露，细胞成分和血管可以直接进入牵张后形成的腔隙内，与该腔隙相邻的牙齿将提供神经肌肉调控信号传导，以维持其周围骨骼形态，并刺激进入腔隙内的细胞成长为骨组织，并最终形成功能性骨组织。

因为此前软组织已经历多次手术，需借助牵张器对骨块进行牵张（图7-4p）。为保证血管完整，牵拉速度限制在每天2mm。此过程使用的是Liou牵张器，并用钛网对牵张器进行了改良以扩大固位板

的接触范围。

在两侧骨牵张后的腔隙（A和B）及和中线部骨块对接处（C）都放置了rhBMP-2（Infuse，Medtronic）以募集细胞促进骨愈合（图7-4q）。牵张器的侧向拉力作用于截骨块，使截骨块侧向移位，形成弯曲向前的牵张运动轨迹，这也是术者想要达到的牙弓的形状。使用正畸矫正器和牵张器对牵张后形成的腔隙和截骨块对接后的位点进行固定使之稳定。至此，该区域即满足了骨形成所需的基本要求。

通过牵拉截骨块，面中线处的骨不连最终关闭，两个移位骨块内的牙齿在中线处端端对接（图7-4r）。正畸治疗调整牙弓及咬合（图7-4s），最终通过Le Fort Ⅰ型截骨术和双侧骨块牵张成骨有效地改善了面中部后缩的情况（图7-4t），因此无须进行下颌手术。

术后7年（图7-4u）、术后12年随访患者，面

图7-4t　（右）上颌骨重建后，在患者下颌骨并未接受任何手术情况下，患者面部平衡得到了很大改善。

图7-4u　（最右）患者7年后复查可见面部形态和咬合状态保持稳定。

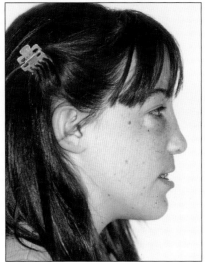
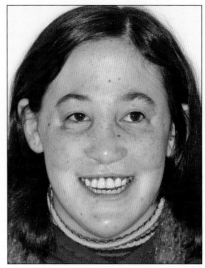

图7-4v　（右）患者术后12年复诊侧面观。

图7-4w　（最右）术后12年面部正面观。

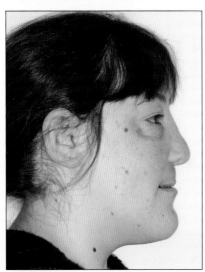
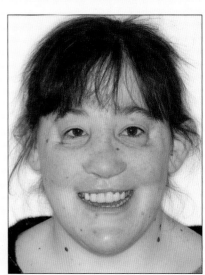

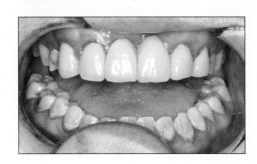

图7-4x　术后12年口内牙弓状态。

部外观和咬合关系依旧稳定（图7-4v～x）。

讨论

在严重发育不良的患者中，外科医生倾向于关注明显的结构性缺损，却低估了早期发育障碍的整体影响。成功的骨组织重建必须考虑原发性中枢神经系统异常所造成的发育性缺损。不解决这种神经肌肉调节的潜在缺陷，以植骨材料充填来实现骨增量是难以成功的。任何缺乏神经肌肉调节的组织构建，都将无法形成一个具有活性的骨单元，植骨材料也将随时间推移逐渐被吸收。因此，为这类复杂且愈合困难的骨缺损进行成骨重建设计时，可以参考Ilizarov[5-8]提出的牵张成骨原理，在治疗过程中尽量减少宿主愈合不良区域，以增大重建成功的可能性。

Le Fort Ⅲ型截骨术在放疗后患者骨重建中的应用

放疗是治疗恶性肿瘤的主要手段，改变恶性肿瘤的病理生理过程是放疗的目标。如果治疗成功，恶性细胞的破坏性行为会停止或至少减慢。然而放射作用并不仅局限于肿瘤细胞，由于放射线的空间和生理上的特点，邻近组织也受到损伤，这会产生一个以目标肿瘤为中心的呈放射状递减的组织损害区域。

因为放疗会导致缺损区附近组织血供受损，缺损区邻近组织对外科治疗反应不良，外科重建治疗时必须补偿这些组织受损的愈合潜力，但这些区域的神经肌肉调节方面的损害状况尚不明确。

以前，外科医生想出了一些策略，用来促进植骨手术后血供不良区域的愈合：高压氧治疗是促进潜在移植位点愈合的方法之一；另一种方法是使用胸大肌皮瓣，转移一块完整的解剖结构到缺损区，肌蒂可以维持血管供应和组织活力。使用显微血管吻合技术可以从远端供区转移游离复合皮瓣，游离腓骨瓣已成为面部缺损重建的标准做法。

对儿童而言放疗的影响是减慢或抑制缺损区正常的生长发育。由于生长发育受损所导致的原发性和继发性缺损对于重建都是很大的挑战。婴儿期的放疗或可挽救生命，但继发效应会随着孩子的发育而出现。面中部发育不足导致严重的Ⅲ类颌面部形态，放疗区的牙齿也可能不会发育，其带来的首要问题是无牙颌，其次是在牙齿发育过程中牙槽骨发育也会停止。

截骨术是处理这些复杂情况的重要方法。下面的病例展示了改良的Le Fort Ⅲ型截骨术在1名因放疗导致愈合能力受损的患者中的应用。

病例报道

患者，女性，19岁，有严重的面中部发育不良

（图7-5a）。5岁时，她被诊断为咽横纹肌肉瘤，面中部接受了60Gy的放疗。由于放疗副作用，她的上颌牙齿没有发育，上颌成为无牙颌。此外辐射还引起上颌骨及面中部发育停止，导致骨组织与软组织的三维发育不良。面部垂直距离的丧失加重了Ⅲ类颌间关系，增加了修复的难度。在这种情况下，上颌义齿很难获得功能稳定性。

从力学方面来看，Ⅲ类颌间关系使活动义齿或种植义齿修复非常困难（图7-5b）。多种因素作用下，因为需要的植骨量很大且缺乏足够的黏膜来覆盖移植骨块，Onlay植骨重建也是禁忌。此外，在手术设计时，必须考虑到放疗后患者的血管损伤及组织缺血的影响，大范围剥离处于放疗中心上颌骨黏骨膜瓣，会使放射性骨坏死和软组织愈合不良的风险增大。为了减轻这种风险，外科医生必须积极考虑更多的解决方案，以便在优化收益的同时尽量控制风险。

由于缺损包括骨组织和软组织两方面，在手术设计时不仅要考虑骨移植，还要注意同期软组织封闭问题。局部复合皮瓣需要离断一部分面部骨骼并将其转移到缺损区。游离复合皮瓣，如游离腓骨皮瓣，也是一种选择，但需要供区和进行微血管吻合术。对于外科医生来说，重要的是要按顺序考虑每一种选择，以确定成功的可能性及潜在的风险。

Le Fort Ⅰ型截骨块向前牵张，此法类似于复合皮瓣的转移。它可满足向缺损区转移骨组织和软组织的需求，同时在供区形成一个成骨空间。然而，针对这个患者，上颌骨曾是放疗的主要部位，很难评估局部血管损伤程度，因此难以确保Le Fort Ⅰ型截骨术效果。此外，截骨线附近的骨愈合潜能也可能受损，如果使用Le Fort Ⅰ型截骨术，放射性骨坏死或愈合不良的风险很高。

作为Le Fort Ⅰ型截骨术的另一种选择，我们分析了Le Fort Ⅲ型截骨术的可行性、成功的可能性及风险。Le Fort Ⅲ型截骨术（图7-5c）也可看作一个同时转移骨和软组织到缺损处的复合皮瓣。

使用Le Fort Ⅲ型截骨术进行颌骨重建可以避免该患者的某些特定风险。然而，Le Fort Ⅲ型截骨术的固有风险和潜在并发症比Le Fort Ⅰ型截骨术更

图7-5　放疗后改良上颌Le Fort Ⅲ型截骨术

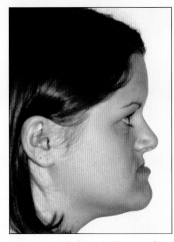

图7-5a　患者，女性，19岁，在儿童时因经历放疗出现了严重的面中部发育不良和牙齿缺失。

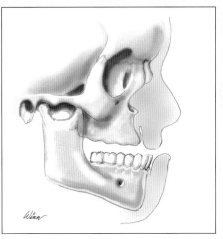

图7-5b　患者口内上颌颌骨严重缺损、恒牙缺失。

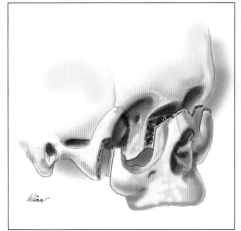

图7-5c　拟对患者进行Le Fort Ⅲ型截骨术，将骨块向前牵张。

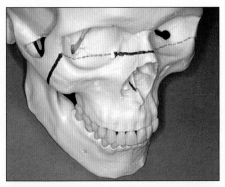

图7-5d　在颅骨模型上对骨切开方案进行描记。

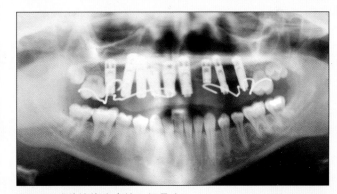

图7-5e　种植体分次植入颌骨内。

大。Le Fort Ⅲ型截骨术需要游离大部分面部骨骼，截骨线靠近眼睛和大脑，因此必须分析并尽可能降低这些风险。

面中部截骨可以充分激发潜在的神经肌肉调节机制，图7-5c展示了面中部截骨的一种设计方式，将截骨线远离原发放疗区可降低发生放射性骨坏死的风险。对传统的Le Fort Ⅲ型截骨线设计进行改良，使截骨线垂直通过颧骨的最大径，这种外科截骨方法更符合工程力学要求。为保护截骨块血供，应尽量少剥离软组织，这种操作使得手术入路受限，截骨、移动骨块、放置牵张器过程变得更有难度。根据工程力学要求，骨牵张的固定点必须有足够的机械强度承受骨块前移的牵张力。为避免这类

手术失败，颧骨截骨线处的固定点必须能承受至少10kg的力量。一旦牵张过程中固位处发生骨折，就无法完成骨牵张及固定。

对于这个患者，可将通过颧骨的截骨块相对眶耳平面向前、下倾斜移动（图7-5d），这样可减少软组织的剥离范围，并允许经口腔放置、操作和移除牵张器。通过鼻腔的截骨块则向下移动，避免筛板处颅底损伤的风险。

上颌无牙颌，给手术带来了两个问题：第一，移动面中部骨块需要在牙弓和鼻底建立支抗，因此需要种植体作为支抗安全地移动面中部；第二，可能需要进行颌间固定。在有些情况下，原计划的牵张成骨手术需在手术中改为常规截骨术，必要时截

骨块以颌间固定来维持稳定,此时上颌区必须要有骨结合的种植体提供支抗。

分阶段植入9颗种植体(图7-5e)。因患者有放疗病史,植入的种植体是否能够骨结合是不确定的。最初,植入两颗种植体来研究愈合反应。其中一颗种植体未能愈合并被移除,另一颗种植体成功骨结合。随访观察种植失败部位并确认其完全愈合后,分批植入更多的种植体,随后植入的种植体全部发生了骨结合。

由于上颌骨仍处于极端的Ⅲ类位置,因此不适合进行种植体支持的固定义齿修复,患者一直戴用一副过渡义齿。

按照外科手术的计划和准备,暴露种植体,放置基台。制取印模,记录𬌗关系,获取正颌外科模型并制作夹板。个性化定制的夹板与种植体、面中部牵张器械固定,以施加可控、安全、适宜的杠杆力来完成Le Fort Ⅲ型截骨术。

术中使用上颌骨骨钳来完成Le Fort Ⅲ型截骨术(图7-5f)。这样不用直接离断翼上颌连接,可保留翼板及肌肉附着,从而有效保留了骨再生空间内壁的机械完整性和翼内肌附着处所提供的重要神经肌肉调控信号。利用鼻底和牙弓(在本病例中是利用种植体)来施加杠杆力来完成Le Fort Ⅲ型骨块的移动,避开颧骨与上颌骨分离的风险。

Le Fort Ⅲ型截骨术分离了面中部及颅底结构(图7-5g),该截骨块含上颌骨、颧突、眶下缘、眶底前部、梨状孔侧壁及种植体。这种特殊的截骨方式使颧骨一分为二,一半附着在面中部骨块,另一半附着在眼眶侧壁。

当面中部骨块被游离并移动时,后部成骨空间就被打开,并未在先前恶性肿瘤存在的区域放置骨形成蛋白和生长因子。A处腔隙的后、上、内壁与颅底交界(图7-5g),前壁为上颌骨后壁,黏膜封闭了腔隙的其余部分。神经肌肉调控信号是来源于在大脑和硬脑膜调控下进入颅底和颅骨的肌肉。翼内肌起源于翼板的外侧,而该处是再生腔的内侧壁。双侧上颌骨结节区仅有的4颗牙齿对上颌后部骨组织形成发挥了重要作用。B点是颧骨截骨后两端面之间打开的腔隙,咬肌在此处附丽,截骨后暴露的骨髓、新生血管和邻近肌肉内的大量成骨细胞进入成骨腔隙。C处成骨点,即被截断的眶缘区,(其成骨)受到眶周面部表情肌的调节。

术中微创入路安放骨牵张器(图7-5h),为确保效果,该装置需要固位稳定,牵张截骨块数月。

即使没有使用生长因子、骨形成蛋白或植骨材料,截骨区仍愈合良好并保持稳定(图7-5i)。Le Fort Ⅲ型面中部向前牵张1年后,面部外形令人满意(图7-5j)。术后5年,面部外形保持稳定(图7-5k),种植体支持的固定义齿5年后仍在使用(图7-5l)。截骨术的运用,在供区创造了一个成骨腔隙,成功矫正了大范围的骨缺损,患者恢复了Ⅰ类颌间关系(图7-5m)。

术后15年,面部外形和义齿保持稳定(图7-5n、o),重建后良好的骨组织基础为后期义齿长期维护提供了便利。这一治疗方案满足了促进骨形成和长期维持的所有基本要求,从而实现了修复体满足功能和美观。

讨论

放疗会影响邻近肿瘤细胞的健康组织。骨缺损的重建因解剖缺陷和周围组织环境的损害而变得很困难。为了提高重建治疗成功率,对手术过程进行顺序分析是很重要的。如果发现了解剖或生理缺陷,应该考虑修改手术设计,以最大程度降低这些问题对新骨形成的影响。例如,这个患者组织愈合能力受损,术者调整了手术方案,利用Le Fort Ⅲ型截骨同时将骨和被覆的软组织转移到缺损处,从而保留血供,并降低骨坏死发生的风险。

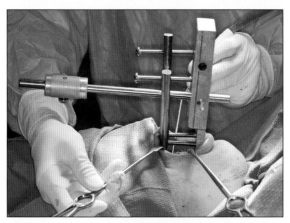

图7-5f 术者采用上颌骨移动装置来前移患者Le Fort Ⅲ型截骨块，以尽量减少手术切口和软组织翻瓣。

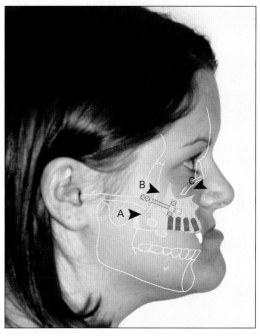

图7-5g 手术计划打开3个骨形成腔：A点是翼上颌连接区，B点是颧骨截骨面，C点是鼻孔和眶底区。

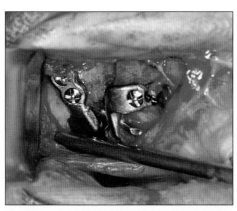

图7-5h 安装牵张器（Chin Midface牵张器）进行面中部的牵张（图示在另外的患者中使用）。

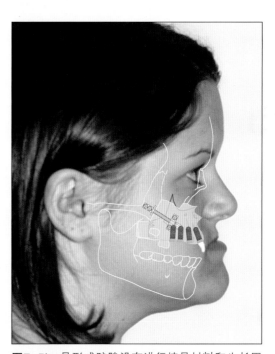

图7-5i 骨形成腔隙没有进行植骨材料和生长因子充填，后期形成了功能性骨组织。

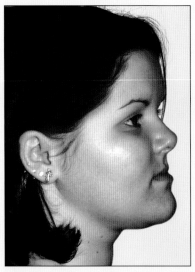

图7-5j　Le Fort Ⅲ型截骨面中部前徙1年后，患者面部外形。

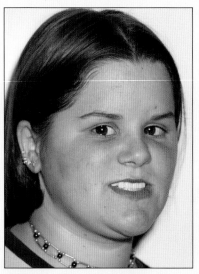

图7-5k　患者术后5年随访面部形态。

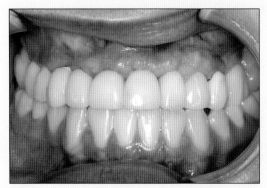

图7-5l　患者术后5年随访，口内固定修复功能良好。

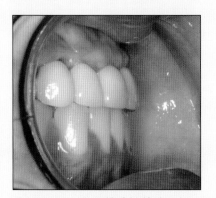

图7-5m　上颌牙槽嵴被前移，与下颌天然牙形成良好的Ⅰ类咬合关系。

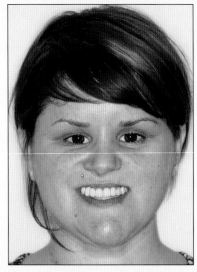

图7-5n　患者术后15年随访可见面部形态依旧稳定。

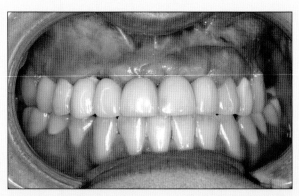

图7-5o　患者术后15年随访，口内种植固定修复义齿依旧满足美观和功能需求。

结论

我们要意识到，某些患有生理系统疾病的患者，在初诊时，他们的颌骨缺损看上去非常简单且常见，但这些患者有一个共同的问题，那就是解剖缺损区以外的一些生理进程会影响他们的牙-牙槽骨病变的发展。其中一些系统性的疾病已经被识别和解读，还有一些与解剖缺损相关的系统性疾病很难被发现，并且具体机制尚不明确。

在生理正常的患者中很容易成功的手术，对于存在系统性疾病的患者却有很大的失败风险。为了避免并发症，减少系统性疾病对愈合过程的不良影响，这类患者的手术设计应非常审慎。对每一个病例，都应明确潜在的愈合障碍，尽量采取能减轻系统性疾病影响的外科术式。

对于这类患者的外科治疗计划要深思熟虑和序列设计，需要考虑所有的治疗方案。每一种设计方案，要明确其效果和潜在风险，并与其他方案进行比较。如果一个计划中缺乏某个成骨的必要因素，则应考虑其他方案。即使没有更好的手术方式，我们也应该让医生和患者在手术前对所有的风险进行充分了解。

参考文献

[1] Carstens MH. Neural tube programming and the pathogenesis of craniofacial clefts. I. The neuromeric organization of the head and neck. Handb Clin Neurol 2008;87:247–276.

[2] Geis N, Seto B, Bartoshesky L, Lewis MB, Pashayan HM. The prevalence of congenital heart disease among the population of a metropolitan cleft lip and palate clinic. Cleft Palate J 1981;18:19–23.

[3] Schallhorn RG. Postoperative problems associated with iliac transplants. J Periodontol 1972;43:3–9.

[4] Chin M, Ng T, Tom W, Carstens M. Repair of alveolar clefts with recombinant human bone morphogenetic protein (rhBMP-2) in patients with clefts. J Craniofac Surg 2005;16:778–789.

[5] Ilizarov GA, Ir'ianov IuM. The characteristics of osteogenesis under conditions of stretch tension [in Russian]. Biull Eksp Biol Med 1991;111:194–196.

[6] Ilizarov GA. Clinical application of the tension-stress effect for limb lengthening. Clin Orthop Relat Res 1990;(250):8–26.

[7] Ilizarov GA. The tension-stress effect on the genesis and growth of tissues. 2. The influence of the rate and frequency of distraction. Clin Orthop Relat Res 1989;(239):263–285.

[8] Ilizarov GA. The tension-stress effect on the genesis and growth of tissues. 1. The influence of stability of fixation and soft-tissue preservation. Clin Orthop Relat Res 1989;(238):249–281.

第8章
大型骨缺损中骨重建形成结构的构建

Bone-Forming Constructs for Major Skeletal Reconstruction

　　临床病例中，我们常需要进行大面积的骨修复。手术设计者必须认识到，在这种情况下，如果仅在牙槽突范围内进行手术操作是不合适的。当需要修复骨量较多或者患者自身愈合能力差时，如何运用骨生成构建体？可能需要下颌骨内侧、面部主要肌肉系统的高强度神经肌肉刺激。两种主要的肌肉系统可以为骨生成构建体提供神经肌肉调节信号。在正中联合处，颏舌肌的附着为下颌骨中线处的移植体提供重要刺激信号。下颌舌骨肌则可为下颌骨构建骨生成环境提供重要的刺激信号。若不考虑到肌肉附着系统的作用，并做出有针对性的、审慎的外科手术计划，涉及下颌骨体部修复的移植体很容易出现失败。

　　在面中部，最主要的神经肌肉调节信号起自颅底的翼肌系统。在骨形成复合体构建时，如果能够将翼肌来源的神经肌肉信号纳入的话，将有助于构建出大块的骨组织。

　　骨形成环境的概念是一个理论，实际应用中面对的是特定的手术过程，手术设计者需要将该理论贯穿到外科医生能够实际操作的技术中。在面部重建的病例中，这些设计可以被广泛应用到多种临床问题的解决。这些重建策略被证明非常有用，可以以一种可预测的和有效的方式解决困难的临床问题。这些设计元素是治疗过程中的关键点，值得详细阐述。

骨生成构建体的必要条件在第1章中已经提出。这些条件包括：（1）稳定的环境；（2）骨生成空间内有细胞来源；（3）神经肌肉的信号输入；（4）没有病变。尽管能够满足上述条件的构建方式很多，但是构建体必须是一种足够安全的方法实现的。

构建骨形成空间需要充分认识上述有利于骨生长的必要条件，构思出能够融入这些条件的外科设计。例如，我们在第1章中谈到"喙突再生"的构建的理论原则和纲要。在这个例子中，由于骨再生的基本条件在空间构建中就已经具备了，因而骨生成构建体就不是必需的。在喙突被分离切除后，骨形成环境依然存在，即使没有任何外科的干预，残存的下颌骨体依然能够再生相关结构。

在临床实践中，对于缺乏一项或多项骨生成条件的患者外科治疗是必需的。手术设计者需要明确哪些骨生成条件已经具备，并且这些条件在成骨过程中能发挥多大的效能。此外，如果哪项骨生成条件不充分，则必须在手术设计中得到加强。如果缺乏相关骨生成条件，则必须设法制备出弥补相关条件的骨生成构建体。

虽然外科学主要在切除解剖结构方面有进展，但这种类型的外科手术对骨组织的生长和组装所需要的稳定环境而言是有益的。使用骨形成蛋白使得外科医生可以在不切取自体骨的情况下获取细胞来源，应用抗生素则减小了病原菌感染风险。

其他方面，例如，调控构建体内部细胞活性所需的神经肌肉调控信号，仍然是一个重要挑战。人工构建的调节信号尚未达到能够发挥临床疗效的水平，人们对如何将信号作用到细胞水平知之甚少。目前，实现神经肌肉调控信号输入的最佳方法是充分利用已有的自然生理条件。本章节列举了几个病例，关于如何利用几个主要面部肌肉系统发挥作用于骨生成构建体信号调控。

颏舌肌在下颌骨前部重建中的意义

下颌骨前部是重要的肌肉系统来源，颏舌肌附着于下颌正中联合部的舌侧面。当主要的骨重建部位涉及这个区域时，这一肌肉系统则为愈合环境提供神经肌肉调控信号。由于正中联合在面部突出，面部遭受外伤时，这一部位常受到损伤。对于下颌前部牙齿、牙槽突以及覆盖其表的软组织来说撕脱伤很常见。有些时候，正中联合本身也被撕脱，导致下颌骨连续性中断、中央部分骨段缺损。此时，替换缺失骨质变得具有挑战性。没有牙齿提供神经肌肉调控信号，牙槽嵴难以替换或扩大。重获颏舌肌附着发挥神经肌肉调节则可提高骨形成构建体在此区域的修复效能。

下颌骨重建中颏舌肌的替换

病例报道

患者，女性，33岁，自行车车祸致面部骨折以及牙齿缺失，前来治疗（图8-1a）。口腔检查显示，下颌骨以及上颌骨前部大范围的撕脱性缺损（图8-1b）。7颗牙齿及其相关的牙槽突缺失，遗留巨大的骨组织和软组织缺损。下颌骨中线的X线断层显示骨正中联合牙槽嵴缩窄（图8-1c）。除了窄小的牙槽嵴宽度，垂直高度也有10mm的缺失。通过上置式植骨骨增量难以满足这么大的骨量修复的要求。而且软组织缺乏，窄小残存嵴顶和大量缺牙导致不能提供稳定的神经肌肉调控。

外科设计截断的骨块垂直移动以充填缺损。骨形成构建体的神经肌肉调控由附着于牵引骨块的颏舌肌提供（图8-1d、e）。在牵引骨块截骨线进入正中联合舌侧皮质骨处，颏舌肌附着处的一些肌纤维实际上被分开了。牵引骨块的垂直移动产生了一个骨性的空隙，也就形成了骨再生的腔室。肌肉附着的分离处肌纤维末端会重新排列到再生腔室内，从而释放信号到愈合部位，刺激骨再生[1]。

附着于牵引骨块舌侧的颏舌肌有将骨块向内拉动的趋势。当我们准备好转移骨块后，定位截骨线以控制和引导骨块（图8-1f）。截骨线建立了机械力学上的底切，以消除骨块的移位趋势。两侧垂直截骨线需要有向舌侧聚拢的角度，以防止骨块在颏舌肌的拉力下向舌侧移位。垂直截骨线还特意要有向根尖方向分散的角度，创造一个底切并防止垂

图8-1　重置颏舌肌进行下颌骨重建

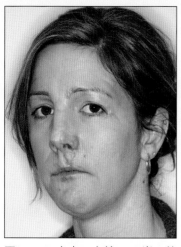

图8-1a　患者，女性，33岁，从自行车上坠落，面部骨折和牙齿脱位。

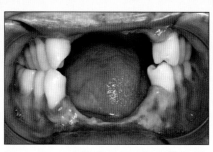

图8-1b　口腔检查显示下颌牙槽和7颗牙齿的缺失。上颌骨5颗牙齿缺失。

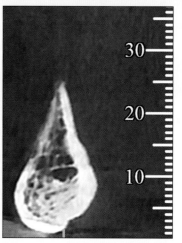

图8-1c　下颌骨正中联合的CBCT扫描显示残余牙槽嵴顶菲薄。

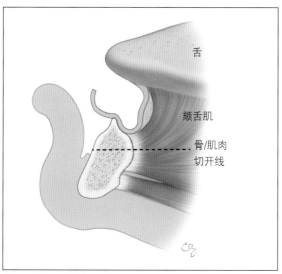

图8-1d　颏舌肌附丽于舌侧皮质骨。

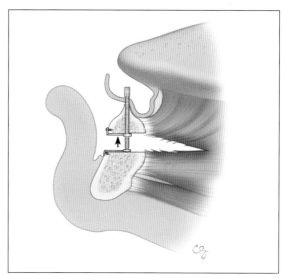

图8-1e　分段截骨术可使残留牙槽嵴升起到缺损处。颏舌肌与骨段垂直向上移位。

直向移位（图8-1g）。这一几何设计使得骨块在向牙冠方向移位时唇向挪动。总之，牙槽嵴需要唇向移位以满足修复以及牙种植体放置的要求。牵引骨块移位后产生的腔隙由重组人骨形成蛋白2（rhBMP-2）的胶原海绵填充（图8-1h）。在牵引结束后，牙槽嵴提升了（图8-1i），颏舌肌和颏舌骨肌对它们附着的下颌骨舌侧骨质释放力学信号。这些信号对于转移骨块以及牵引骨腔中的成骨活动是重要的。

讨论

下颌骨前部的巨大骨段重建具有挑战性，因为正常的骨生理依赖于健康牙齿及其牙周膜系统的调控机制。伸入牙槽骨内部的Sharpey纤维网络包含了释放维持稳定骨形态结构所需的信号载体，一些调控信号输入是由牙周膜的穿通Sharpey纤维释放的。

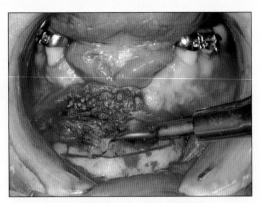

图8-1f 使用超声骨刀进行节段性截骨术。

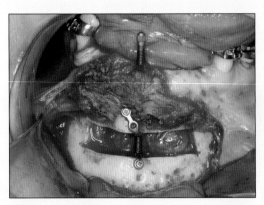

图8-1g 垂直截骨线呈舌侧聚拢及根向外扩的形态。

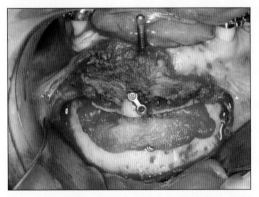

图8-1h 富含rhBMP-2的胶原海绵填充截骨室。

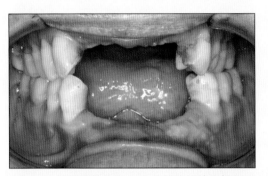

图8-1i 牙槽嵴的隆起为牙种植体的放置提供了骨量。

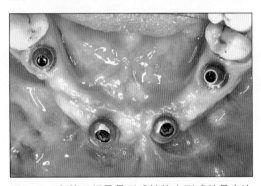

图8-1j 在前下颌骨骨形成结构中形成的骨允许放置牙种植体。

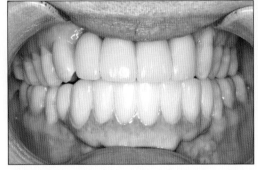

图8-1k 氧化锆假牙修复失去的牙齿和一部分牙槽突。

→

牙齿、牙龈、牙槽骨的丧失对建立一个满足所有必须条件的骨形成环境构成了多种挑战。募集邻近的神经肌肉信号是一个重要的方法。颏舌肌对于维护下颌骨正中联合是重要的，募集这种骨-肌肉之间关系的优点在于可获得成功的愈合反应。转移骨段的设计中保留了附着于舌侧骨板的颏舌肌纤维，当转移骨段上升时，肌肉附着随之移动。保护肌肉在骨段上的附着维持了骨质的活力，并且携带了神经肌肉对其靶器官的调控来源。牵引骨块的移动产生了再生空间，肌肉附着纤维自截骨线处分开，邻近的Sharpey纤维因为脱矿而错位。上述情况的出现指引了细胞再生，改建为新的骨组织系统。同样重要的是，我们必须认识到这种构建体系的缺陷，颏舌肌能够支持这种解剖性替代物的愈合，但是无法恢复

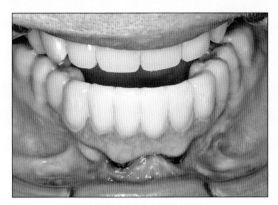

图8-1l 前牙种植体穿过移植的软组织。

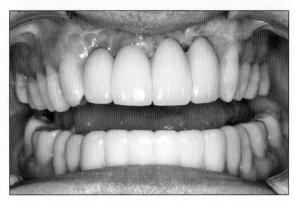

图8-1m 用Le Fort Ⅰ型截骨术产生的骨容积重建上颌骨缺损以放置4颗种植体。不进行Onlay植骨术。

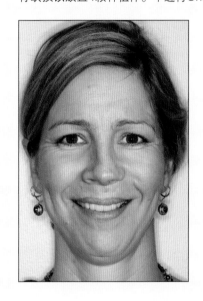

图8-1n 手术、正畸和口腔修复联合应用恢复了美学和功能。

丧失的牙齿和牙周膜系统。因此，现实的临床目标是为缺损提供一个骨骼替换，从而满足牙种植和修复体的需要（图8-1j、k）。

在这个病例中，前牙种植体支持的下颌修复体锚合在牵引上移的骨块上，在附着的颏肌表面行牙龈移植后行修复体修复（图8-1l）。上颌缺损包括了5颗牙齿，其中4颗切牙和左侧尖牙。节段性的上颌Le Fort Ⅰ型截骨，将左侧上颌第一前磨牙移动到尖牙位置，从而将无牙区减少到4个牙位，且将第一前磨牙的牙周膜系统转移到了骨构建区域，植入4颗种植体支持固定修复体（图8-1m）。联合手术、正畸和修复手段让患者获得美学和功能的恢复（图8-1n）。

为了获得长期的稳定疗效，牙种植体放置时必须能够从周围组织获得良好的生物学支持。仅仅重建丧失的骨容量仍然不足以满足要求，神经肌肉的调控对于维持生成新骨的稳定性是必需的，骨稳定性是种植体健康、稳定的前提条件。在此病例中，前磨牙种植体紧邻余留牙齿放置，这些牙齿的牙周膜系统延伸到邻近骨组织中，并传导它们的调控信号进入放置前磨牙种植体的骨质中。前牙种植体放置于能够提供颏舌肌来源的骨段上，肌肉附着对邻近的骨质提供了生理稳定性。如果位于前后种植体之间的骨重建部分缺乏附着肌肉或者牙齿来源的调控刺激，这个部位就易发生骨质吸收，继而引发种植体失败。

下颌舌骨肌与下颌骨体重建

长久以来，节段性的下颌骨缺损修复都是颌面外科医生的挑战。即使在古代，局限于面部的外伤患者也常常可以存活下来，这些患者就医时往往表现为面部畸形和功能障碍。如果撕脱性的组织缺损不伴有下颌骨连续性的破坏，重建时可以采用修复体或一定程度的骨增量。如果撕脱性组织缺损造成了下颌骨中断，骨质丧失则阻碍了单纯骨折复位的效能和骨质稳定性。

在急诊条件下，外科医生可以考虑骨移植来修复缺失的骨段。身体的很多部位都可以提供自体骨，最常用的游离骨是髂骨和肋骨。游离组织瓣常用腓骨瓣，采用显微外科技术与面部血管对接。尽管理论上可行，急诊条件下进行大的修复重建外科手术在实际工作中因为医疗条件和患者状况所限，很难进行。由于各种各样的原因，首先集中精力稳定患者的生理状态，暂时接受畸形是更为明智的做法。二期重建允许外科医生详尽规划和选择治疗方案，所有的这些方案，都能够同患者沟通。患者能够在一个相对冷静的状态下慎重思考和选择，这对于考虑使用新的医疗技术时尤为重要。对于临床使用时间有限的材料和方法，或者尚未商业化，处于部分医生使用的科研性材料或者方法，在获得患者本人许可前不可使用。这一过程往往需要医患之间反复的、长时间的商量、咨询和沟通。如果患者选择使用新技术，医生必须告知关于该技术的潜在并发症，尤其在缺乏疗效争议性及并发症相关的回顾性随访资料时，更具有挑战性。第二例患者使用rhBMP-2修复下颌骨节段性的缺损，与外科技术同样重要的是，对可能出现的材料副作用需做出应对措施。

用于下颌骨重建的下颌舌骨肌移位

病例报道

患者，女性，83岁，因为下颌骨连续性中断以及咀嚼困难要求进行第四次外科治疗（图8-2a）。

就诊1年前，因为坠落伤导致右侧下颌骨骨折，急诊治疗在外院进行。当时行颌下切口，骨折开放复位，行坚强内固定术，采用小型钛板稳定骨折线。术后骨折处发生感染，二次手术更换接骨板，但继发骨折不愈合。再次手术更换第二个接骨板，患者出现了下颌骨缺损伴连续性中断（图8-2b）。

该患者转诊到当地大学附属医学中心进行进一步的评估和治疗，她获得了两份来自两个不同专业科室的治疗建议，整形外科建议采用血管化腓骨瓣重建下颌骨，但患者身体情况欠佳使其担心难以承受这样复杂的外科手术。口腔颌面外科则建议行髂骨自体骨移植，患者担心髂骨嵴取骨带来的潜在供区疾患。最终，她拒绝手术重建，尝试单纯的颌面部修复体治疗，在骨质中断处制作义齿恢复功能。

在维持这种骨不连状态达6个月之后，患者要求进行第四次手术。在此前提出的两种手术方案之外，又提出了采用rhBMP-2充填治疗的治疗策略。在对患者详细解释了可能存在的风险后，她选择了rhBMP-2充填治疗。治疗小组包括了口腔颌面外科医生、口腔修复科医生、内科医生以及一名麻醉医生和重症监护专家。和使用其他新的治疗技术一样，针对可能出现的意外并发症，小组成员都提出并审核了相应的治疗方案。在这名患者中，考虑到使用rhBMP-2后会引起周围组织肿胀，尤其需要强调在保持气道通畅方面提高警惕[2]。针对患者的年龄和心脏问题，也需要制订治疗计划防止出现意外。

有经验的医生知道，机体对rhBMP-2这种材料会产生持续增加的肿胀反应。尽管临床症状明显，但很难对增加的肿胀程度进行量化。这一现象对颌面外科医生而言很重要，因为可能会出现呼吸道梗阻。

对于老年人，因为其减少的代偿能力，气道梗阻更需重视。当rhBMP-2放置到邻近口底处，术后状态需要特别关注。这些患者都需要在重症监护室进行一对一针对性的护理。

在正常的健康患者中，下颌骨由软组织包绕。下颌舌骨肌附着于下颌骨体的内侧面（图8-2c），肌肉附着对骨释放了重要的调节刺激，进而维持了骨的体积和结构。牙齿通过进入硬骨板的牙周膜纤维同样对下颌骨牙槽突施加了类似的刺激。但我们

图8-2　重置下颌舌骨肌进行下颌骨重建

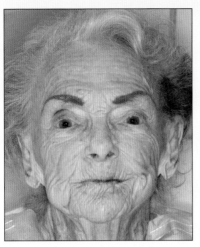

图8-2a　患者，女性，83岁，因下颌骨骨折不愈合而出现无法咀嚼。多次手术未能修复骨折。

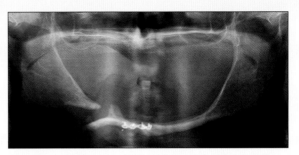

图8-2b　X线片显示下颌骨的骨不连和骨断端的移位。

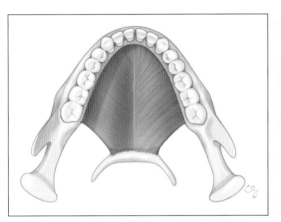

图8-2c　下颌体的正常功能解剖结构。

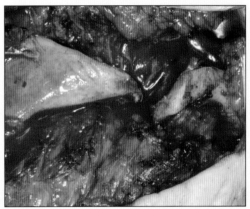

图8-2d　手术中暴露的下颌骨骨折显示不连续性骨缺损。

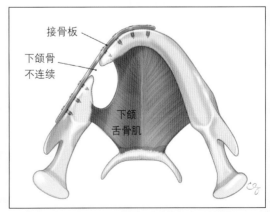

图8-2e　下颌骨断端重新复位并用接骨板固定后，骨不连的部位没有任何自体骨。

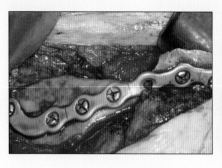
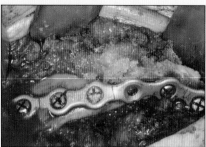

图8-2f （最左）大块缺损采用下颌骨重建板复位，用多颗螺钉固定。

图8-2g （左）复合重组rhBMP-2的冷冻干燥同种异体骨移植物。

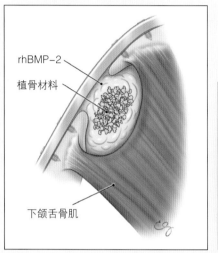

rhBMP-2

植骨材料

下颌舌骨肌

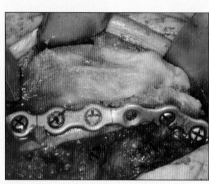

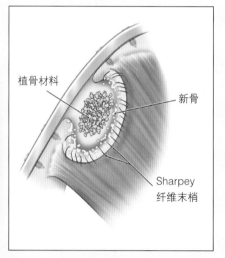

植骨材料

新骨

Sharpey
纤维末梢

图8-2h 在这种骨形成结构中，rhBMP-2胶原海绵围绕着一定体积的冻干骨。下颌舌肌位于构建体的内侧。

图8-2i 负载rhBMP-2的胶原海绵围绕冻干同种异体骨进行填充。

图8-2j 在构建的环境中可以预期骨形成。

→

目前对牙周膜的Sharpey纤维向其深入区域传导力量的解剖学及力学原理仍然知之甚少。

在这名患者中，术中显露下颌骨骨折后发现下颌骨连续性中断伴骨缺损（图8-2d）。一般认为重建板主要是将下颌骨骨段维持在相对稳定的位置上，在骨形成复合体这一理念中，重建板还发挥着稳定周围环境的作用（图8-2e）。可以预期在一个稳定的环境中，成骨效应可以被加强。在正常下颌骨运动过程中，力量通过骨小梁传导，这种力量模式对建立和保持下颌骨形态至关重要。

它们对于骨生长及其骨折区域的愈合同样重要，当重建板牢靠地固定住下颌骨骨段后，力学连续性也就恢复了。图示一个弯制后的骨重建板固定骨段恢复力学连续性（图8-2f）。在愈合环境获得稳定的基础上，邻近的腔隙中充填的rhBMP-2成为

骨形成复合体中关键的功能组分。钛板系统必须能够在任何应力和扭转力等功能条件下维持骨段关系的稳定性，复合有rhBMP-2的胶原海绵贴着下颌骨舌侧骨膜置放，形成再生腔隙的内侧面。胶原海绵内衬的腔室则前接颏舌肌以及衔接下颌舌骨肌附着，在再生腔隙与神经肌肉系统之间建立连续性是构建骨形成复合体的关键一步。

挤压后的异体松质骨在rhBMP-2中浸泡，继而依靠着近中的rhBMP-2海绵充填腔隙（图8-2g）。放置冻存松质骨目的在于维持再生腔室的三维空间和形态，我们希望异体骨会自行降解吸收，从而最大限度地让腔室中为自体再生的骨质所替代。植入物中央部位为异体骨颗粒形成的团块，复合rhBMP-2的胶原海绵则包绕在冻干骨的外周（图8-2h、i）。再生腔室的外侧是骨重建板，近中方向

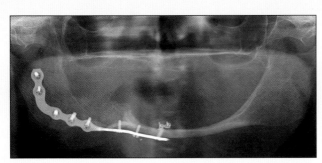

图8-2k 手术后2个月拍摄的全景片显示有大量同种异体骨。

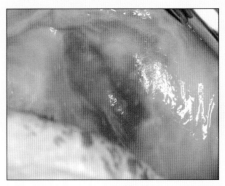

图8-2l 覆盖rhBMP-2移植物的口腔黏膜局部常常出现红色斑块。

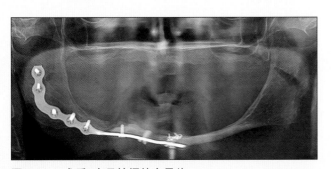

图8-2m 术后6个月拍摄的全景片。

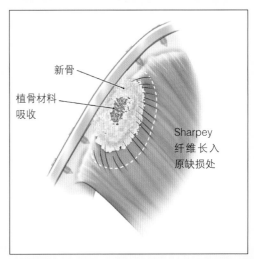

图8-2n 6个月后，可以预期移植物钙化和骨改建。

是下颌舌骨肌，其肌纤维方向朝向腔室。

关于肌纤维如何与新生的骨质发生关系及其机制仍然不太清楚。理论上，在支配肌肉的神经作用下，肌纤维与再生腔室中的组织和细胞相互作用，形成附着。最终结果是，中断性骨缺损被新生骨恢复，下颌舌骨肌进入下颌骨，包括新生成骨质的舌侧面。在异体骨的外周覆盖着复合rhBMP-2的胶原海绵（图8-2i），rhBMP-2总剂量为12mg。外周胶原海绵的作用是富集成骨细胞到腔室外周，当异体骨吸收后，腔室会塌陷，外周募集的成骨细胞则进一步向中央迁移。

腔室环境的构建应以大量成骨细胞进入为标志，rhBMP-2复合物可以募集足量的成骨细胞。再生腔室就是以这样一种自组装的方式构建，获得一个由残留下颌骨以及重建板进行力学屏蔽的解剖区域。腔室和下颌舌骨肌以及颏舌肌的连续性则由第三个关键因素提供，即神经肌肉刺激。

外侧放置的骨板与下颌舌骨肌游离肌纤维之间的区域是一个软组织包绕的区域，rhBMP-2吸引了成骨细胞来到此区（图8-2j）。神经肌肉来源的刺激继而影响到此处的细胞向骨组织方向转化。术后两个月，异源性移植物团块形成了一个超出下颌骨正常形态所需体积的骨块（图8-2k），黏膜组织出现红色斑块，这是rhBMP-2使用后常见的症状（图8-2l），具体机制不太清楚，可能原因是炎症产生，很少有报道疼痛症状。

术后6个月的全景片提示异体移植骨逐渐消失，新的活性骨长入缺损区域（图8-2m）。移植物的体积在愈合部位的体积缩小，非活性骨移植物被吸收（图8-2n）。rhBMP-2募集而来的细胞正形成活性骨，来自下颌舌骨肌的神经肌肉刺激发挥重要的引导和调控作用。

术后17个月影像学检查提示rhBMP-2来源的骨发生了融合和改建（图8-2o），腔室的塌陷持续发生，直至活性骨的体积随着神经肌肉基质合成代谢效果而到达一个稳定状态。如果腔室没有形成新骨，那么腔室本身会完全塌陷并且会再次出现骨质中断。

术后3年8个月的随访提示成骨单元在解剖上和生理上与机体组织融合（图8-2p）。新生骨的形态是由功能性基质决定的（图8-2q），其形态代表了活性骨吸收和沉积之间的平衡状态。rhBMP-2重建的下颌骨经过4年的改建后，患者出现了口腔感染，经检查，发现是位于假牙下方的一个钛板上面的螺钉帽磨破了口腔黏膜，通过颌下切口取出两颗螺钉后感染消失。

构建的下颌骨在rhBMP-2修复4年后仍然保持着良好的状态（图8-2r），骨质已经生长到螺钉的表面并且包绕钛板的舌侧，这个区域原本是缺损区域的中心部位。我们获取了少量螺钉帽表面的骨质进行组织学检查（图8-2s），证明修复缺损区的正是成熟的活性骨。再生骨周围的软组织同样做了病理检查（图8-2t），发现肌纤维已经附着在新生的骨质上。

讨论

应用骨形成蛋白需要遵循成骨构建的所有必要条件，除了传统骨移植手术的常见风险，还要注意使用含有rhBMP-2的胶原海绵材料会加重某些患者的（术后）肿胀。该材料放置的位置与潜在风险的发生直接相关，当该材料置于靠近口底的位置时，就有可能导致气道受阻，应该提前采取措施，监测并应对气道受阻的发生。

rhBMP-2的应用可取得理想的疗效，但治疗成功不能全归功于此。要想达到预期疗效，外科医生

必须意识到，rhBMP-2是作为一个复杂系统中的一部分而发挥作用，根据成骨结构构建的原则，之前提到的所有必要因素都应包含在成骨结构中。

在该患者治疗过程中，医生通过放置重建骨板而构筑了一个应力屏蔽的环境。钛板与剩余下颌骨一起支撑移植软组织，并避免其过度活动，前面手术使用的微型钛板不能提供足够的稳定性。使用一定量的冻干骨可扩展支撑区域，抵抗下颌骨功能活动过程中的移动。

使用rhBMP-2（1.5mg/mL溶于水中）重组冻干骨库人骨可以提高成骨细胞的数量。放置骨移植材料前，将搭载rhBMP-2的胶原海绵置于创口处。伤口关闭前，将更多含rhBMP-2的海绵覆盖在骨移植材料的表面，成骨细胞从邻近组织及穿通血管中募集而来。

下颌舌骨肌及颏舌肌提供了神经血管信号输入，在咀嚼肌的调节下，成骨环境还接受运动中的下颌骨的机械刺激。

对（成骨部位的）病理状态的控制是非常重要的，感染是首要的病理风险。经颌下切口的口外入路使得放置钛板、骨移植材料及rhBMP-2成为可能，并且避免口腔菌群的污染。同时，切开组织的过程中可以创造潜在的间隙，以容纳钛板及骨移植材料，且可避免损伤口腔黏膜。因此，该手术设计解决了成骨构建中所需的所有必须条件。

之前失败的重建手术并不符合成骨构建的设计标准。创建并维持一个应力稳定的环境对于下颌骨不连续缺损的成骨来说使非常必要的，使用小骨板接合骨折断端，与骨的接触面积太小，并不能提供所需的应力稳定性。同时，小骨板的断裂也证明下颌骨体承受着咀嚼、吞咽、言语及呼吸过程中所产生的强大应力，这些类型的应力对于正常骨形态的维持是非常重要的，骨的生长和构建遵循相同的机制。

即使最初外科医生放置了大的骨板，但是由于缺乏具有骨形成潜力的细胞，骨不连仍然不会愈合。在该病例中，萎缩远超骨折部位本身，要想成功建立骨联合，就必须在骨折的近端及远端再生骨组织，而这一过程需要大量的新生骨。rhBMP-2

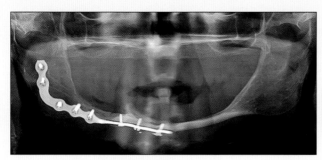

图8-2o　术后17个月拍摄的全景片。

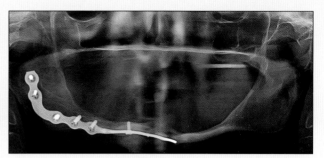

图8-2p　术后3年8个月拍摄的全景片。

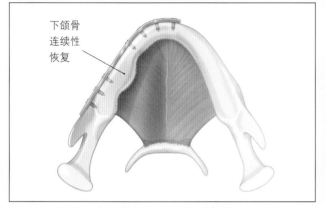

下颌骨
连续性
恢复

图8-2q　在移植后的3年8个月，新构建的骨完全融合。

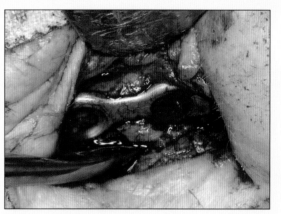

图8-2r　用rhBMP-2修复4年后重建的下颌骨的外观。

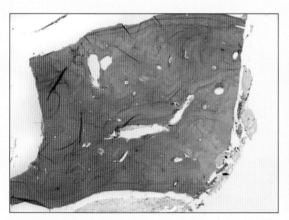

图8-2s　术后4年（HE染色，×100）形成的骨组织填补间断缺损。

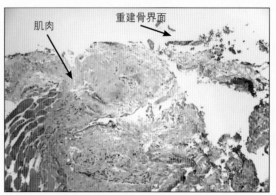

肌肉　　　　　重建骨界面

图8-2t　软组织的标本与构建的骨质连续。肌肉纤维定向于软组织和骨结构之间的附着（HE染色，×40）。

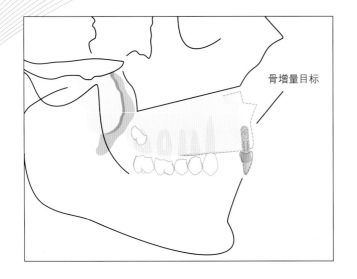

骨增量目标

图8-3 前牙区骨增量修复上颌畸形（蓝色阴影）。一种选择是用来自骨库的骨填充缺损的部位或者从患者取得自体移植物，在植骨后，必须用活的软组织覆盖。另一种选择是采用翼突上颌骨交界处的骨再生潜力，这个策略改变了有缺陷的前牙槽骨修复，采用翼突上颌骨交界处作为愈合部位。

的放置使许多细胞迁移至缺损部位，使用搭载rhBMP-2的胶原海绵及同种异体冻干骨可募集细胞，同时维持潜在的空间，使新生组织长入。

无论开始时植骨材料及rhBMP-2放置的量是多少，植骨材料总会在神经肌肉基质的调控下发生重塑，以占据缺损空间。由于大多数患者两侧活动下颌骨及舌头的肌肉功能对称，重塑必然最终形成对称的下颌骨。

翼上颌骨间形成腔室

通过上颌骨截骨术在翼上颌连接处产生骨形成间隙成骨，对于解决的一些常见的临床问题特别有用。这种方法是一个多功能的工具，可以纳入许多骨构建设计。理解在这个区域如何运作，可以作为在其他部位制造骨形成结构的范例。上颌骨前部骨质缺损是一种常见但是治疗起来困难的畸形（图8-3），其可来源于外伤性撕脱、发育缺陷或牙齿缺失引起的牙槽萎缩。成功的重建必须满足功能和美学的要求，修复手段包括Onlay植骨术重建、软组织移植、植入种植体、义齿修复等常见治疗方法。然而，通过这些技术实现的组织增量往往达不到理想

的治疗目标。此外，骨移植物长期稳定性不够带来了治疗效果的不确定性，从髂嵴取出大型自体骨移植也造成了很大的供区畸形

除了Onlay植骨术，另一种骨增量技术是上颌骨截骨前徙（图8-4a），上颌骨截骨前徙术将上颌骨段直接运送到缺损处，骨段本身是带血运的，且有牙龈和天然牙修复畸形。上颌骨是一个自成体系的结构，容纳了所有生长和维持骨骼的基本元素。因此，它本身是稳定的，可以自我维持，因为它已经融入了患者的生理结构。将牙齿运送到缺损区域可以减少或避免种植体和牙科修复的需要，重建区域内天然牙的存在比进行固定或可摘义齿修复体提供更好的修复方法。

翼上颌连接包括两个主要的解剖单位，即颅骨和面部。当外科医生在这两个重要的骨单元之间分离建立间隙时，身体就会展开有力的反应以恢复连续性。最有效的分离必须做到不破坏翼板，因为上面附着的肌肉为骨形成的前体细胞提供神经肌肉调控信号。对翼板的损伤将损害附着的肌肉，后者有助于为骨形成室输入神经刺激，同时对翼板的损伤也有可能将骨折线的异常刺激传播到颅底，可能造成严重后果。

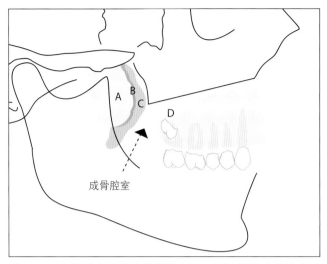

图8-4a　上颌骨截骨术骨段前移打开了翼上颌骨连接形成腔隙。翼突上颌骨腔室由翼外侧板（Ａ）、翼突窝（Ｂ）和翼板内侧板（Ｃ）向后界定，腔的前壁是后上颌骨（Ｄ）。

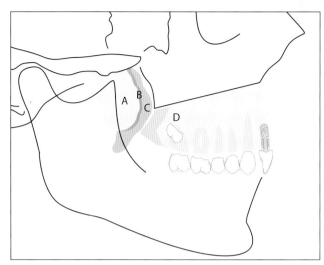

图8-4b　上颌骨部分被向前移动来填充前部缺损，不需要植骨材料。翼状骨板与Le Fort Ⅰ型截骨术前伸所产生的后上颌骨之间的缺陷可以预见并且不需植骨。

手术操作中必须避免损伤上颌动脉和翼静脉丛。Le Fort Ⅰ型上颌截骨术与全节段截骨术是颌面外科医生熟悉的手术操作，骨形成腔室是翼板和移位的上颌骨之间形成的空间（图8-4b）。翼上颌骨形成腔室界后方是外侧翼板、翼窝和内侧翼板，室前壁为后上颌骨。

翼上颌骨间隙构建技术

在翼上颌连接处外科构建骨形成腔室需要在有限显露的解剖区域进行操作，必须注意避免在翼板和上颌骨之间造成异常骨折。最理想的骨形成腔室必须是分离一个完整的上颌骨和完好的翼板，错位的骨折翼板将导致附着的肌肉错位，势必降低神经肌肉调控信号向骨形成腔室传输的效果。

翼板大部分骨折发生于翼骨分离截开时，这些工具往往在向上和向后方向上直接产生力量，导致翼板错误位移。除了扰乱的外侧和内侧的翼内肌的附着，翼板裂缝可延伸至颅底，导致出血、视神经损伤、颅内渗透[3-5]。

以下是一个正确创建翼上颌骨形成腔室的临床实例。在手术预备即将与翼板分离的上颌骨骨段时，截骨线在上颌骨的外侧后部降到尽可能低的位置。不要用骨凿来分隔上颌结节和翼板的融合，上颌窦的内侧壁和鼻腔外侧壁由弯骨凿分开，使用鼻中隔骨凿分离鼻中隔与上颌嵴。

面中部骨折的移位工具的固定杆作用于骨性鼻底，移动杆作用于牙齿的咬合面，采用刚性安装到器械上的丙烯酸树脂夹板作为介导（图8-5a）。拧紧螺钉，通过夹持过程，器械与上颌骨待移动骨段产生了刚性的连接（图8-5b）。因为每个杆是独立的，故作用力力稳定有效。作为补充，Rowe去阻塞钳可以用来撬动上颌骨，目的是无须向翼上颌连接处伸入器械，就能撬动上颌骨向前移动，造成翼上颌分离。

在将面中部移动器械安装后，施加力量，行Le Fort Ⅰ型水平上的翼上颌分离（图8-5c）。通过手柄的加力以及前额的反作用力，分离上颌后部和翼突融合处的力量得到汇聚（图8-5d）。其结果是上颌骨从翼板向下脱位（图8-5e），通过器械和上颌骨骨段的刚性锚合，上颌骨骨段可向前移动。

如果截骨时Le Fort Ⅰ型截骨线向后延伸部分过低的话，那么就会在上颌窦后部形成一个向下走行的骨断裂线（图8-5f）。

扩张钳向下偏转后上颌骨翼板在移动过程中保

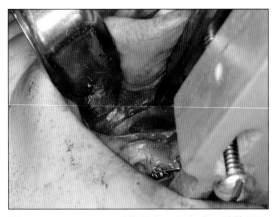

图8-5a Le Fort Ⅰ型截骨术已经完成，并放置了移位装置。

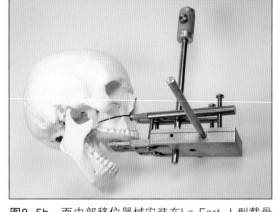

图8-5b 面中部移位器械安装在Le Fort Ⅰ型截骨模型上。

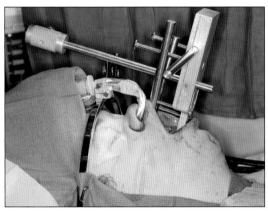

图8-5c 移位装置安装用于Le Fort Ⅰ型截骨中翼上颌骨分离。

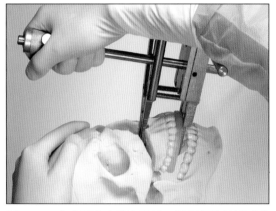

图8-5d 分离翼突上颌交界时，反压额头的同时施力。右手旋转上颌骨下方，右前臂从上方向外侧杠杆施加力，以分离上颌骨的左侧，并从下方分离上颌骨的右侧。

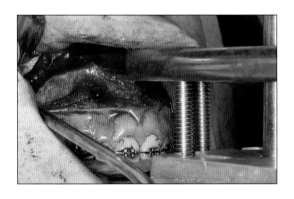

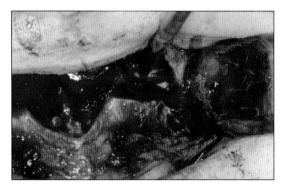

图8-5e （左上）随着控制脱位力的施加，上颌骨与翼板分离，该过程最大限度地降低了一个或两个翼板的断裂风险。

图8-5f （右上）截骨线通过上颌窦的后壁延伸。

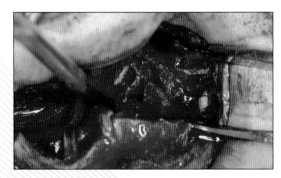

图8-5g （左）撑开钳向下移动脱位的上颌骨，显露出稳定完好的翼板。

持完整，且并未受损（图8-5g）。分离表面为松质骨，这将是骨形成的细胞来源。维护完整的翼板，可以保持肌肉附着，提供神经肌肉调控信号完整性，避免翼板骨折可减少出血以及对颅底和大脑结构损伤的风险。

翼上颌系统潜在的骨形成能力来自该位置多种重要肌肉（图8-6），这些肌肉起源于颅底，并辐射到面部骨骼的附着处，每对肌肉和神经将头骨连接成一个功能性的面部结构。翼外肌起自翼突外侧板的外侧面，牵引并保持髁突运动的平衡。翼内肌是重要的升颌肌群，起始于翼突外侧板内侧。咽上缩肌来自翼突内侧板内侧，辅助吞咽。腭帆张肌经翼钩改变其纤维方向为水平向量，发挥语音功能。

所有这些肌肉在呼吸过程中均发挥作用，这些神经肌肉系统在某种水平上每天工作24小时，对生命至关重要。这些系统的一部分功能是维持和调节其自身的形态，在稳定状态下，骨重建的合成代谢和分解过程之间必须保持平衡。肌肉系统是大脑通过调节信号来控制骨重建过程的载体，这些机制是数万年进化的结果，将这些原则应用于外科设计可以大大改善患者对手术的反应。

该部位的骨形成能力来自附着到翼板上的肌肉的高强度神经肌肉信号输入（图8-7a）。此外，腔室前壁的上颌骨和牙槽突、牙齿也是骨形成信号的重要来源。新骨将填补该腔室，不需在骨移植、骨形成蛋白或者是缓慢牵张的情况下，就可重建前移的上颌骨和翼突之间的间隙（图8-7b）。这个区域骨再生的潜力可以跨越非常大的距离，前徙面中部超过25mm，超过72小时仍能自行愈合。虽然许多种植外科医生不熟悉上颌骨截骨术的使用方法，但是遇到相关临床问题时，应能想到该技术。

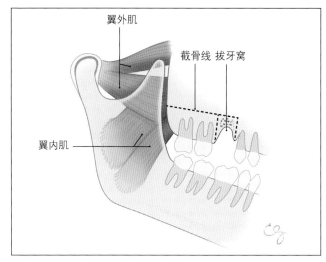

图8-6　起自翼板的肌肉。

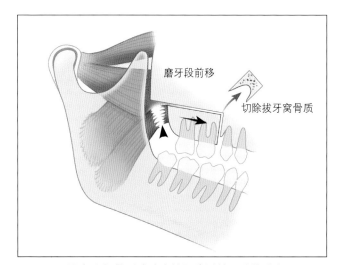

图8-7a　翼突上颌骨形成腔中的细胞活性区（箭头）。

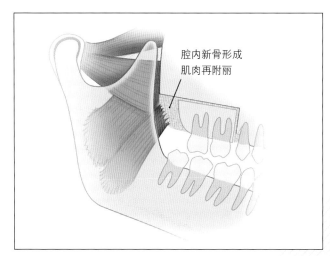

图8-7b　翼上颌骨间隙内新骨充填。

图8-8　重度面中部发育不全患者治疗在翼上颌连接处创建骨形成腔

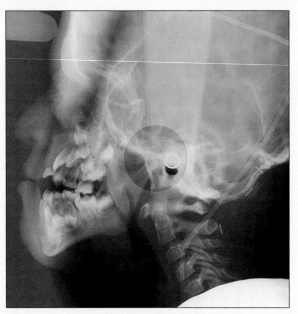

图8-8a　与Crouzon综合征相关面中部重度发育不全。

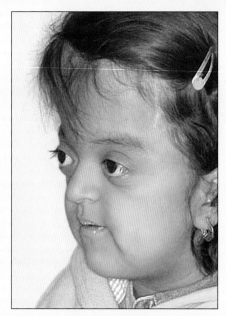

图8-8b　术前面中部后缩。

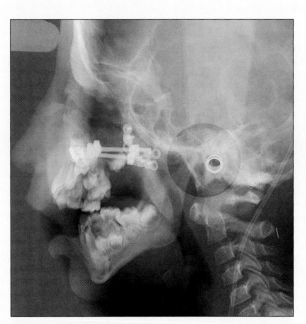

图8-8c　移位器械被用来移动Le Fort Ⅲ型水平的上颌骨以及颧骨、眶下缘和鼻子。使用内部牵引装置[6]向前移动，打开20mm翼上颌区骨形成腔。前部骨段包含向骨骼形成腔提供神经肌肉调控信号的发育中的牙齿。附着于完整翼板的翼肌提供神经肌肉调控信号到达腔室后部，无须骨移植。

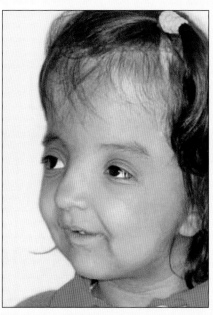

图8-8d　截骨术和面中部牵引14天后结果令人满意。

创建翼上颌骨形成腔室治疗重度面中部发育不全

报道这个病例是为了阐述翼上颌骨间隙在成骨中的潜力，颅面部发育异常是一个很好的体现该解剖部位骨形成潜力的疾病，由这样一些发育畸形导致的骨骼畸形需要构建20~30mm骨质。种植外科医生很少需要如此大量的骨，但是具备一种可预测的成果方式是有价值的。如果设计得当，这一技术可以提供完成大部分上颌骨缺损修复所需的骨量。无论某种具体适应证还是特定植骨需要，翼上颌肌肉附着系统的应用策略是一样的。

病例报道

患者，女性，5岁，患有Crouzon综合征（图8-8a、b）伴随的重度面中部发育不全。使用面中部骨骼移动器械撬动上颌骨，沿着颧骨、眶下缘、鼻骨的Le Fort Ⅲ型截骨，放置内固定式牵引装置牵引骨段向前。内置式牵引装置[6]用于牵引上颌骨向前移动，打开翼上颌骨连接形成20mm的成骨间隙（图8-8c）。术后X线片显示翼板和后上颌骨之间的空间，这个前部骨段包含发育中的牙齿，为骨形成腔隙提供必要的神经肌肉调控信号；翼内肌附着的完整翼板会为后部提供神经肌肉调控信号，不需要移植骨。该腔隙依然会被活性骨质充填，结果是重建颅底及面中部之间联合部，这一过程有利于上颌向前推进并消除缺损。术后14天，孩子的面部显示出明显改善的凸面（图8-8d），上颌骨段包含大量的骨、软组织、牙齿与牙周膜系统。移位的上颌骨包含骨形成的所有基本要素，因此，形成的骨组织具有内在稳定性且保持着长期稳定状态。对于种植外科医生来说，移位的上颌骨骨段包含健康牙及其牙周膜系统，为骨结合构建了有利环境。

结论

基于潜在的骨骼生理，使用骨形成结构来设计外科手术可以改善愈合能力，扩大可能的治疗范围，本章展示的需要骨增量的病例均没有进行典型的Onlay植骨术。骨愈合面临挑战，主要是由于骨缺损体积大、宿主有限的愈合潜力或者修复部位的机械应力，成功的重建需要改变局部的功能动力学，控制骨形成过程中的机械力学刺激是外科设计的一部分。适当的神经肌肉调控信号进入修复区域是骨组织修复的另一个必要的条件，这些条件的精心设计对于那些大范围骨缺损或者承受高强度机械应力的骨缺损最为重要，包含主要面部肌肉附着的骨骼形成结构是实现大型缺损修复成功的重要工具。

参考文献

[1] Harvold EP. The theoretical basis for the treatment of hemifacial microsomia. In: Harvold EP, Vargervik K, Chierici G (eds). Treatment of Hemifacial Microsomia. New York: Alan R. Liss, 1983.

[2] US Department of Health and Human Services. FDA Public Health Notification: Life-threatening Complications Associated with Recombinant Human Bone Morphogenetic Protein in Cervical Spine Fusion. Issued 1 July 2008. http://www.fda.gov/MedicalDevices/Safety/AlertsandNotices/PublicHealthNotifications/ucm062000.htm. Accessed 21 October 2014.

[3] Cruz AA, dos Santos AC. Blindness after Le Fort I osteotomy: A possible complication associated with pterygomaxillary separation. J Craniomaxillofac Surg 2006;34:210–216.

[4] Girotto JA, Davidson J, Wheatly M, et al. Blindness as a complication of Le Fort osteotomies: Role of atypical fracture patterns and distortion of the optic canal. Plast Reconstr Surg 1998;102:1409–1421.

[5] Matsumoto K, Nakanishi H, Seike T, Koizumi Y, Hirabayashi S. Intracranial hemorrhage resulting from skull base fracture as a complication of Le Fort III osteotomy. J Craniofac Surg 2003;14:545–548.

[6] Chin M, Toth BA. Le Fort III advancement with gradual distraction using internal devices. Plast Reconstr Surg 1997;100:819–830.

第9章
截骨块再定位的精度控制

Controlling the Accuracy of Osteotomy Fragment Repositioning

在本书第6章~第8章已经介绍了截骨术在处理牙列缺失中的作用。在某些情况下，截骨术是为了达到骨增量来为植入牙种植体做准备。然而，在另外一些情况下，通过截骨术重新匹配上下牙弓，便不再需要牙种植术了，通过截骨术能够将部分骨块或整个颌骨移动到不同的位置。

截骨术在改善牙颌畸形的应用中，"机会"与"风险"并存。通过外科手术重新摆放颌骨、牙齿和牙种植体必须采用可预见的、安全的方式来完成。因为当手术结果没有达到目的时，功能和美观就无法实现。因此，可预测的截骨块再定位是治疗成功的前提。本章的目的是探究影响截骨手术准确性的因素，采用能够按照计划准确地将截骨块再定位的方法，这对于提升患者和外科医生的信心是至关重要的。

截骨块再定位中误差的可能来源

现代正颌外科手术已经由单纯矫正咬合错乱拓展到成为重建和再生过程中的一种重要手段。截骨术在骨形态构建的设计和实施中是必不可少的环节，截骨术和组织工程技术的结合更进一步扩大了适应证。

随着治疗计划越来越复杂，对手术规划和实际手术过程中的精度需求也越来越高。在过去，截骨块再定位的误差较大，需通过术后正畸治疗来修正。尽管治疗程序存在固有的缺点，但现在的患者对手术的可预测性有着相当高的期待。此外，种植体植入后再进行截骨术的患者无法利用术后正畸来调整修复体的位置，这进一步增加了外科医生对于高精度再定位截骨块的责任。

误差是预期目标和实际手术效果间的偏差。导航技术可用于外科医生定位要移动的截骨段、放置固定装置以及验证结果正确与否。可接受度是指在使用特定导航技术的情况下预期的所接受偏差范围。在正颌外科手术的病例中，手术规划和实际手术过程中的许多方面都会导致误差，分析时应将各主要影响因素分开考量。

在诊断、手术规划以及手术过程等各个阶段都可能出现误差，知晓治疗程序的每个步骤中会出现何种误差是非常重要的。如果要获得可接受的手术精度，那么导致截骨块再定位误差的因素必须在手术设计和手术实施阶段进行控制。规划和实施截骨术的方法必须保证误差在可接受度范围内，这样才能获得预期的效果，临床医生要理解所选择的导航技术的局限性。

尽管应用了各种手术导航系统，截骨块再定位手术的误差仍然在所难免。不少研究认为，可以控制三维空间内2～3mm的误差，但误差的具体来源仍然不明。

虽然2～3mm的标准误差可能是临床可以接受的范围，但一些术后效果远远偏离了预期结果，并成为了新的临床问题。患者最不满意的往往是手术效果与预期上的过大偏差。患者对于面部美学，尤其是面部对称性的关注程度远远超过了对咬合改善甚至面部感觉异常的关注。当术后肿胀逐渐消退，误差的大小也随之显现，暴露的结果可能出乎意料。随着患者对手术期望的提高，类似问题的投诉也越来越普遍。计算机生成的视觉预测能够理想地描绘面部牙列、骨骼和软组织轮廓。即使签订了免责声明，患者仍然期望外科医生能把手术效果在计算机上呈现出来。

探索有助于再定位精度的因素是很有用的，误差的来源既复杂又多样，并且有时有悖常理。有些因素是手术过程本身固有的，有些因素是技术性的，可以通过改进技工室条件和外科手术技术来解决，本章提出的手术规划和手术技术将减少误差的产生。在提出纠正误差的方法之前，重要的是要知道这个误差是如何产生的。

设计阶段中误差的来源

研究和规划外科手术，包括截骨块再定位最常用的方法是利用传统的固定在𬌗架上的牙模，牙模可用于制作𬌗板来引导截骨块的再定位。这些装置在手术的过程中很重要，但如果低估了它们的局限性，则会导致意外的后果，第10章讲述的虚拟手术规划将是另一种选择。

预防手术规划误差在手工方法和虚拟设计中都很常见，关键是要了解各自手术规划过程中的局限性。如果模型外科中产生的误差没有被发现和控制，那么误差将会被传递到手术规划中。

缺乏稳定的标志点

传统的正颌外科手术规划是利用石膏模型来进行的，通过面弓将模型固定到𬌗架上（图9-1）。这种方法只能确定髁突和牙弓间近似的位置关系，而牙弓和面部软组织之间的关系是无法确定的。

通过蜡片或硅橡胶来获取咬合记录，目的是获取在正中关系位时上下颌骨之间的关系，并用来固定下颌模型（图9-2），这个后退颌位是模型外科和实际手术再定位截骨块时的参考。

模型上𬌗架后画指示线，石膏模型被分开或切成几块来模拟手术截骨。截下的石膏块再定位，以满足咬合和面型美学兼顾的治疗目的（图9-3）。在这个示例中，咬合平面的倾斜通过上抬上颌骨调平，手术

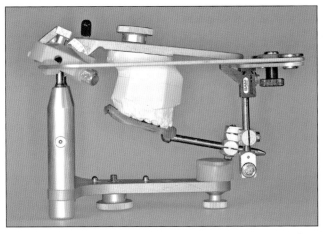

图9-1　传统模型外科手术规划始于用面弓将上颌模型固定到
𬭶架上。

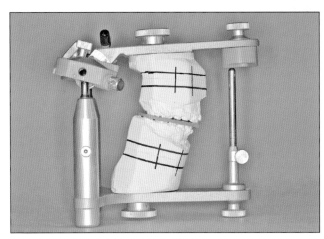

图9-2　用咬合记录来定位下颌模型。

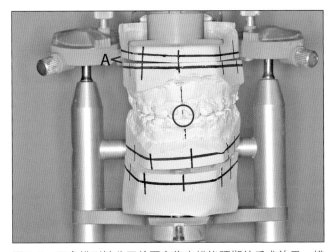

图9-3　石膏模型被分开并再定位来模拟预期的手术效果，模
型的移动量只能通过A线测量，即使临床上重要的标志点是上
颌中切牙（红色圆圈）。

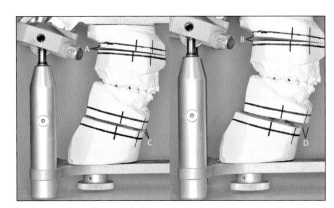

图9-4　侧面观，上颌上抬的多少体现在A、B位移的不同
上，导致了代表下颌颏部突度的C、D出现更大的差异。

规划是通过调整咬合平面达到颏部向左移动的目的。

从临床的角度来看，最关键的美学标志是上颌
中切牙，这种模拟方法在如何使上颌中切牙体现最
终临床效果及其控制能力方面是非常有限的。这种
局限性的存在是由于上颌切牙移动过程中缺乏一个
可以测量的参考点，这种稳定的参考点的缺乏既存
在于模型外科，也同时存在于实际手术中。当从侧
面观时，可以清楚地发现上颌模型有2~3mm的误
差，这将会导致颏部突度出现很大偏差(图9-4)。

为了提高模型外科的准确性，可以通过模型制
作材料将标志点/线添加到𬭶架中（图9-5a），方形
的铜管和金属丝（K&S Engineering，Chicago）作
为参考物焊在模型上（图9-5b），𬭶架的基座是由

一块亚克力和一段方形铜管组装而成的，这种增强
的𬭶架包括3个参考点，每一个点都代表一个不随着
上颌模型移动的标志点。

前点定义了面中线上的点（图9-5c），这是最
重要的标志点，用铅笔标记上颌切牙指示出临床上
的面中线，这是移动上颌模型时牙列中线要改变到
的位置，前点铜标记物指示了现在上颌中切牙切缘
在垂直方向上的空间位置。两个后点标记物指示上
颌第一磨牙，用于指导咬合平面倾斜度的纠正。3个
标记物的尖端和石膏模型间留有空隙，这些空隙给
按手术设计前移的上颌模型与标记物间留出了空间
（图9-5d）。

重新定位上颌模型（图9-5e），以纠正切牙位

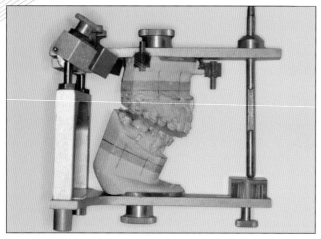

图9-5a 一个经过改造的𬌗架，基底上有用于记录牙弓位置的标记物。

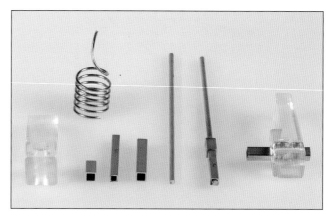

图9-5b 标志指示器由方形铜管及金属丝焊接组合而成。安装基座是一块亚克力（有机塑料）和粘接了亚克力树脂的一段方形铜管。

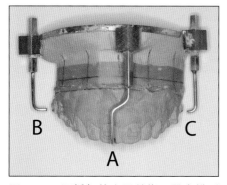

图9-5c 可拆卸的金属丝指示器在模型重定位前标记了上颌中切牙（A）和第一磨牙（B、C）的位置。

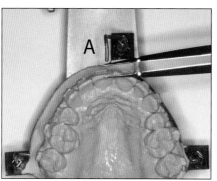

图9-5d 在这个案例中，切牙（中线）指示器A弯曲处指示为临床面中线的位置。指示器的垂直高度用于定位术前位置，以便精确测量切牙上抬的距离。

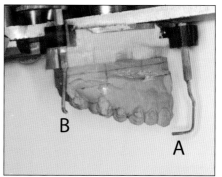

图9-5e 模型重新定位后，指示器A的垂直位移代表了切牙上抬的预期距离。切牙移动已到达指示线，表明切牙的提升已达到图9-5d的预期距离。指示器B显示了第二磨牙的移动。这个标志点在纠正咬合平面紊乱中尤为重要。

置及上颌𬌗平面倾斜度为临床目标，确定了如何重新定位上颌模型在𬌗架上的位置。在这个案例中，上颌中切牙前徙5mm上抬5mm的移动方案，可以在标志物与模型相应标记间关系的变化上得到印证。石膏模型截骨线即如图中铅笔标记线上的移动，变得不太重要了。精确再定位的上颌模型将被用来制作精准的外科手术𬌗板。

手术中误差的来源

截骨后标志点的缺失

在手术过程中依靠截骨切口的测量是造成截骨块重定位严重误差的最常见原因。用传统的转移石膏基底的模型外科测量值来替代模拟截骨线仍然是标准做法。因此，有必要探讨一下利用截骨标记来定位上颌骨块的局限性。这些几何学上的局限性在模型外科和实际手术中都存在。一些误差产生于模型外科的步骤中，又体现在手术导板制作过程中。虽然在手术中正确使用了导板，但误差却体现在了最终的效果上。其他还有一些误差来源于手术中截骨块的重定位和固定过程中。

在手术过程中，Le Fort I型截骨块上抬到预期位置，为达到适当高度而需要去除阻碍抬高的骨块。下颌骨通过𬌗导板作为一个参考来确定Le Fort I型截骨块的位置。外科医生希望髁突处于正中关系时，将上下颌骨复合体作为一个整体进行调整。将髁突位置作为参考的前提是在手术过程中髁突位置必须与𬌗架模型上位置一样，才是有效的。

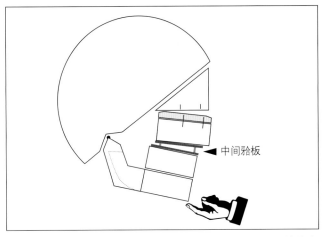

图9-6　在上颌骨重定位术中，下颌骨用来指导上颌骨块的定位。将可移动的上颌骨固定于下颌上，并以髁突为旋转轴将这一组合结构共同抬高。

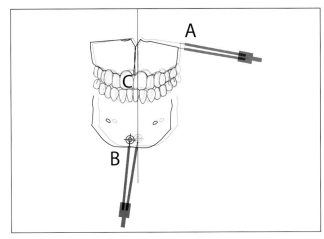

图9-7　正有一种方式，上颌骨垂直方向的再定位是通过上颌骨侧方截骨的测量值决定的（A）。中切牙的正确位置（C）不能通过这个距离较远且定义不充分的标志点准确预测出来。颏顶点（B）会由于A处的细小误差而出现明显偏差。

正中关系的错误评估

正中关系被认为是下颌骨相对于颅底和上颌骨的独特位置关系。由于下颌骨是可动结构，所以咬合关系取决于下颌骨在三维空间中的位置，而决定下颌骨位置和运动的因素复杂且多样。在𬌗架上描述的下颌运动模型只是患者下颌功能结构如何运作的简化模拟。

𬌗学专家用精密的跟踪设备研究了下颌的运动，分析收集的数据可以更好地了解这个复杂运动的过程。通过全可调𬌗架模拟和再现了在个别患者身上观察到的下颌运动。然而，由于机械因素和神经肌肉共同作用决定了下颌的运动过程，所以即使是最严格的临床程序、实验室技术和精密仪器，也不能完全捕获和再现下颌运动。机械因素包括骨形态及韧带、肌肉力学。神经肌肉因素包括中枢神经系统的全方位控制和外周神经系统的传入及传出。认识到机械和神经肌肉因素的影响很重要，这已经超越了目前我们的理解范畴。

无法捕捉和再现作为手术参考的下颌骨位置是手术规划过程中的一个固有局限。这一步骤中产生的误差会体现在手术的效果上，所有利用正中关系规划手术和制作导板的导航技术，都很容易受到这些误差影响。传统的模型外科和打印导板的虚拟手术规划也都包含这些误差。

正中关系被认为是一个髁突可重复的位置，石膏模型固定在𬌗架上被认为是处于正中关系的。正中关系之所以很重要的，是因为手术导板的制作将它作为参考。要作为一个真正有效的参考点，这个位置必须恒定且可重复。因为导板以正中关系作为参考来定位Le Fort Ⅰ型上颌截骨块，所以正中关系的任何误差都会体现在手术的结果上。

外科医生的传统做法总是试图用髁突位置来引导活动的上颌骨，在上下颌骨复合体上加力，从而使下颌骨后移，以髁突为轴旋转下颌骨这一做法被认为是可重复的（图9-6）。在模型外科与现实手术过程中所确定的髁突位置的任何差异都会对截骨块重定位带来误差。当外科医生找到上颌骨上抬的位置，截骨间隙与模型外科所预期的刚好一致时，就可以用接骨板固定上颌截骨块了。

在这个系统里，无法确定上颌中切牙及𬌗平面这样关键的标志是否正确定位，误差为3~10mm。净误差是每一步骤中的误差之和，如果所有步骤都能够有效控制误差，那么大多数结果的误差为2~4mm。若在多个步骤中都出现问题，则误差为7~10mm，手术效果会大打折扣。

通过截骨测量很难准确控制临床重要结构的位置（图9-7），这些误差会出现在模型外科、虚拟规划或手术进程中。在面中线上中切牙的正确位置不能通过距离较远且定义不充分的标志点准确预测出

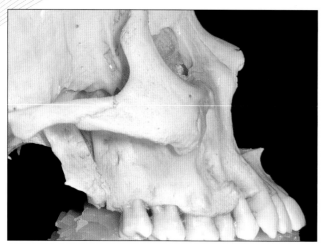

图9-8a 上颌可用的解剖标志限制了用截骨标志来定位上颌骨块的准确性。

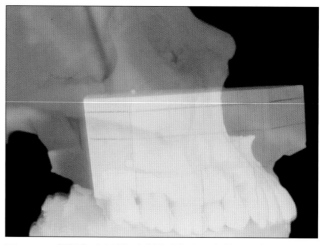

图9-8b 颅骨与上牙模型重叠后表明石膏模型不能重现上颌骨的解剖结构，模型上用来获取测量值的那个位置没有对应的解剖结构。

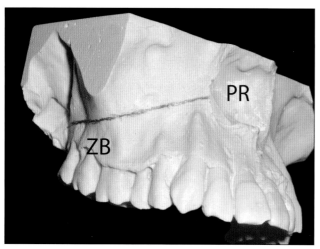

图9-9a 术中，当上颌模型调整到可视角度时，从颧上颌支柱（ZB）到梨状孔（PR）的截骨线呈现为一条直线。

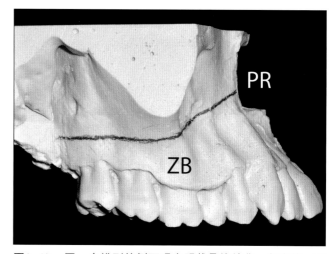

图9-9b 同一个模型的侧面观表明截骨线并非一条直线，而是在前面有明显抬高。

来，在截骨线处测量上的微小误差都会显著地影响颏部的位置。

利用截骨标志来定位上颌截骨块这种方法的局限性和缺陷是由于上颌骨固有的解剖结构（图9-8a）和正颌手术典型的几何形状运动要求造成的。真实的头颅侧面观为进行头影测量、虚拟手术规划和做模型外科提供了视角，但这个视角在现实手术中是看不到的。

头骨与牙列模型重叠后能看出可用的标志点是很有限的（图9-8b）。从实际应用考虑，手术规划阶段得到的测量值必须能用于手术中截骨块的再复位。然而，从传统牙列模型上得到的测量数据，由于没有对应的解剖结构，所以不能转移到实际的手

术过程中。在手术过程中，只有从颧上颌支柱到梨状孔间的截骨线清晰可见，位于梨状孔和前鼻棘前方的石膏模型测量值是没有解剖结构对应的。

外科医生的视野和观察角度受到解剖结构的限制，从来没有在真正的横轴上观察过手术部位。在Le Fort Ⅰ型截骨术时为了保护黏膜，只能从斜向观察术区。截骨从颧上颌支柱开始，一直向前至梨状孔，在后部截骨时要避免损伤磨牙的牙根，斜下方避免损伤翼板。在前方的截骨角度向上要注意避免损伤尖牙牙根，其结果是形成了不平行于𬌗平面的直截骨线（图9-9a）。

当从侧面观察模型时，很明显截骨线不是平的，并相对于咬合面有显著倾斜（图9-9b）。可用

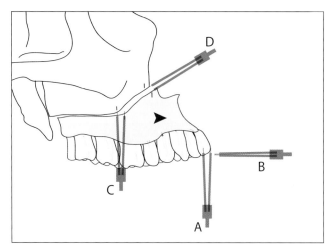

图9-10　中切牙的前徙移动量（A、B）不能等同于截骨线的测量值（C、D）。

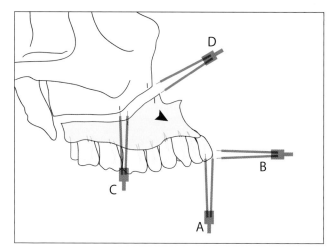

图9-11　中切牙适当的向前（A）和向下（B）移动使截骨线（D）打开了一个较大的间隙，即使在截骨标志处（C）上颌位移是有限的。

的骨性标志，例如颧上颌支柱和梨状孔，并不能精确再定位中切牙的位置以及咬合平面的倾斜。这两个标志相距太近，而又距能够提供有效截骨测量的重要临床结构太远，最好是用在颧上颌支柱-梨状孔截骨线上的测量值来提供再定位误差的标志。

平行于眶耳平面的Le Fort I型截骨块前徙，会形成一个与中切牙前徙量不相符的截骨间隙（图9-10）。如果上颌骨水平和垂直向发育不足，对牙弓的影响是很少的。通过截骨，采用上颌牙弓下移再定位来改善面中垂直发育不足会形成一个大而不连续的骨间隙。

由于上颌后缩往往包括垂直向上颌发育不足，所以骨性Ⅲ类错𬌗畸形的患者往往需要下降和前徙Le Fort I型截骨块。通过测量截骨间隙精确再定位上颌中切牙是不可能的。对于Ⅲ类错𬌗畸形的处理需要适度的上颌前徙并联合适度的下降来改善上颌垂直向发育不足，即使在截骨标志处上颌前徙是有限的，这些有限的移动仍导致在截骨处出现大而不连续的间隙（图9-11）。

由于决定手术成功与否的关键标志，例如，中切牙的位置距离截骨处很远。因此，在手术中通过截骨测量的作用十分有限，同时无法预测现代正颌外科医生所要求的截骨块位移可接受度，在截骨处小的旋转移位会产生较大的切牙位置的变化。无论是如何确定的，这种内在的几何关系限制了截骨测量的应用。虚拟模型与传统模型外科都受到这种基本几何关系的制约。

尽管有这样的限制，手术模型仍应继续分析这些移动方式。因为当手术中发现不是所预期的位置时，了解截骨部位预期的位移可以为外科医生提供线索，这点尤为重要。理想情况下，在手术部位的骨位移应该与术前模型预测的相同。如果出现显著的差异，手术医生要留意，有可能由于髁突位置、不稳定的内固定或截骨块没有完全进入𬌗板而导致偏差。

全麻中正中关系的变化

经验表明，正中关系在清醒的患者身上难以获取。进一步的研究表明，同一名患者在全麻和处于清醒状态时的正中关系是不一样的，不管在患者清醒时多么认真细致地记录正中关系，在全麻下髁突所处的不同位置将是一个重大的误差风险。

为了获取一个可重复性最好的正中关系，作者研究了在清醒和全麻下患者的正中关系。首先是确定最佳的下颌铰链轴，这是通过在清醒患者身上用髁突运动轴记录仪完成的（图9-12）。通过下颌主动和被动运动的范围确定下颌铰链轴，并在左、右侧面部皮肤上做一个标记，以便在手术时可以利用此位置。为了进一步研究髁突过度运动的机械稳定性，通过下颌运动描记仪（Pantronic，Denar）获得下颌运动的描记数据，并用于设定全可调的Denar𬌗架的参数（图9-13）。下颌铰链轴的位置通过髁突运动轴记录仪和下颌运动描记仪来确认。

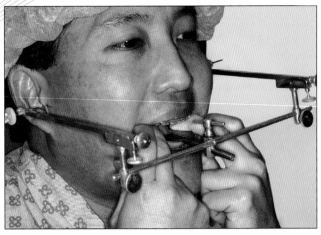

图9-12　通过髁突运动轴记录仪获得正中关系上的最佳髁突位置，并于术前在皮肤上进行定位标记。

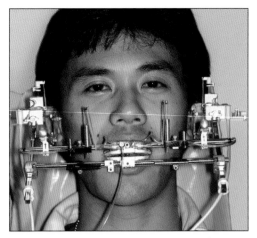

图9-13　正颌手术前，通过下颌运动描记仪来评估颞下颌关节主动和被动的顺应性。

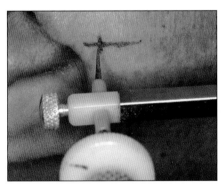

图9-14　一是患者进入全麻状态，髁突运动轴记录仪被再就位，在全麻下重现患者在清醒状态下获取的正中关系。在这个病例中，髁突运动轴记录仪指示出的是右侧下颌铰链轴位置。

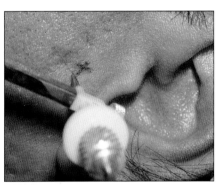

图9-15　这名患者表现出的是在清醒状态和全麻状态下获取的正中关系的单侧不符。左侧髁突向前向下移位，不能被还原至清醒时的位置。

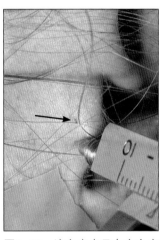

图9-16　这名患者只有在全麻状态下才表现出髁突向下4mm的移位（箭头指向处为患者清醒时髁突的位置）。

　　作者的另一个目的是研究一些患者手术中出现下颌铰链轴位置变化的可能原因。通过对Bennett运动的研究，可以评价近正中关系的髁突位置在侧向上的稳定性。一些下颌骨运动模式的特征表现为从正中关系即开始侧向运动，有时颞下颌关节囊的物理特性也被认为是原因之一。由于在手术过程中髁突运动的方向和大小是不可预测的，所以在全麻状态下，颞下颌关节结构松弛的患者似乎可以完成快速的Bennett运动以及髁突偏移。然而，初步研究的结果表明，全麻下Bennett运动和髁突偏移之间不存在相关性。

　　患者躺在手术台上，并实施了全麻诱导，进行了气管插管，这涉及去极化或非去极化肌松药物的

使用。麻醉状态如何影响了髁突的位置，之后再评估下颌铰链轴的位置。预设参数的髁突运动轴记录仪戴入下颌牙弓，使下颌骨与髁突适应，由髁突运动轴记录仪标记的下颌铰链轴位置被记录下来（图9-14）。

　　如图9-15所示，患者表现出左侧下颌铰链轴向下和向前移位，在大多数情况下，全麻下下颌铰链轴的移动是不对称的。另一名患者表现出左侧髁突向下4mm的移位（图9-16），右侧髁突并没有表现出任何的移位。

　　理解这种移位无法减少至关重要，下颌骨不能就位于患者清醒状态下所获取的位置，即使对下颌骨施加较大的牵引力也不能使其就位于清醒状态下所获取的位置。

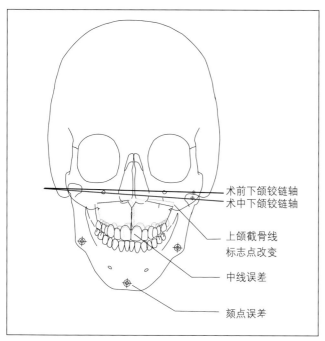

图9-17　清醒和麻醉状态下正中关系的差异导致关键标志点出现误差。

术前下颌铰链轴
术中下颌铰链轴
上颌截骨线
标志点改变
中线误差
颏点误差

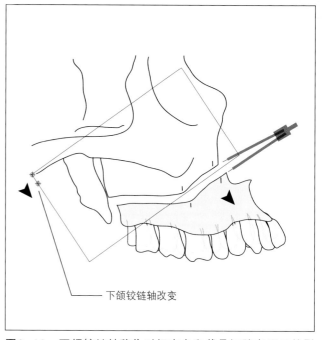

图9-18　下颌铰链轴移位对标志点和截骨间隙有明显的影响。

下颌铰链轴改变

下颌运动描记仪可以用来研究术前颞下颌关节松弛是如何影响清醒和麻醉下正中关系之间的差异程度的。通过全麻患者可以获得下颌运动描记仪的轨迹，数据分析结果表明，麻醉状态下，下颌骨并没有表现出明显的Bennett运动。因此，关节力学和肌肉张力减弱，不是麻醉下下颌位置和运动模式的主要决定因素。

当患者在全麻下进行手术时，下颌骨的位置与清醒时截然不同，全麻后下颌骨的旋转可被认为是外科下颌铰链轴。外科下颌铰链轴不能被还原至清醒时下颌铰链轴的位置，下颌铰链轴的偏差显然与麻醉肌松后肌力减弱是不相关的。外科下颌铰链轴在手术过程中的变化是否与麻醉深度或特定药理机制相关仍不明确，临床结果似乎表明，当患者从手术和麻醉状态下恢复时，髁突位置和下颌铰链轴又会回到之前清醒时所确定的位置。

下颌铰链轴的非对称性垂直偏移。在大多数情况下，全麻后下颌铰链轴的偏差主要是垂直向下，这种偏差直接或间接影响手术过程。传统的模型外科和虚拟手术规划都使用临床正中关系作为一个空间参考位置，正中关系下左右两侧髁突的位置定义

了下颌铰链轴。在全麻下，下颌铰链轴位置的偏差导致了截骨块再定位的误差（图9-17）。

直接的后果是上颌切牙中线偏移，间接的影响是改变了截骨间隙的关系而导致上颌骨呈倾斜改变。当上下颌复合体上抬时，外科医生看到左侧截骨线出现没有预期到的间隙。为了纠正这个问题，外科医生通常要去除右侧首先接触的骨组织，接着会在右侧截骨处持续去除骨阻挡，直到左侧间隙关闭为止。结果中线偏离了中央，上颌出现了倾斜，右侧上颌骨的去除导致了上颌中切牙的过度抬高，上颌中切牙的过度抬高以及中线偏移会带来明显的美学问题。

下颌铰链轴的垂直水平联合偏移。一些正中关系的移位同时包括了垂直和水平方向的偏移，最具破坏性的偏移误差涉及了非对称性移位，当左侧髁突向下向前移位时，问题就更加复杂了。当髁突的正中关系位以这种形式被替代时，直接和间接的影响要更大。这个三维方向上的位移导致了上颌中切牙明显偏离中线。由于总位移向前向下，几乎垂直于手术截骨线，所以上颌骨的向前向下移位会在左侧截骨线处出现较大的间隙。偏移改变了截骨线和

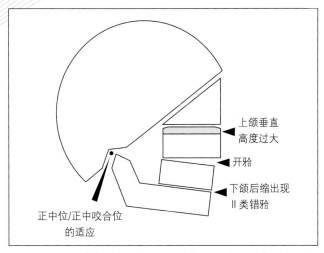

图9-19a 通过此例典型面部畸形长面综合征的表现来呈现正颌外科手术过程。长面综合征患者上颌骨垂直向增生并伴前牙开𬌗畸形，下颌骨发育不足，此类畸形的患者通过调节颞下颌关节位置来代偿生理功能。

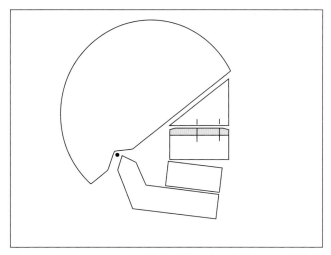

图9-19b 在Le Fort I型截骨前做垂直于骨的标记。传统的方法包括在移动上颌骨前，用锯或钻在上颌骨的侧面标记垂直线。

上颌移动前标志点的位置（图9-18）。

　　这种间隙不能在𬌗架模型上或通过虚拟规划的手术模拟来预测。为了解决这个问题，外科医生首先尝试验证髁突的就位，而后旋转上下颌骨复合体使其在导板中就位，但间隙依然存在。

　　当面对这种不连续时，外科医生通常不愿通过植骨来缩小间隙，特别是患者术前没有同意进行植骨时。外科医生通常从右侧去骨达到截骨线的双侧骨接触，在Le Fort I型单颌手术中，颌间固定拆除后要验证咬合关系是否良好。术后，当髁突回到清醒状态下的正中关系位时，患者表现出右侧开𬌗、左侧早接触的咬合状态。

　　面对只有外科医生才能接触到的这种咬合错乱，其自然是不愿意让患者在咬合错乱下离开手术室。然而，外科医生也要知道术后随着髁突位置的调节，下颌骨位移方向和位移量也会调整，同样重要的是要了解由于清醒的正中关系位和手术时的正中关系位之间的差异会导致美学误差。

截骨块再定位的方法

　　大多数外科医生在恰当地再定位移动的截骨块时都会遵循一个共同的策略，基本的手术原则是利用不移动的结构作为参考点，来调整骨块进行再定位。当手术设计仅包含下颌移动或单颌时，这种方法可以得到较好的利用。当重建涉及整个上颌骨或既有上颌骨又有下颌骨时，这个问题变得更为复杂。

　　如果要实现准确和可预测的结果，外科医生必须了解选择定位截骨块和验证其满意位置这一过程中存在的内在局限性。术后重塑与复发也会导致治疗目标和实现结果之间的差异。因此，截骨块正确的术中初始定位是达到满意手术效果的一个先决条件。

　　再定位误差的潜在来源已经在前面做了详细的描述，本节将概述术中定位截骨块的3种方法。在手术进程中，每种方法都在术中如何精确重现手术规划上有自身的固有限制和优势，外科医生必须选择一种合适的方法来实现治疗计划所要求的精度。

双颌手术中骨块再定位的传统方法

方法

　　我们将采用1名长面综合征患者的简图来说明传统的再定位方法（图9-19a），长面综合征患者上颌骨垂直向增生并伴前牙开𬌗畸形。在此病例中，下颌骨发育不足。此类畸形的患者通过调节颞下颌关节位置来代偿生理功能。

　　在传统的方法中，用锯或钻在上颌骨的侧面标记垂直线，并移动上颌骨（图9-19b），Le Fort I型截骨将上颌骨与面中部分离（图9-19c）。在上颌

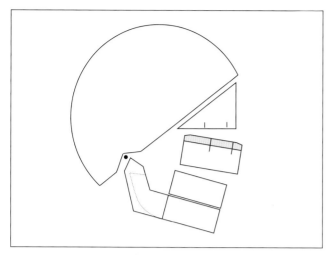

图9-19c Le Fort Ⅰ型截骨将上颌骨与面中部分离。

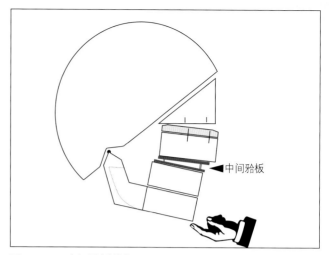

图9-19d 中间𬌗板就位。

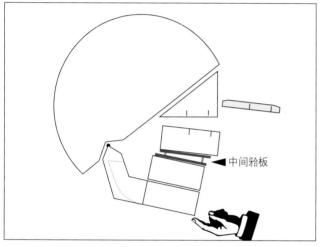

图9-19e 去除骨阻挡。

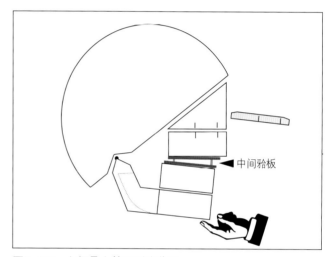

图9-19f 上颌骨上抬至适当位置。

和下颌的牙齿之间放置中间𬌗板，在颌间固定形成稳定的复合体（图9-19d）。

外科医生移动上下颌骨复合体使髁突就位，此时，上下颌骨复合体是向上旋转的，然后去除阻挡上颌骨上抬的骨质（图9-19e），而后上颌骨被上抬到适当的位置（图9-19f）。

审美角度上最重要的标志是上颌中切牙的正确位置，此位置依赖于以下3点：（1）手术过程中髁突的正确就位；（2）截骨部位对被去除骨量的准确预测；（3）通过精确的模型外科或虚拟手术模拟构建中间𬌗板的正确关系。这种方法的固有缺陷是没有直接测量上颌中切牙的位置，依靠髁突位置和截骨线测量在来定位上颌中切牙位置是正颌外科手术误差最常见的来源。

在上颌骨再定位中最常见的误差是错误的上颌骨垂直向定位（图9-19g）。将模型外科或虚拟手术上获得的测量值准确地转移到截骨部位是不可能的。在需为种植牙创造位置时，常将上颌牙弓分为多块，这样挑战也就增加了，截骨部位的微小误差会在切牙位置产生很大的影响。在这个阶段会出现垂直向和对称性的偏差，这种手术操作方法在评估或纠正这类问题上是有限的。

上颌骨再定位误差也可能是由未能准确获取可重复的正中关系上的髁突位置所致（图9-19h），其潜在问题是这种方法违反手术的基本原则，即截骨块再定位必须要有一个稳定的结构作为参考，而下颌骨由于其本身存在自然移动，所以并不符合稳定结构的要求。由于骨组织和软组织的干扰，控制上

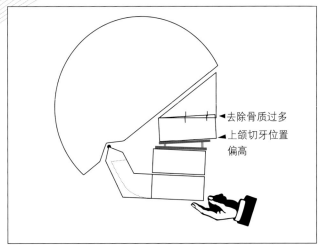

图9-19g 垂直复位误差在Le Fort Ⅰ型手术中很常见。截骨处过多的骨去除导致了上颌骨重新定位得太远，上颌中切牙也随之远离了正确位置。

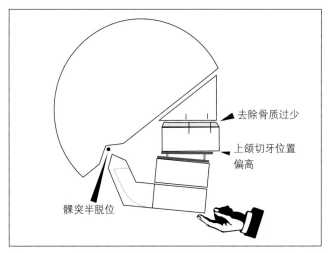

图9-19h 髁突半脱位也可能导致上颌骨再定位误差，另外，截骨处骨去除量不足也会导致上颌和中切牙再定位远离正确位置。

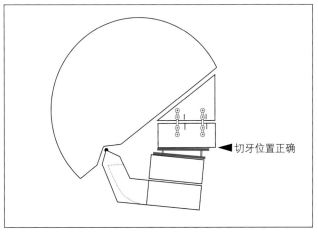

图9-19i 上颌通过接骨板固定。

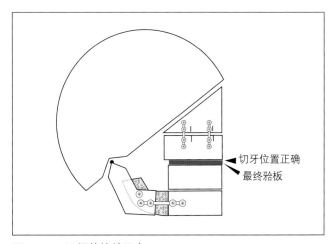

图9-19j 下颌前徙并固定。

下颌骨复合体接近近似的正中关系位，也会导致再定位的误差。

通过再定位的传统方法，从某个角度上讲可以认为上颌骨处于一个满意的位置，利用接骨板将上颌骨固定在该位置上（图9-19i），双侧下颌升支矢状劈开术使下颌骨前徙，如果上颌骨再定位正确，下颌骨也应处于正确的位置（图9-19j）。

讨论

这是一种被大多数颌面外科医生所遵循的治疗程序，这种方法精度有限，还可能产生令人失望的结果。这种治疗程序缺乏一种验证牙列，尤其是上颌中切牙是否正确就位的方法。当牙种植体已经就位，纠正上颌截骨块再定位误差引起的不对称或切牙暴露过多等问题的方法就非常有限了。当这一过程被作为阶段性重建的一部分时，明显的再定位误差将影响种植体植入和义齿修复矫正畸形的能力。

控制垂直距离的再定位改良法

方法

前面提到的典型面部畸形的病例，也可以采用一种提高截骨块再定位精度的方法（图9-20a）。在这种方法中，通过建立两个标志点来提高上颌骨再定位的精度（图9-20b）。模型外科或虚拟手术必须要将垂直距离关系整合至中间𬌗板中，在𬌗架上通

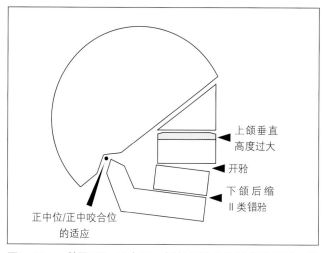

图9-20a 利用图9-19中同一例长面综合征的病例展示一种提高截骨块再定位精度的方法。

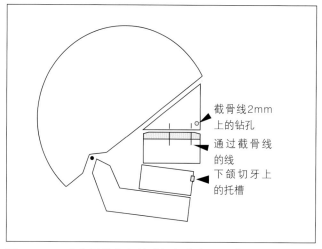

图9-20b 确定导航参考的附加标志点，在截骨平面上方标记一个2mm的孔。

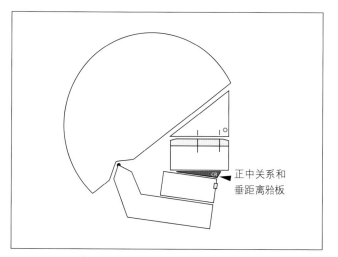

图9-20c 正中关系𬌗板确定垂直距离。

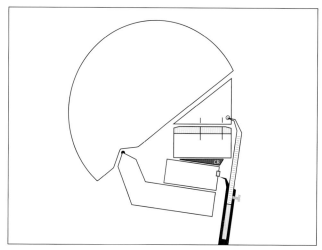

图9-20d 在术中用Thorpe卡尺通过正中关系𬌗板转移垂直距离标志。

过切导针确定的垂直距离随后会被转移到手术中。为做到这一点，将在上颌骨截骨平面的上方钻一个孔，这个孔是稳定不动的面部骨骼标志。另一个标志点选择在下颌前部，这个标志点可以是下颌切牙上的一个特定的正畸托槽。

在𬌗架上制作的正中关系𬌗板将垂直距离标记转移到手术中的面部骨骼上（图9-20c、d）。这个𬌗板是模型上𬌗架之前制作好的，它代表模型处于正中关系咬合时的垂直距离，这个测量类似于𬌗架上的切导针。为了达到精确，所有的模型外科模拟必须在同一尺寸的𬌗架上完成。为了使术中测量精确，在截骨测量时下颌骨必须在同一垂直距离上定位。取代切导针在术中的定位，在手术中正中关系𬌗板就位

后，对面中部标志点和下颌切牙托槽标志点的距离进行测量，此时髁突也必须处于正中关系位，手术部位的垂直距离用Thorpe卡尺测量（图9-20e）。

截断上颌骨后，上颌骨通过中间𬌗板与下颌骨进行颌间固定（图9-20f），这个𬌗板要在原有𬌗架的垂直距离上制作，用Thorpe卡尺测量表明需要去除更多的造成阻挡的骨质（图9-20g）。这样完成后，上颌骨可以上抬就位，这时再次用Thorpe卡尺测量，可能仍提示有些骨需要去除（图9-20h）。当到达了Thorpe卡尺所提示的垂直高度，上颌就应该处于了正确的垂直向位置（图9-20i）。利用接骨板在此位置固定上颌骨后，完成下颌骨截骨固定（图9-20j）。

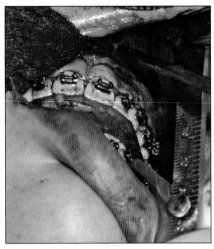

图9-20e　用Thorpe卡尺测量手术部位的垂直距离。

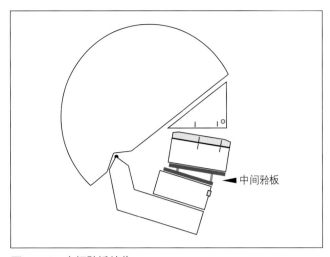

图9-20f　中间𬌗板就位。

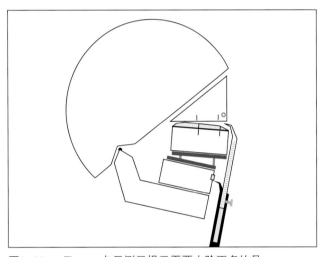

图9-20g　Thorpe卡尺测量提示需要去除更多的骨。

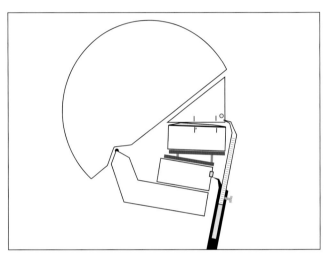

图9-20h　骨阻挡去除后，上颌骨可以上抬再定位，再次测量垂直距离，还需去除部分骨质。

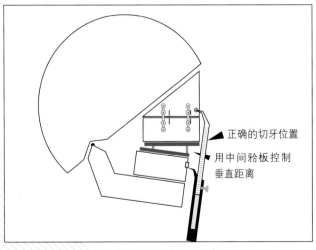

图9-20i　Thorpe卡尺提示已达到垂直距离。

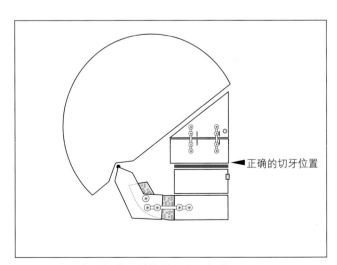

图9-20j　固定上颌骨，前徙并固定下颌骨。

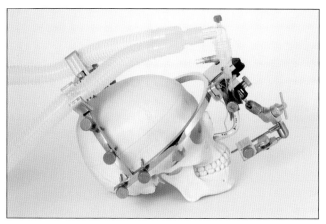

图9-21a　头架导航提供了一个不需要依赖髁突位置的参考系（如颅骨）。

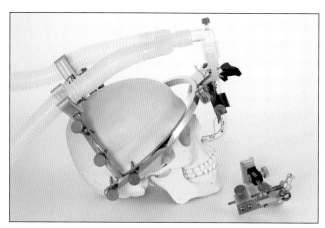

图9-21b　指示器记录下关键标志点，并可拆下为手术过程提供参考。

讨论

这种方法为正颌外科手术定位提供了另外的控制方法，目的是避免上颌中切牙垂直距离的主要误差，这些误差可以导致最令人失望的结果。即使应用这些附加测量，误差仍然会发生。该方法既不能解决将可活动的下颌骨作为一个参考来再定位上颌截骨块这种方式中存在的固有缺陷，也不能实时直接测量临床上颌标志点，术后上颌中切牙的位置仍不能直接验证。

头架导航系统定位截骨块

为了增加正颌手术的可预测性，需要利用参考系将规划的手术数据转移到实际手术中。在之前介绍的模型上𬌗架的方法中，仅能利用有限的附加参考点来提高模型外科和𬌗板制作的精度。在前面的病例中，手术规划已确定上颌中切牙上抬5mm、前徙5mm和右移2mm（图9-5）。这种移动可以在患者身上得到直观的验证，确定是一个合理的计划，可以同时达到咬合与美学目标，下一步是将规划数据转移到手术中的患者口内。前面已经讨论𬌗板、正中关系和截骨线测量的局限性，我们需要一个可以直接测量的方法。

从工程师的角度来看，可移动骨块的位置定位必须要有一个不动的参考系，通常采用可活动的下颌骨来引导上颌骨截骨块再定位的方法有其固有缺

陷。头架外科手术导航系统可以提高正颌外科手术的精度和可预测性，在头架导航系统，参照系是颅骨（图9-21a）。在解剖学上，这包括了不受Le Fort Ⅰ型手术中上颌骨截骨影响的部分颅骨。

通过这个系统，从头架到重要标志的测量值便可被转移，标志点的起始位置被记录和存储后，截骨块就可以重新定位。当指示器在头架上重新确定后，就可以获取新位移的精确移动。头架的指示器与𬌗架指示器类似，切牙的位置、𬌗平面的倾斜可以直接被转移过来。

像𬌗架上的指示器一样，这个设备可以拆卸并重新安装，这个位置是可重复的，可以直接无阻碍地进入手术部位。手术过程中该指示器可以安全地存储并可反复装卸使用（图9-21b）。

因为参照系不依靠于下颌骨，所以即使下颌截骨术已经完成，仍可以验证上颌再定位是否准确（图9-22a）。在所有接骨板固定完成后，再次核验所有再定位的截骨块位置十分重要。如果在全麻诱导后，正中关系发生明显的移位，外科医生必须要考虑术后患者恢复到清醒状态髁突位置可能会出现哪些变化。在某些情况下，使用特殊的牵引装置调整术后颌骨位置。

三维方向上，上颌中切牙的位置在患者全麻唤醒前进行验证，以确保达到功能和美学的目标（图9-22b）。对上颌𬌗平面的校正无须依靠下颌骨和正中关系，可独立验证（图9-22c）。正颌头架的应用

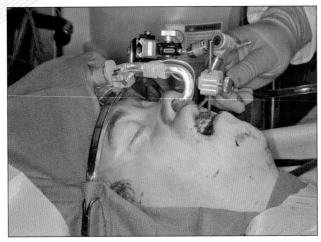

图9-22a 术中，指示器可以重新安装并验证任何重要解剖结构的正确再定位。

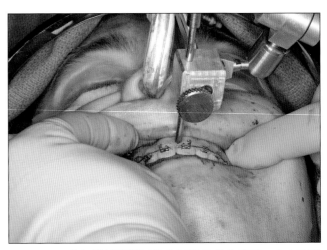

图9-22b 头架指示器是不依靠下颌骨的参照系。在上下颌截骨完成后，指示器用于验证骨块的再定位，以达到手术规划时的预期位置。

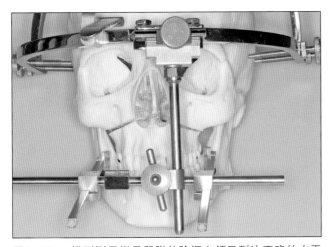

图9-22c 模型测量指示器附件验证上颌已到达正确的水平位。

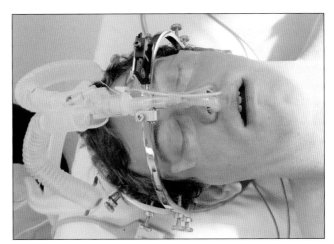

图9-22d 头架系统可以确保麻醉呼吸管的安全，避免鼻部的压伤。也可以保证软组织稳定，避免与牙弓有关的软组织外形发生改变。

为精确地、可预测地进行截骨术提供了一个稳定的参照系（图9-22d）。

方法

在1983年，Irby头架由其发明者改装成一个可拆卸的指针系统，用于记录Le Fort Ⅰ型截骨上颌骨游离前上颌切牙的位置。Irby头架包含照相机、口外弓和螺栓（图9-23a）。组装仪器的时候，提供了一种固定头骨和用可拆卸的指针来记录解剖标志点的方

法（图9-23b），这为手术过程提供了一个不移动的稳定的参考系。大多数用于面部骨折和牵张成骨的头架都可为颅底导航提供平台，指针系统可以直接测量上颌中切牙的位移和确保其相对于面部骨骼的正确再定位（图9-23c、3d）。自从该系统首次使用后，该仪器在提高精度和简化操作上已改进许多，尽管其内在的几何学基础是相同的，但仍在临床应用了30余年。

同样采用前面传统法和改良法（图9-19和图

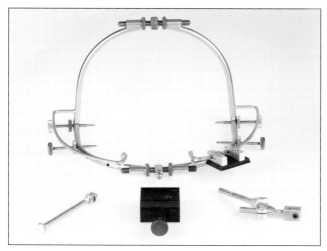

图9-23a Irby头架由螺栓、照相机和口外弓等部件组成。

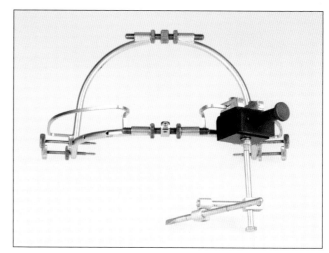

图9-23b 组装的仪器有固定至颅骨的经皮针和记录关键临床标志，例如，上颌中切牙位置的可拆卸指针。

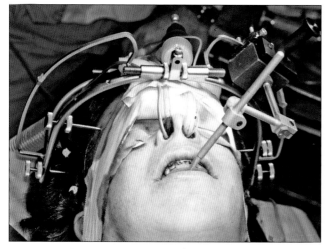

图9-23c 在Le Fort I 型上颌骨截骨中头架就位。上颌再定位前，指示器提供上颌中切牙的位置。上颌中切牙需向右移动2mm。

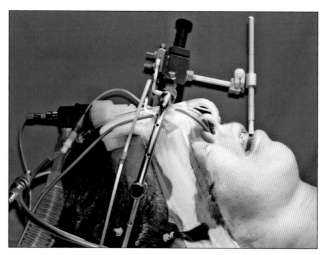

图9-23d 头架指示器位置提示经Le Fort I 型截骨再定位上颌中切牙的上抬量。

9-20）设计的长脸畸形病例来展示怎样用头架系统直接定位截骨块的正确位置（图9-24a）。首先，正颌头架经皮针固定于发际的颅骨上（图9-24b），截骨术前通过指针附件在头架上安装记录重要的标志点，例如，上颌中切牙的预期位置（图9-24c），多个标志点都可以被系统记录。在这个病例中，指针的两臂用于记录左右侧磨牙的预期位置，来纠正咬合平面的倾斜（图9-24d）。

上颌骨截骨游离后，被固定在中间殆板里。上

下颌骨形成颌骨复合体。上抬上颌骨，去除骨阻挡（图9-24e），在头架基部指示器的指针可以直接测量上颌中切牙的正确位置，切牙达到适当位置所需去骨量并不取决于模型外科或虚拟手术，去骨量的多少取决于是否实现了切牙的正确定位（图9-24f）。

经过验证，上颌切牙到达正确的位置，接骨板固定截骨块（图9-24g）。上颌骨坚强内固定后，完成下颌升支矢状劈开术，下颌骨前徙进入终末殆板，

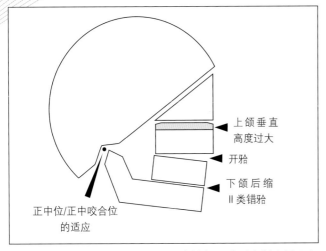

图9-24a　采用图9-19和图9-20中的长面畸形病例来展示怎样用头架系统直接定位截骨块的正确位置。

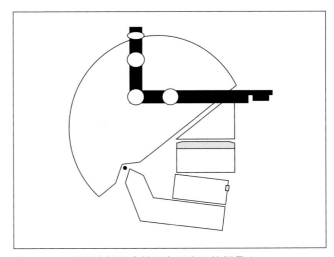

图9-24b　正颌头架经皮针固定于发际的颅骨上。

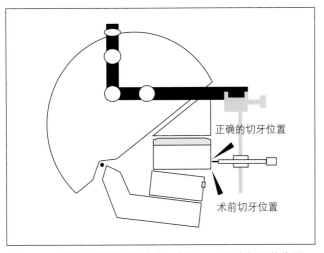

图9-24c　首先记录关键标志点，例如，上颌中切牙的位置。

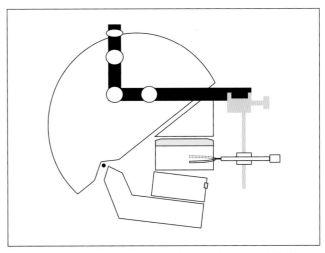

图9-24d　记录附加标记。叉型指示器放置于正确咬合平面的位置。

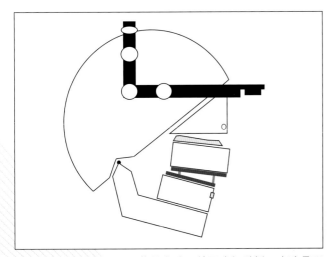

图9-24e　Le Fort I 型截骨完成，放置中间𬌗板。去除骨阻挡。

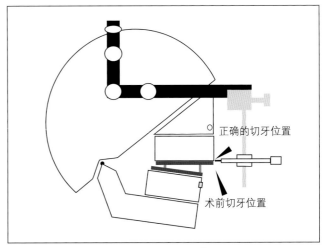

图9-24f　头架指示器引导上颌就位。

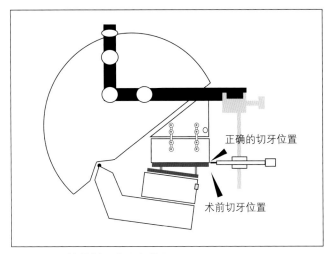

图9-24g 接骨板固定上颌位置。

正确的切牙位置

术前切牙位置

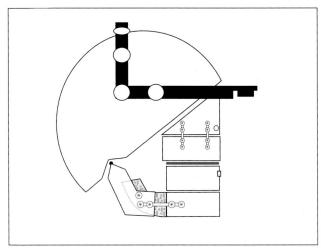

图9-24h 下颌截骨完成。利用终殆板使下颌骨矢状劈开截骨块再定位，接骨板坚强内固定。

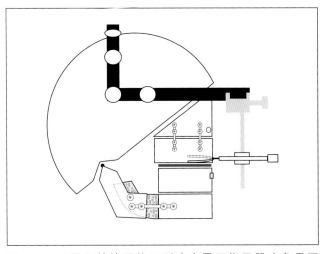

图9-24i 用之前放置的叉型咬合平面指示器（参见图9-24d）对纠正的殆平面进行验证。

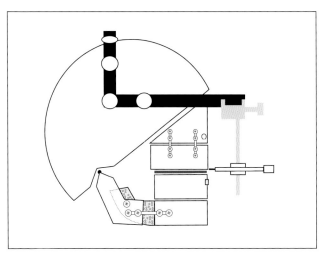

图9-24j 手术结束前，在头架上重装上切牙位置指示器来验证中切牙是否已达到正确位置。

完成升支截骨内固定（图9-24h）。放置殆平面倾斜指示器，验证殆平面倾斜畸形的纠正（图9-24i）。

在手术完成前，使用基于头架的指示器来最终检查，验证是否达到治疗目标（图9-24j）。如果这时检测到误差，医生需要考虑是否进行调整。由于下颌骨已经是活动的，所以头架参考点是进行调整时唯一可用的标志。

讨论

头架导航系统提供了一种精确再定位截骨块的方法。在手术过程中，参照系始终保持稳定，所以不易受到髁突位置或截骨线测量误差的影响。由于测量不依靠下颌骨，所以下颌骨截骨游离后参考系仍然保持完整。

导航技术的临床应用

手术结果明显偏离预期目标是患者不满意的最常见原因。当出现明显的美学问题，未能达到其预期效果时，患者会非常失望。微笑时牙齿的不对称和上颌牙暴露的问题对患者来说比咬合错乱甚至感觉异常更受关注。理想情况下，这些问题应纳入手术计划和外科手术过程中加以控制而避免出现。当这些问题出现时，分析误差发生的原因并解决这些问题就变得更为重要了。

下面的案例报道阐述了截骨块再定位中导致主要误差的常见误区。大多病例中都会存在微小误差，这些误差都在患者和外科医生的接受范围内。但是有些误差是不可接受的，如果在手术开始的时候没有发现和纠正，那么问题在术后早期阶段就会出现。如果误差不能被接受或减小，就需要进行手术矫正。

一些外科医生倾向于先让截骨块在不正确的位置愈合，再考虑矫正手术。由于愈合过程使骨骼形态变形为不可预知的非自然形式，截骨块会错位愈合。对修正手术时机来讲，控制潜在的神经损伤是另一个需要考虑的问题。如果下颌矢状劈开截骨术已经完成，纠正截骨块位置所带来的神经损伤可能比在愈合部位重复截骨造成神经损伤的可能性更小。

由于初始手术改变和破坏了正颌外科医生依赖的标志点，所以这些情况造成了一个特殊的难点，即不能再遵循成熟的双颌手术流程。

这个病例展示了主要误差是如何产生的。截骨块再定位的主要误差多是生理原因和手术规划失误共同导致的。几乎所有需要再次修正手术的患者都有双重正中关系位，如果正中关系是在术前清醒时获取的，那么将通常在全麻下无法获得，唯一且独特的正中关系可能在全麻下出现非对称和不可预知的位移，在清醒状态下的正中关系为标准进行手术计划和𬌗板制作带来截骨块再定位的误差。

在上颌截骨术时，截骨线两侧的标记如果发生了偏移，这一问题就变得更加复杂了，这会改变骨性标志，并使外科医生迷惑，为什么术中所见与计划阶段预测结果不同，如何将其统一起来？外科医生选择如何处理这些问题的过程中，会使问题得到纠正或者使之更严重。出现不可接受的结果的基本原因是没有为特殊情况做准备、缺乏预先诊断和纠正问题的办法。

处理这个病例的方法可以用来防止类似问题再次发生，并提高这些步骤的可预测性。一个可靠的参考系的存在可以为实时快速再定位截骨块提供可量化的保证。

该系统还允许术中改变术前规划。大多数外科医生都是通过虚拟手术或传统模型外科的方法对治疗方案进行简单规划，通过头脑中的一个简单目标来制作𬌗板和完成预期截骨位移的测量。这种方法的局限性是，手术结果常限制了进行特殊截骨移动的可行性和安全性。某些病例在达到设计预期及规划的骨移动时会有意想不到的障碍，对于有多次手术史的唇腭裂患者，外科医生可能会因瘢痕组织或血供原因而无法再定位截骨块。

在一些情况下，外科医生可能希望在术中改变治疗方案。脱离了𬌗板的辅助，特别是没有其他参考系可用时，外科医生会感到很不安。此外，软组织蒂血运问题、截骨意外骨折和血管变异有时都会迫使医生放弃𬌗板。在这些情况下，有这样一个系统，可以量化对手术计划的改变从而影响手术结果，是很有价值和令人安心的。

再定位误差的纠正

患者，20岁，大学生，Ⅲ类错𬌗畸形（图9-25a），这是一个每天都会出现在颌面外科医生工作中的典型病例，没有其他异常复杂的问题。所以决定采用治疗中度Ⅲ类面型最好的治疗计划，即上颌骨Le Fort Ⅰ型截骨前徙，下颌骨截骨后退，进行坚强内固定（图9-25b）。头颅后前位X线头影测量显示畸形基本是对称的（图9-25c），术前正畸治疗调整了牙弓，为单块Le Fort Ⅰ型截骨术和下颌矢状劈开截骨术后退做准备（图9-25d~f）。

未用颅底导航系统进行了正颌外科手术。术后3周，基于手术结果和修正的可能，患者提出进行二

图9-25　一名20岁正颌患者颌骨移动错误的再次手术

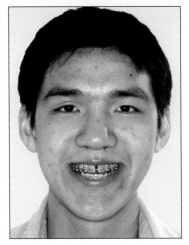

图9-25a　20岁，大学生，已完成正颌术前准备的面部正面照。

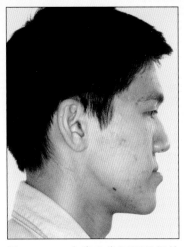

图9-25b　中度Ⅲ类面型最好的治疗计划即上颌骨Le Fort Ⅰ型截骨前徙，下颌骨截骨后退，进行坚强内固定。

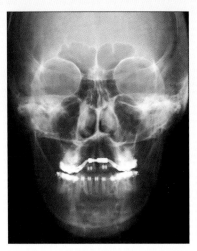

图9-25c　头颅后前位X线头影测量显示畸形基本是对称的。

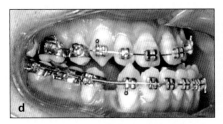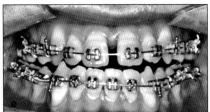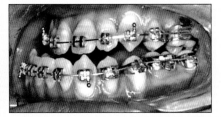

图9-25d~f　术前正畸治疗为单块Le Fort Ⅰ型截骨术和下颌矢状劈开截骨术后退调整了牙弓。

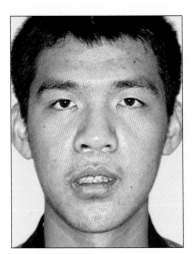

图9-25g　在未用颅底导航行上下颌骨截骨术后3周出现了明显的不对称。

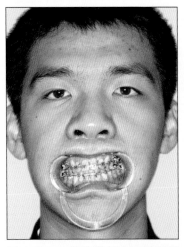

图9-25h　照片提示上下颌骨再定位不准确。

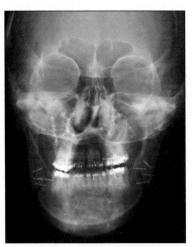

图9-25i　骨性结构倾斜，面中线偏移。

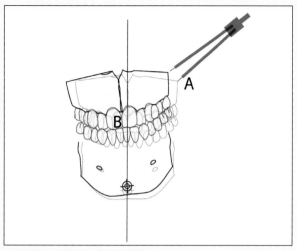

图9-25j 分析再定位误差的位置和大小。上颌骨块的左侧上抬（A）和内侧移位共同导致了𬌗平面倾斜和中切牙向右移位（B）。

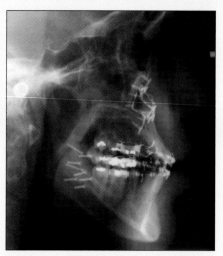

图9-25k X线头影测量侧位片显示在截骨块再定位过程中发生了倾斜。

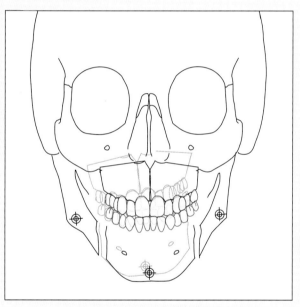

图9-25l 手术矫正方案显示了矫正位移的尺度和方向。

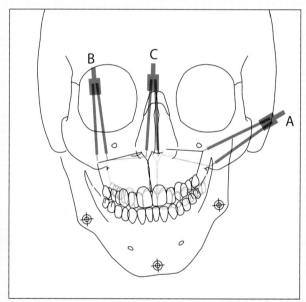

图9-25m 左侧上颌下降10mm（A）将需进行骨移植。B点预测的运动主要是旋转平移。C点是重新向左下定位鼻底以矫正鼻中隔。

次手术（图9-25g）。患者主要关注的是术后出现的不对称，患者及其家人的感觉是牙弓中线不正和咬合平面倾斜。

尽管水肿未完全消退，临床上明显能发现颌骨再定位是不正确的（图9-25h）。虽然基本达到Ⅰ类咬合，但患者及其家属都不能接受这种程度的不对称。头颅后前位X线头影测量证实主要的不对称是在

截骨块再定位过程中出现的（图9-25i），上颌骨倾斜，下颌骨达到咬合关系后再定位，结果双颌都出现了倾斜，不对称的上颌抬高导致梨状孔和鼻中隔位置偏差。

用截骨线测量并再定位Le Fort Ⅰ型截骨块会导致远处结构产生不可预知的偏差。在这个病例中，上颌骨块的左侧上抬和中线移位共同导致了我们不

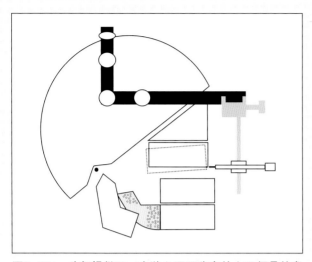

图9-25n 头架提供了一个独立于不稳定的上下颌骨的参考系。在这个病例中，截骨术保留了先前的移动，并不用于调整截骨块。

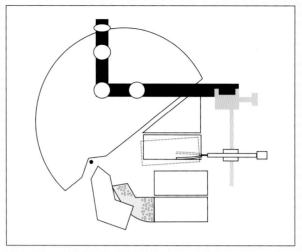

图9-25o 手术计划包括使用咬合平面指示器来引导咬合面水平。

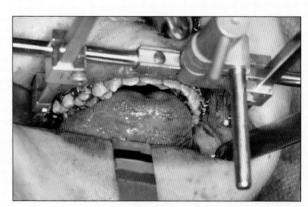

图9-25p 上颌骨再移动后，用咬合面指示器引导水平测量。这个指示器与头架上部相连。

愿意看到的𬌗平面倾斜和中切牙向右移位的结果（图9-25j）。

术后X线头影测量侧位片也显示了在截骨块再定位过程中发生了较大的倾斜（图9-25k）。在截骨部位用接骨板对上颌骨进行了坚强内固定，侧位片显示前后接骨板之间的距离很短，这反映了这个位置的固有解剖局限性。由于几何学原因，用位于接骨板之间的标志点定位上颌骨截骨块和下颌骨截骨块容易产生误差，这就是上颌截骨线处误差如何在远处结构上被明显放大的原因。

为纠正误差，制取模型并进行了模拟手术（图9-25l），手术计划是在骨愈合前去除接骨板，改变截骨块的位置。

修改后的手术设计包括上颌骨再定位（图9-25m），上颌左侧截骨术需要向下侧方移动，模

型外科估测A点会产生8~10mm的骨空隙。因为手术时尚未发生骨愈合，所以骨移植是必要的。上颌骨发育不足手术下移并植骨后，术后愈合有风险，且易出现复发。B点预测的运动主要是旋转平移，C点的目的是重新向左下定位鼻底以矫正鼻中隔，面临的挑战是鼻中隔潜在的偏移误差可能导致上颌下移失败和复发。

在传统的步骤中，上颌截骨块根据中间𬌗板和下颌铰链轴上的下颌旋转来再定位。在这个病例中，下颌骨因已经截骨而不稳定，并不是可靠的参考。为了给再定位截骨块建立一种准确、稳定、简洁便用的参考，故使用了允许安装指示器的头架结构（图9-25n）。头架类似于模型外科中的𬌗架上段。这允许在术中将空间位移测量值从𬌗架指示器上转移到头架指示器上。

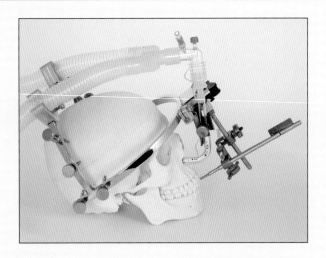

图9-25q　上颌中切牙的正确定位通过头架上的一个指针指示器来验证。

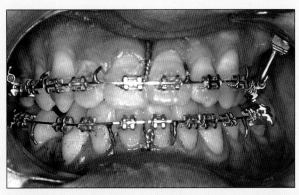

图9-25r　上颌再定位后，下颌截骨块移动，并行坚强内固定。

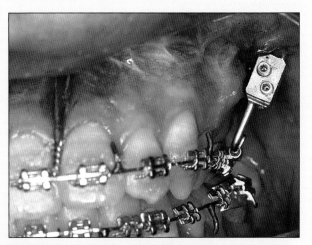

图9-25s　在左侧放置了牵张装置来保证必要的下降量。

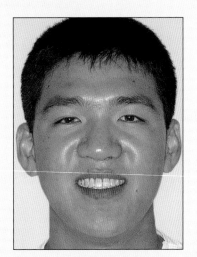

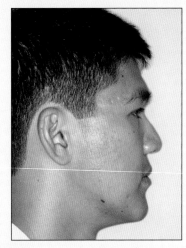

图9-25t、u　修正手术6个月后患者的面型。

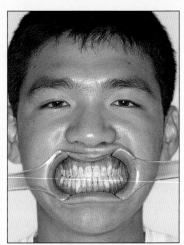

图9-25v　6个月时，上颌中线及咬合平面得到纠正。

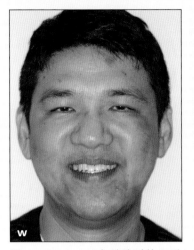

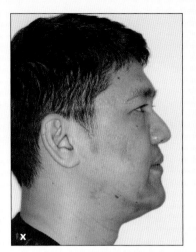

图9-25w、x 20年随访时的面型。

图9-25y 上颌中线及咬合平面的纠正保持稳定。

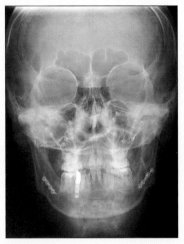

图9-25z 20年后随访，评估的头影测量X线片显示上颌骨侧面骨愈合良好，牙中线矫正稳定。鼻底和鼻中隔均在中线。

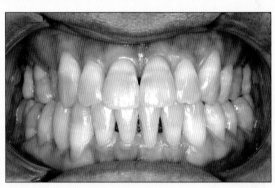

图9-25aa 修正手术后20余年咬合关系仍保持稳定。

最重要的美学标志是上颌中切牙的位置，这个位置可以通过一个指针从𬌗架直接转移到头架上。在这个病例中，需要左侧上颌下降植骨来纠正𬌗平面偏斜（图9-25o）。

当上颌骨摆正后，左侧Le Fort I型截骨线处有一个非常大的骨间隙。物理测量在这个间隙是没有用的，不能预测咬合平面或上颌中切牙的位置。因此，在头架上添加第二个指示器，对𬌗平面倾斜纠正与否进行分析（图9-25p）。类似于𬌗架后方的两个指示器，这个𬌗平面倾斜测量装置显示纠正再定位前后双侧上颌磨牙的位置，而且与下颌骨和正中关系

没有任何关联。标记显示左侧上颌骨需要下降，上颌骨后部需要向左平移。

上颌中切牙的正确定位通过头架上的一个指针指示器来验证（图9-25q）。图9-25r显示Le Fort I型上颌截骨并植骨后矫正的咬合关系。下颌矢状劈开截骨的矫正方法是去除双皮质固位螺钉，校正截骨块位置，再用单皮质固位与接骨板行坚强内固定完成。

因为上颌下降植骨后有复发的趋势，故在上颌骨左侧放置了牵张装置（图9-25s），该装置被锚定在颧骨上，下端进入磨牙颊面管。在术后，可以观察到左侧垂直高度出现减少。随即启用牵引装置以

补偿这种运动并抵抗垂直向位移。修正手术6个月后的随访显示，咬合平面偏斜和牙列中线的偏差得到纠正（图9-25t～v）。

修正术后20年，上颌中线及𬌗平面的矫正依然稳定（图9-25w～y），随访评估的头影测量X线片显示上颌骨侧面骨愈合良好，牙中线矫正稳定。鼻基底和鼻中隔均在中线（图9-25z），修正手术后咬合关系仍保持稳定（图9-25aa）。这名患者考入了医学院，现在在内科实习。

结论

尽管文献中很多正颌手术病例的美学效果非常好，但可预测性仍然是治疗中所要面对的一个挑战。要达到稳定的效果，需要有一个正确手术规划和手术操作，在这个过程里要有能力将截骨块再定位控制到美学牙科修复可接受的水平。由于全麻后下颌骨具有特定且不可预测的位置，所以依靠髁突来定位截骨块的方法不能确保稳定的结果。基于𬌗架模型外科及其辅助标志，可以制作满足上颌切牙和咬合平面精确定位的𬌗板。头架导航系统可以快速明确地对截骨块再定位是否已达到了预期目标进行验证。

第10章
模型外科与虚拟手术设计的比较

Comparing Mechanical and Virtual Surgical Planning

为了创建一个良好的骨形成环境，有时需要对骨块进行截骨和再定位。除了促进新骨形成外，再定位的骨块改变了牙齿和种植体植入的部位。如果截骨块不能正确再定位，牙齿位置上的误差会影响美学与功能的效果。如果错位的截骨块包含有已愈合的牙种植体，那么截骨块上的种植体可能无法修复。

如今的患者对手术和种植修复的美学效果抱有很高的期望。为了达到稳定一致的效果，需要确保治疗的精确性，以满足患者的较高要求。模型外科和虚拟设计技术有其各自的优势与局限。本章的目的是比较和对比模型外科与虚拟设计各自如何应用于涉及上颌骨、下颌骨和双颌骨块再定位的病例。在某些方面，这两种方法都不能给出预期的结果，在这种情况下，必须在手术前采用另一种替代策略。

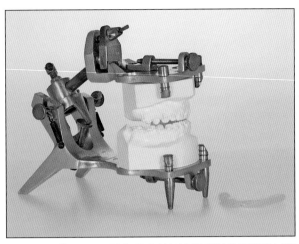

图10-1 利用Galleti殆架固定的石膏模型制作丙烯酸树脂手术殆板。

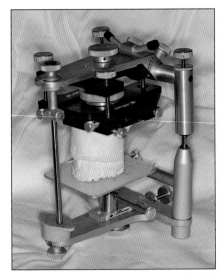

图10-2 Brian Wong医生设计的外科殆架（由SAM殆架系统改进）。可在不同轴向上实现石膏模型的微米级移动和再定位。如何将这些信息转移到手术部位仍存在问题。

历史回顾

模型外科手术设计方法已经作为标准使用了许多年。早期正颌外科手术设计的方法和仪器都源自面部骨折修复的设计方法，用石膏模型在殆架上进行手术模拟。

早期正颌治疗方案仅限于单颌手术，其目的是为了纠正明显的错殆畸形。X线头颅测量侧位片用于评估纠正面部畸形和建立功能性咬合所必需的大幅移动。殆板通过简易殆架（如Galleti）制作（图10-1）。

规划越来越复杂的上下颌手术，包括分块Le Fort Ⅰ型截骨术和同步下颌骨截骨术，渐渐成为了标准做法。正畸医生和外科医生试图通过改进殆架来应对更为复杂的挑战。1985年，Brian Wong医生发明了一个能微米级移动石膏模型的殆架（图10-2）。该系统可以在三维方向上精密测量石膏模型的移动，缺点是无法将测量转移到手术部位以及无法验证颌骨已经到达预期的位置。

1986年，Contour医疗系统推出了Cemax，这是第一个使用计算机断层扫描（CT）数字数据规划手术的系统。其构建了5个原型工作站，其中一个安装

在作者办公室来测试其对颌面外科手术规划的有效性（图10-3a）。这个技术受限于当时的CT技术、软件和计算机处理速度，其实际用途限于特殊病例的应用，例如，为罕见的颅面异常患者研制定制的牵引装置。这个过程可以将骨骼模型的替代物也用于模型外科手术计划（图10-3b），切削的模型也可用于设计定制修复体，例如，牵张装置等（图10-3c）。在虚拟环境下可以规划简单的骨骼重建，阻碍临床应用的主要问题是便捷准确地将计算机成像数据转移到手术部位。

现代虚拟手术规划使用专门的软件分析处理来自多源[2-5]的数字数据。当前没有哪种单一来源的图像数据可以充分描述患者的临床情况。从医学CT或牙科锥形束CT（CBCT）扫描获得的CT数据可以重建一个基本的三维虚拟模型，光学扫描数据来重建牙齿的虚拟模型，面部照片可与CT数据合并，形成三维图像。

成像软件可以查看一个数据的特定子集，因此，可生成临床上有用的视图。例如，可以通过移除软组织数据而观察面部骨骼的表面形貌。软件还可以虚拟颌骨截骨块的空间移动。在虚拟环境中，

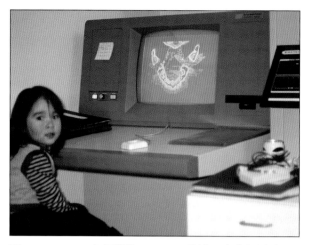

图10-3a 1986年早期的Cemax工作站正在进行测试。

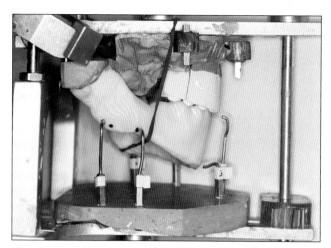

图10-3b 由Cemax1000系统数控切削的下颌骨模型与石膏模型联合进行手术设计。这名患者是一个半侧颜面发育不良的儿童,数控切削模型通过改良Vargervik[1]描述的方法嵌入到一个以𬌗架为基础的手术模型中。

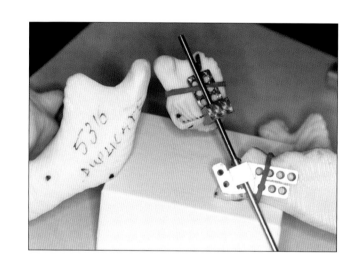

图10-3c 在模型实物上直接制作牵引装置。

上颌骨可从面中部分离,模拟Le Fort Ⅰ型截骨术。虚拟的Le Fort Ⅰ型截骨块可以在虚拟环境中移动,并对移动的结果进行分析。

目前,对虚拟环境中咬合改变进行研究,需要对石膏模型进行光学扫描,通过CT图像数据不能评估上下颌牙弓的咬合关系,虚拟成像系统需要石膏模型来确定最终咬合关系。在虚拟手术计划完成后,3D打印机可以利用数字模型数据直接制作手术𬌗板。

新型虚拟规划工具的发展提出了若干问题:

• 技术进步所带来的虚拟规划优于临床中的模型外科规划吗?

• 这些手术规划方法各自的优点和缺点是什么?

• 两种手术规划方法的精确度如何?

• 这些系统的固有误差类型是什么?

• 为什么截骨块最终没有达到期望的位置?

• 有没有办法来提高这些手术规划方法的精度和可预测性?

我们将通过一个典型的双颌正颌手术案例来比较模型外科和虚拟规划。治疗方案包括两段式上颌Le Fort Ⅰ型截骨和双侧下颌升支矢状劈开截骨。

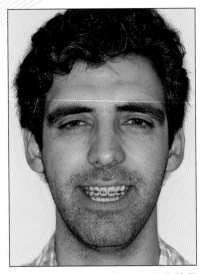

图10-4a 一名需要行上下颌骨截骨术来治疗错殆畸形的典型患者。

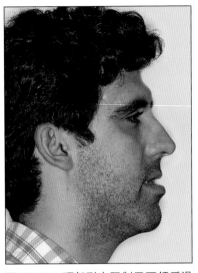

图10-4b 颈部形态限制了下颌后退移动的距离。

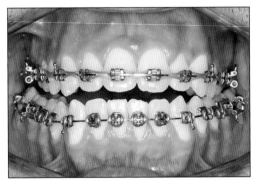

图10-4c 口腔检查显示为不对称的Ⅲ类开殆错殆畸形。

手术规划流程

病例报道

患者，男性，29岁，骨性Ⅲ类面型伴开殆畸形。初步评估建议可采用两段式上颌Le Fort Ⅰ型截骨和双侧下颌骨矢状劈开截骨。患者经术前正畸治疗为正颌手术作牙弓准备。

评估

无论这个病例是采用模型外科还是在计算机虚拟环境下进行手术规划，初步评估是相同的。结合主诉、病史和体格检查做出的诊断是治疗计划的开始。在这个病例中，患者希望能有更好的咬合关系来发挥牙齿功能，同时基本保持现有面型。检查结果显示（1）骨性开殆；（2）上颌中线左偏2mm；（3）下颌不对称；（4）上颌殆平面轻微的倾斜（图10-4a~c）。

除非录像被包括在临床记录中，否则体格检查就是外科医生研究和理解患者如何进行面部运动的唯一途径。静态记录和测量不能完全获取患者在咀嚼和发音时的代偿情况。尽管牙齿与颌骨的机械功能是一个重要的目标，但患者维持或改善其社会交往能力也同样是一个主要目标。面部表情方式和微笑是交流过程不可或缺的一部分，正颌外科和牙科修复治疗有改变牙颌面部结构的潜力，手术过程也会影响面部运动姿势和范围。从功能的角度来看，标准规范的解剖学测量并不能完全保证达到理想的手术效果。

这名患者表现出一定程度的上颌垂直增生。当他微笑时，所暴露的切牙量与牙龈比他所期望的要多。患者已适应了他的笑容，并把它纳入自己的发音和面部表情方式。而这些方式通过模型外科和虚拟手术都不能模拟，但又是绝不容忽视的。

模型外科与虚拟手术环境比较

模型外科手术计划是在殆架上通过石膏模型的物理移动来完成的（图10-5）。在上颌模型移动前，它的位置是用可移动的导线指针记录的。最重要的标志点是上颌中切牙的位置。前方指示器记录两中切牙切缘中点的位置，对其他所有被用作参考的测量来说这都是一个重要的标志。左右后部指示器记录了第一磨牙的位置。

3个指示器定义的平面表示初始上颌殆平面。所有病例都根据这个位置进行模型上殆架。该技术的详细步骤见于第9章，操作可以由外科医生、正畸医生、修复科医生或实验室技术员承担。

虚拟环境下的治疗方案规划是用计算机生成模型完成的。CT和CBCT数据通过处理形成三维计算机模型。这个模型无法直接查看，提取数据集的特

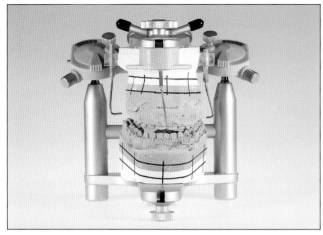

图10-5 将牙列模型安置在𬌗架上以进行传统的模型外科操作。安置3个指示器来引导上颌模型的再定位。

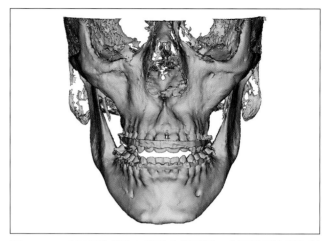

图10-6a CBCT数据的三维重建得到了一个可用于诊断和制订治疗计划的模型。

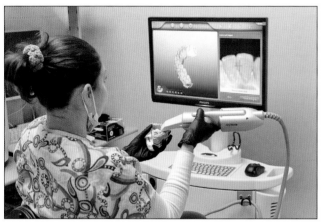

图10-6b 通过光学扫描从牙列石膏模型上获取数据。这对于精确的再现牙齿形态是十分必要的。

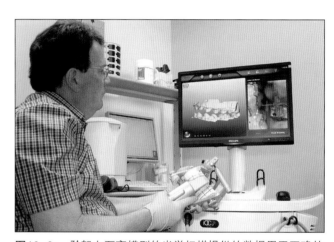

图10-6c 𬌗架上石膏模型的光学扫描提供的数据用于正确的获取虚拟咬合记录。

定部分可以生成图形图像。在此病例中,选取的是骨骼表面形态(图10-6a)。骨形态可以通过这种方式呈现,但牙列咬合形态的CBCT图像则受到口内正畸托槽及牙修复体等人工附加物的干扰。为了解决这个问题,便要进行石膏牙列模型的光学扫描。而后,将石膏牙列模型的光学扫描数字数据与CT成像的模型合并到一起。其结果是得到一个混合了CT数据与光学扫描数据的虚拟三维模型。

光学扫描仪(iTero, Align Technology)从石膏模型采集图像数据重建一个高分辨率的虚拟牙齿模型,准确地描述牙齿形态,足以满足制作𬌗板的需要(图10-6b)。金属正畸托槽和牙修复体不影响光学扫描的准确性。来源于光学扫描的虚拟牙弓数据与来源于CT或CBCT数据的虚拟面部骨骼模型相融

合。

对固定在𬌗架上的上下颌模型进行光学扫描,创建一个数字咬合记录(图10-6c)。上𬌗架的模型要扫描其术前位置关系。这一步可使上下颌牙弓的光学扫描数据定位合并到虚拟模型中。

手术移动骨块的模拟

移动上颌石膏模型来模拟手术时上颌所预期的再定位(图10-7a)。这是手术计划制订过程中最重要的一步,这一步骤需要引起外科医生的最大关注。

尽管模型的移动看似简单,但是需要考虑多重关键因素。首先是上颌中切牙的定位。中线矫正和切牙显露必须由临床确定,而后转移到石膏模型

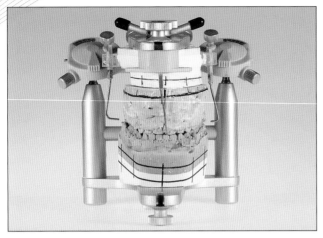

图10-7a 在模型外科中，上颌模型（粉色）已从石膏底座上分离。分割上颌模型以模拟中线截骨，而后两个骨块再定位以达到临床预期目的。

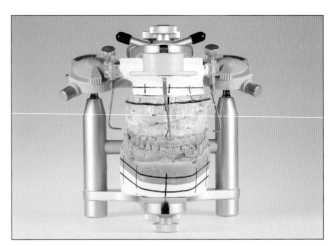

图10-7b 利用正畸自凝丙烯酸树脂在𬌗架上制作𬌗板。这是一个中间𬌗板。

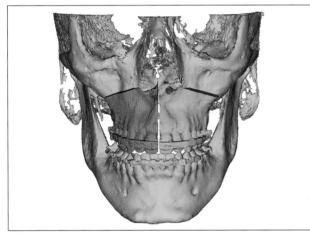

图10-8a 在虚拟环境中，移动上颌骨并将其从中线分割。两个虚拟的上颌骨块利用分段的牙列石膏模型光学扫描数据进行再定位。

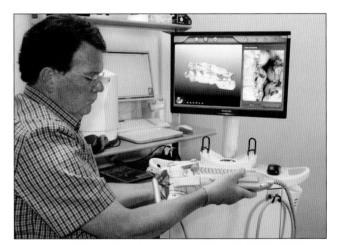

图10-8b 最终预期咬合由𬌗架上再定位的牙列石膏模型决定。这个模型通过光学扫描变为数字数据而输入计算机。

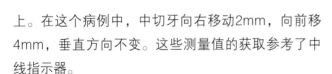

上。在这个病例中，中切牙向右移动2mm，向前移4mm，垂直方向不变。这些测量值的获取参考了中线指示器。

第二个移位涉及磨牙的非对称性上抬。上颌骨的左后区需要足够上抬，从而使下颌旋转至嵴对嵴的咬合位置。下颌骨沿着𬌗架的下颌铰链轴进行旋转。在这个位置，纠正上颌𬌗平面的倾斜，保持切牙的位置不变，下颌骨可以轻度旋转向后移位。不伴顺时针或逆时针旋转而使下颌骨后退可以避免施压于神经肌肉复合体，并因此降低了下颌骨截骨复发的风险。在模型外科中，用Le Fort Ⅰ型移位后的上颌模型与未移动的下颌模型制作中间𬌗板（图10-7b）。

在虚拟手术规划中，上颌模型被从中线截开，

并创建调整后的上颌骨模型（图10-8a）。为了确定调整后的上颌牙弓形态，必须在最终咬合关系时匹配下颌牙弓形态。这一步需要对最终咬合石膏模型进行光学扫描，这是从𬌗架上最终咬合模型获得的光学扫描数据（图10-8b）。上颌石膏模型被分开、扩弓和再定位，下颌石膏通过咬合关系与上颌模型关联，并再定位，这便是手术中所预期的位置。光学扫描提供了扩弓需要的咬合记录，从而使两段式上颌Le Fort Ⅰ型截骨与下颌牙弓形成咬合。这些数据将用于引导上颌截骨的虚拟分割。

在模型外科中，下颌模型移动并再定位，从而与改变了上颌模型形成的咬合关系（图10-9a）。在此时的𬌗架上制作最终𬌗板（图10-9b）。在模型外

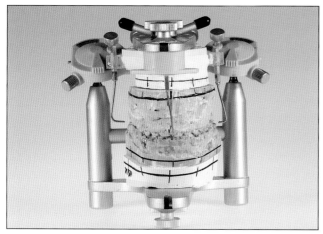

图10-9a 在模型外科中，确定最终咬合，模型放置于预期位置。

图10-9c 模型外科手术规划会产生两副𬌗板。中间𬌗板用于上颌的再定位，最终𬌗板用于上颌坚强内固定后的下颌再定位。

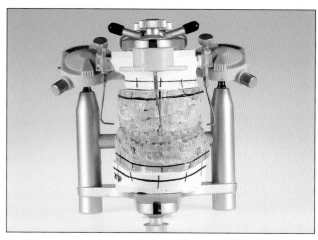

图10-9b 在𬌗架上利用自凝丙烯酸树脂直接制作咬合𬌗板。这是一个最终𬌗板。

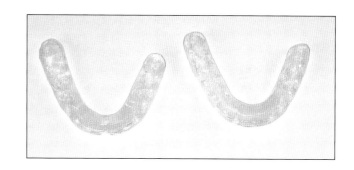

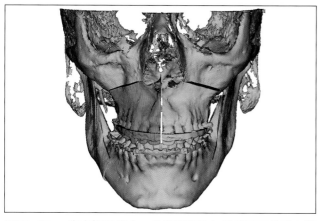

图10-10a 在虚拟环境中，检测下颌骨矢状劈开后的升支截骨块，使其适合截骨部位。

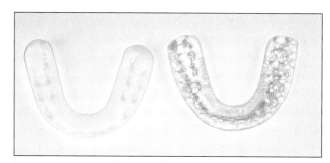

图10-10b 通过虚拟模型制作中间和最终𬌗板，两副𬌗板都是3D打印而成。

科中，上下颌石膏模型的分别移动产生出中间𬌗板和最终𬌗板（图10-9c）。

在虚拟环境中，承载牙弓的下颌前段骨块是依据𬌗架模型记录的虚拟咬合进行再定位，然后设计双侧矢状劈开截骨线的位置。升支骨块与下颌骨主体截骨块相匹配，主要由髁突与关节窝、截骨面的轮廓和下颌后部横向位置决定（图10-10a）。

移动升支骨块以确保没有明显的干扰。形象地说，骨干扰表现为两个骨块占用了同一个空间，解决虚拟干扰需要在干扰部位去除部分骨质。另一种选择是移动下颌后部的位置以减轻干扰。中间和最终𬌗板通过虚拟模型制作，这两个𬌗板都是3D打印的（图10-10b）。

𬌗板是术中辅助截骨块再定位的重要工具。上颌

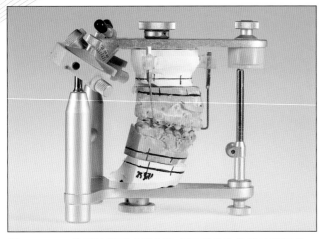

图10-11a 模型外科手术规划给出了截骨处位移的测量值。指示器提示了三维方向上这些标志点各自的直接位移。

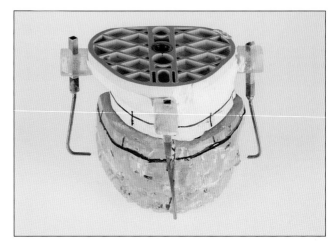

图10-11b 在模型外科上出现上颌骨的前徙移动所产生的一个水平台阶。

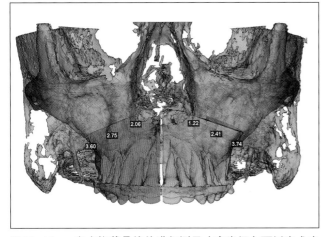

图10-12a 在虚拟截骨线处进行测量（毫米级）可以在术中引导上颌骨再定位。重要标志点，例如，上颌中切牙的位移测量同样适用。

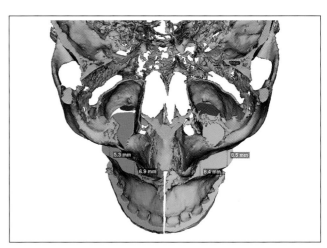

图10-12b 虚拟设计可以在截骨线处给出预期位移的测量值。

骨的垂直定位是不由𬌗板控制的，大多数外科医生依据Le Fort Ⅰ型截骨线附近的骨性标志来使上颌骨垂直再定位达到预期位置，模型外科和虚拟手术规划方法都给出了截骨线如何被移位的测量方法。然而这种方法有其固有缺陷。术中这一区域的精确测量很难实现，在评估移动多少以及截骨块移动方向上出现的微小误差都会导致关键结构处的较大误差。当单独使用𬌗板和截骨间隙测量时，外科医生对上颌中切牙的位置无法直接控制。

𬌗板是一种在术中用于指导截骨块再定位的方法。在石膏基座上可以通过截骨直接测量预期的水平位移和垂直位移（图10-11a），截骨线处会出现预期的水平台阶（图10-11b）。

在虚拟手术规划中，投影重叠测量显示骨块叠加的数量或为达到手术计划必须要去除的骨量（图10-12a），也给出了在上颌截骨线处预期步骤的规划（图10-12b）。

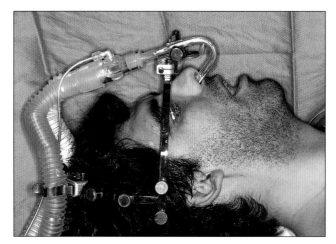

图10-13a 全麻下安置头架。

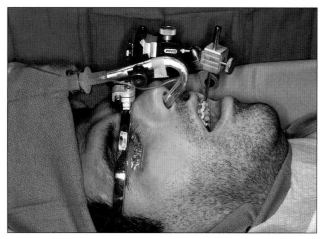

图10-13b 头架指示器记录了Le Fort Ⅰ型截骨前上颌中切牙的位置。

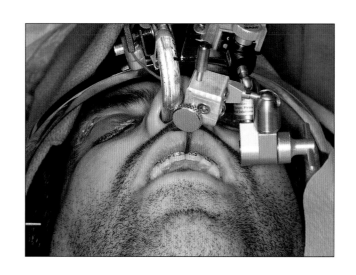

图10-13c 尽管上颌中切牙位置是最重要的标志点,安放额外的指示器可以记录其他位置标志点。

手术规划的实施

在手术时,头架利用8个经皮针安置固定(图10-13a)。麻醉呼吸插管固定在头架上,可拆卸的指针装置也被安装在头架上(图10-13b)。这个装置用来记录在三维方向上上颌中切牙的位置。参考点代表坐标系统原点,当上颌移动时,这个原点不会改变。

头架将麻醉插管固定至稳定位置,以防止鼻孔受压缺血。指针记录了上颌中切牙的初始位置(图10-13c)。这是一个重要的标志点,用来验证上颌骨经适当移动已达到预定的位置。

在上颌骨截骨术部分完成后,安放一个上颌松动器(图10-13d),目的是不破坏翼突内侧板或梨状孔便可移动上颌,用这种方法完成Le Fort Ⅰ型截

骨下降不需要断开翼上颌连接(图10-13e)。在上颌骨折断下降后,通过超声骨刀将其分开,以进行中线处的扩张(图10-13f)。

上颌截骨块进入中间骀板,建立正常牙弓宽度,而后进行上下颌颌间固定。随着下颌骨围绕髁突后退位旋转,上颌骨抬高。在截骨线处阻碍上颌上抬的骨阻挡被去除。在这个病例中,上颌骨抬高至中切牙到达预期垂直位置,即图中所示头架指针处(图10-13g)。这个头架指针显示上颌中切牙右移2mm,并重新定位于原始垂直高度(图10-13h)。

当通过头架指针显示已达到正确的上颌位置时,便可用接骨板固定上颌截骨块。

图10-13i手术照片说明了没有头架参考点时再定位上颌截骨块的困难。如果没有一个独立的参考点,外科医生则利用截骨处测量值来决定正确的

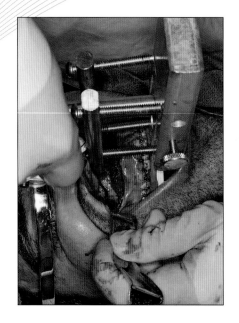

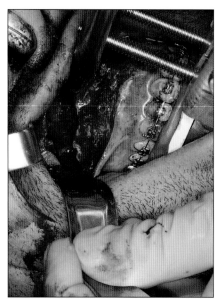

图10-13d （最左）在部分Le Fort I型截骨完成后，放置上颌松动器。

图10-13e （左）利用上颌松动器向外侧加力，使上颌脱离翼突内侧板。

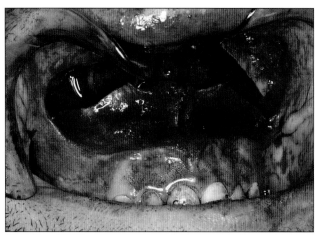

图10-13f 在上颌骨折断下降后，通过超声骨刀将其分开，以满足中线处的扩张。

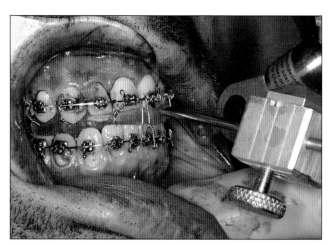

图10-13g 通过头架指示器验证上颌骨正确再定位。

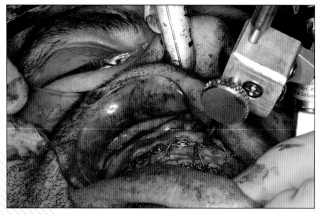

图10-13h 指示器验证中切牙已右移2mm，且垂直位置未改变。

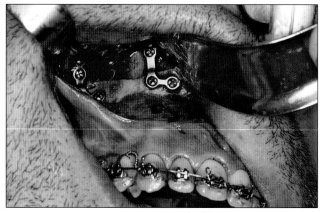

图10-13i 无论是模型外科还是虚拟规划，截骨线处的上颌骨台阶都与预测位移不符，其垂直位移不能准确反映上颌中切牙的净位移。

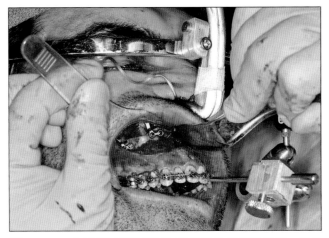

图10-13j 头架指示器提供了切牙位置的直接测量值。截骨处测量距离临床重要标志点过远，并不能确保正确引导再定位。

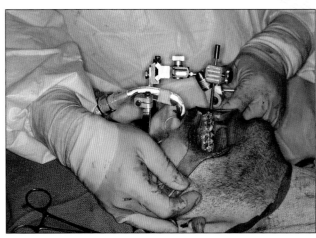

图10-13k 手术完成及患者苏醒前，每个重要标志点都应对照各种指示器进行核验，以确保再定位结果能够达到预期效果。如果发现误差，应在患者苏醒前进行纠正。

上颌骨垂直再定位位置。截骨部位的测量与中切牙位置并不是恰好一致。如前所述，截骨处测量的微小误差会导致中切牙位置出现较大的误差。在这个病例中，无论是模型外科还是虚拟手术规划都没有准确地预测截骨的这一步骤，这说明在这两种手术规划系统中都存在一个重要的缺陷。当外科医生在手术过程中到达这一步时，无法验证上颌中切牙是否处于正确的位置。许多误差和意外的结果都是由于过度依赖截骨线再定位上颌中切牙的位置。在下颌骨截骨及内固定完成后，再次检查上颌骨的位置（图10-13j）。

头架参考点为判断是否达到手术效果提供了一个明确的标志点。它显示了中切牙规划与实际达到位置之间的三维尺寸偏差。同样重要的是，它给了外科医生一个必要时修正上颌位置的机会。头架指针处于一个关键的美学空间位置，而这个位置上没有其他解剖结构能够提供有意义的定位参考。

截骨线的位置较远，且几何形态上不太适合用于确定正确的上颌切牙位置，这是在正颌外科中主要再定位误差的最常见来源[6]。不管是简单的正颌外科手术来治疗错𬌗畸形还是通过截骨、植骨和牙种植体植入完成复杂的重建，截骨块都必须准确无误地再定位。

在手术完成和患者苏醒前，每个重要标志点都应对照各种指示器进行核验，以确保再定位结果能够达到预期效果（图10-13k）。如果发现偏差，则应在患者苏醒前进行纠正。

双颌手术利用不动的颌骨为引导，再定位游离的颌骨。只有当之前的颌骨再定位并固定后才能截断游离另一块颌骨。在截断游离了第二块颌骨后，中间𬌗板便不再有用。当上下颌骨都游离时，则很难有把握将骨块定位在正确的位置。头架参考点保持不变，即使上下颌骨都已游离，仍可用其引导修正错位的骨块。

结果

在此病例中，上颌骨完全游离，被分为左右两块，在适当的位置悬浮于面中部。下颌骨截骨后分为3段。承载牙齿的骨段定位在与上颌牙形成良好咬合的位置。左右升支骨块定位于将髁突置于关节窝中。而后通过钛接骨板和螺钉固定所有位置。

颌骨与面型得到正确再定位（图10-14a）。上颌中切牙的位置达到手术设计的目的（图10-14b）。咬合位置达到了手术前确定的目标（图10-14c）。该患者已计划进行术后正畸治疗。

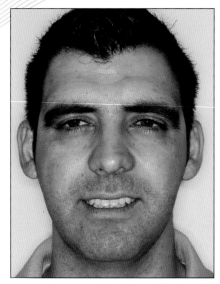

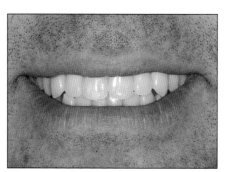

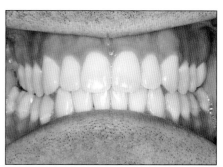

图10-14a 正颌术后20个月时的面型。 图10-14b 正颌术后相对于上唇的切牙 图10-14c 术后咬合。
位置。

手术规划方法的分析

模型外科和虚拟手术规划两种方法有共同的任务和目标。患者表现为颌面畸形并都有矫正的愿望，目标是实现在可预见及安全的方式下得到满足功能和美学要求的结果。因此，并不奇怪为什么这两种方法有很多的共同点。每种方法都有一些其他方法不具备的重要优点，也有各自的局限性。这两种方法都必须理解和掌握，但两者又都不能全部解决手术规划中的问题。

两种方法优点的比较

手术规划过程包括：（1）理解畸形的几何特征；（2）创建治疗目标的规划；（3）提供一种将治疗计划转移到手术部位的方法；（4）提供一种应对手术意外的方法；（5）离开手术室前，验证已实现预期的矫正。

无论是模型外科还是虚拟规划过程，都是从基于患者检查结果的临床诊断和记录开始的。审美缺陷往往影响治疗计划的制订，治疗目标通常是牙列和面部的对称性。

切牙显露量和颏部突度需要主观决策。当上颌中线需要横向移动时，大多数外科医生依靠临床观察做出决策。决定上颌骨前部是上抬还是下降会影响发音和静息状态下上颌前牙显露量，所以这类决定最好是在患者自然功能位下确定。

在临床上，可以通过𬌗架模型及CT、CBCT数据三维效果图进行上颌骨后段不对称性的分析。当观察上颌虚拟模型时，上颌骨后段异常的来源更容易被理解，因为它是在整个面部骨骼的背景下呈现的。

大多数外科医生会运用模型外科及CBCT数据两种方法来进行诊断和制订治疗计划。如果医生偏好使用虚拟规划软件确定正颌外科手术的位移，数据还要求包含上𬌗架石膏模型的光学扫描。将这些上下颌牙列模型的光学扫描数据与CBCT数据匹配融合。CBCT扫描本身并不准确，不足以形成高精度的咬合图像。术前与术后的光学咬合配准扫描都是在𬌗架模型上进行的，而后打印出基于石膏模型光学扫描的中间和最终𬌗板。

中间𬌗板的局限性

建立功能性咬合是手术的主要目标。正确的咬合不仅对咀嚼，而且对截骨后愈合都十分重要。在骨愈合期，如果牙齿咬合不良，神经肌肉则会缺乏用来引导截骨块适应改变后位置的本体感觉反馈。相对于虚拟模型，牙列石膏模型在评估截骨块如何配对咬合上有着明显的优势。对上颌截骨块模型的分块操作最好在𬌗架上完成。

在虚拟环境中的移动允许对每个结构相对于起始点的净位移进行精确测量。例如，上颌骨一定量的上抬对上颌切牙位置的影响是确定的。对于这个重要的测量值，除非添加一个标志系统，否则在𬌗架上是不能得到的。

如前所述，在𬌗架上添加移动导线指示杆可以为引导模型正确再定位提供标志点。在这两种方法中，咬合关系被记录在中间𬌗板上。在双颌手术中，模型外科和虚拟规划系统都使用中间𬌗板引导上颌骨的手术再定位。其方法是利用正中关系位，以移位前的下颌骨作为上颌再定位的标志。这种方法已在第9章中做过具体描述。

这种方法已经使用了很多年，但结果并不稳定。正颌手术中再复位的误差通常就发生在这一步。在该系统中，有几个重要但经常不被意识到的缺陷。最主要的缺陷是下颌骨作为参考系，是一个可移动的结构。下颌骨的位置是变化且是不可重复的[7]。第二个缺陷是我们假定了正中关系是一个可预见的参考点[8]。第三个缺陷是利用Le Fort Ⅰ型截骨线位置的测量来控制上颌中切牙的垂直再定位。当这些误差叠加到一起时，手术结果的可预测性就会丧失，手术效果就可能令人失望[9]。

头架导航系统的优点

头架导航系统使避免因依靠中间𬌗板和截骨间隙测量所带来的误差成为可能[10]。头架建立的参考系在整个手术中都不会改变，头架系统的测量不依靠正中关系或截骨间隙测量。这种方法允许对任何结构的净位移进行直接测量，最重要的标志点是术前和术后上颌中切牙的位置。

使用头架系统来脱离基于𬌗板的手术规划

为了达到特殊的预定手术目标时，独立的参考系是很重要的。当发生意外情况要求改变原定手术方案时，可靠数值将至关重要。

危及血供的意外问题

可应用头架的一种情况是，当中间𬌗板由于血供

问题不能使用时，头架可引导截骨块再定位。在临床工作中经常遇到经历了多次手术的双侧唇腭裂患者要求进行双颌手术的情况。在利用中间𬌗板引导上颌骨再定位时，医生发现由于对软组织蒂的牵拉会导致上颌血供变差，于是决定减少上颌骨的前徙量。头架上的参考点允许术中决策来选择一个上颌骨的替代位置。

过渡前徙的可能性

可应用头架的另一种情况是，当需要更大的前徙量时，头架可以用来改变手术计划。例如，外科医生为经历了多次手术的唇腭裂患者选择了较为保守的上颌前徙量及下颌后退量的治疗方案。当上颌骨被截断游离和牵拉时，发现软组织蒂在保证血供的情况下可以允许上颌骨进行更大的前徙。如果没有制作满足上颌更多前徙量的替代中间𬌗板，那么上颌骨可以在头架指示器的引导下就位，仍可确保实现对称性和切牙暴露量的目标。

全麻下咬合的改变

头架还可用于患者麻醉后咬合发生变化的情况。接受双颌手术的患者一旦在全麻下镇静后，外科医生会给患者戴上曾用于上𬌗架或标定虚拟咬合的咬合记录[11]。医生发现，在麻醉下，患者表现出下颌相对原始位置有5mm的侧向偏差，并且一侧磨牙不能进入咬合记录。通过放置正中关系咬合记录，外科医生知道因为上颌骨将偏离中线5mm并倾斜，所以中间𬌗板便不能再使用。在这种情况下，外科医生可以使用头架参考点来指示上颌三维方向上的适当移动，继续进行上颌骨再定位。截骨块就位固定后，头架可以用来验证手术结果达到了切牙位置和上颌𬌗平面的设计要求。

结论

模型外科和虚拟手术规划过程都提供了分析患者畸形的方法。这两种方法都为研究各种手术方案的潜在结果和可行性提供了环境[12-13]。这个病例展示了模型外科和虚拟手术各自的独特优点。还表

明，每种方法都有其重要局限性[14]。

手术计划开始于对畸形的分析。这一阶段，虚拟规划比石膏模型或模型外科规划有优势。虚拟图像是基于CBCT数据的，可以准确获取面部骨骼的轮廓。这使得截骨与几何位移的预期位置可以在精确的解剖模型上被模拟。当截骨块的位置在虚拟环境中改变时，精确测量再定位截骨块内所有结构的三维位移是可能的。通过这种方法可以测量截骨块移位对上颌中切牙位置的影响。

虚拟环境的局限性在于模型上𬌗架时，咬合的操作缺乏触觉反馈。比较不同形式的牙列咬合，这点显得尤为重要。

当在𬌗架石膏模型上进行手术规划时，骨骼轮廓是一个近似值。通过石膏底座上指示标记获得的测量不能精确地对应手术时截骨位移的测量。试图将基于石膏底部的测量数据转换到手术部位将导致不可预知且往往令人失望的结果。

石膏模型在𬌗架上的运动一定要始于一个可以测量的重要结构，例如，上颌中切牙净位移的稳定参考系。要创建这个稳定的框架、参考点必须利用辅助指示器定位，以便标志的原始位置可用于净位移的测量。没有这些辅助指针，将不能测量关键标志点上截骨位移的净效应。

研究影响咬合的不同颌骨定位或牙弓分块形式，是模型外科手术规划的重要能力。能够产生良好咬合的手术方案在功能、美学和生理学角度上都很重要。与理想的最终咬合间的偏差必须通过术后正畸治疗或牙体修复治疗进行矫正。重要的是要了解是否可以通过术后治疗对预期结果进行矫正。一个稳定的术后咬合也影响截骨块的愈合方式，如果手术计划导致咬合不稳定，神经肌肉系统会很难适应。如果神经肌肉系统出现姿势和运动的异常模式，可能会对颞下颌关节和面部肌肉产生不良的影响。

精确分析和规划咬合改变的能力不足，是虚拟手术规划被公认的缺陷，处理这一挑战需要合并模型外科规划与虚拟规划两个过程。目前，虚拟规划过程中会用到石膏模型。利用光学扫描生成各步骤中模型外科规划所需的数字模型。牙弓各部分𬌗面在分割前均被扫描到数据集中。

为了建立两个虚拟牙弓模型之间的颌间关系，用光学扫描仪扫描记录𬌗架上模型的侧方咬合关系。如果上下颌骨移位完成，将获得最终位置上侧方咬合的光学扫描信息，并将其合并到虚拟数据中。扫描是获取𬌗架上移动到最终咬合位置的模型信息最好的方式。如果治疗计划涉及单个或双个牙弓的分块，𬌗架上模型的分块与再定位是决定咬合改变的首要因素。分块牙列的重新定位是困难的，最好是在固定于𬌗架的模型上完成。在不上𬌗架的情况下，试图改变牙列模型的牙弓形态是十分危险的，这是因为骨块位置很小的旋转变化都会对手术中血管蒂造成影响。

这个展示的病例采用了提供虚拟规划厂家建议的流程。完整的流程包括了模型外科规划过程的大部分步骤。

模型外科和虚拟规划的一项重要不同在于𬌗板的制作。在模型外科中，利用甲基丙烯酸甲酯自凝树脂在𬌗架上制造𬌗板。而在虚拟规划中，𬌗板是3D打印制作而成的。

治疗计划本身并不能保证手术结果的成功。对于这个病例，手术进行过程中要有（1）从模型外科及虚拟规划中得到的咬合板；（2）从模型外科及虚拟影像中得到的截骨块位移测量；（3）包括上颌中切牙在内的牙齿移动的三维目标。可以放置正颌头架作为参考点来测量模型外科及虚拟规划系统的实施情况。

手术进程很顺利，没有并发症。对上颌进行截骨游离和分块，并将截骨块置于手工中间𬌗板内。在𬌗板和头架参考点引导下完成上颌骨再定位及临时固定（图10-13j）。去除手工中间𬌗板，放置虚拟规划打印的𬌗板，两个中间𬌗板均引导上颌再定位到同一位置。

然后比较由模型外科和虚拟规划两种方法确定的截骨线测量值。手术中实际出现的截骨间隙和位移与两种方法预测的均不同（图10-13i），无论将哪种测量装置用于上颌骨垂直向再定位，都会产生些许误差，切牙处的误差只有在术后才会明显显现出来。

这种类型的误差来源于诊断、规划和手术过程中髁突位置不能始终保持一致，基于稳定参照系的标志点的存在允许关键解剖结构的快速准确再定位，该系统还使得外科医生可以研究其他导航技术的不足。

参考文献

[1] Vargervik K. Appliances utilized in the treatment of hemifacial microsomia. In: Harvold EP, Vargervik K, Chierici G. (eds). Treatment of Hemifacial Microsomia. New York: Alan R. Liss, 1983:139–154.

[2] Bell RB. Computer planning and intraoperative navigation in orthognathic surgery. J Oral Maxillofac Surg 2011;69:592–605.

[3] Hsu SS, Gateno J, Bell RB, et al. Accuracy of a computer-aided surgical simulation protocol for orthognathic surgery: A prospective multicenter study. J Oral Maxillofac Surg 2013;71:128–142.

[4] McCormick SU, Drew SJ. Virtual model surgery for efficient planning and surgical performance. J Oral Maxillofac Surg 2011;69:638–644.

[5] Zinser MJ, Sailer HF, Ritter L, Braumann B, Maegele M, Zoller JE. A paradigm shift in orthognathic surgery? A comparison of navigation, computer-aided designed/computer-aided manufactured splints, and "classic" maxillomandibular splints to surgical transfer of virtual orthognathic planning. J Oral Maxillofac Surg 2013;71:2151.e1–21.

[6] Polido WD, Ellis E III, Sinn DP. An assessment of the predictability of maxillary surgery. J Oral Maxillofac Surg 1990;48:697–701.

[7] Ellis E III. Condylar positioning devices for orthognathic surgery: Are they necessary? J Oral Maxillofac Surg 1994;52:536–552.

[8] Rotskoff KS, Herbosa EG, Villa P. Maintenance of condyle-proximal segment position in orthognathic surgery. J Oral Maxillofac Surg 1991;49:2–7.

[9] Polley JW, Figueroa AA. Orthognathic positioning system: Intraoperative system to transfer virtual surgical plan to operating field during orthognathic surgery. J Oral Maxillofac Surg 2013;71:911–920.

[10] Nattestad A, Vedtofte P. Pitfalls in orthognathic model surgery. The significance of using different reference lines and points during model surgery and operation. Int J Oral Maxillofac Surg 1994;23:11–15.

[11] Yaghmaei M, Ejlali M, Nikzad S, Sayyedi A, Shafaeifard S, Pourdanesh F. General anesthesia in orthognathic surgeries: Does it affect horizontal jaw relations? J Oral Maxillofac Surg 2013;71:1752–1756.

[12] Xia JJ, Gateno J, Teichgraeber JF, et al. Accuracy of the computer-aided surgical simulation (CASS) system in the treatment of patients with complex craniomaxillofacial deformity: A pilot study. J Oral Maxillofac Surg 2007;65:248–254.

[13] Xia JJ, Gateno J, Teichgraeber JF. New clinical protocol to evaluate craniomaxillofacial deformity and plan surgical correction. J Oral Maxillofac Surg 2009;67:2093–2106.

[14] Xia JJ, Shevchenko L, Gateno J, et al. Outcome study of computer-aided surgical simulation in the treatment of patients with craniomaxillofacial deformities. J Oral Maxillofac Surg 2011;69:2014–2024.

第11章
手术设计及技术细节的临床展示

Design and Surgical Technique in Detail: A Clinical Demonstration

充分了解工程实施方案的设计原则对颌面外科医生改进自体软硬组织颌面缺损修复重建术式的工作有积极意义。机械及土木工程师所面临的挑战与临床医生大不相同，工程师的培养是以设计方案步骤缜密且产品功能完善的概念为导向。其目标为方案的安全性和结果的可预知性，遵循这一准则是其行业标准及基本要求，方案每一步必须按照行业标准按顺序执行。在方案的每一步设计过程中，工程师们均群策群力分析方案预期的表现及可能存在的缺陷。尽管工程师可以根据自己的经验演绎出方案的最终结果，但随后的步骤仍不可或缺。

遵循标准程序完成设计方案有诸多优势：

- 允许工程师在方案具体实施前分析和对比不同设计方案间的优势。
- 在每个设计阶段确定物料需求的各个零部件，由此导致的故障均能得到分析。
- 它使得设计师们在合力完成设计方案时均采用相互间沟通无障碍的统一模式。
- 使得工程师可以从理论上分析设计结构如何与周边相互作用，同时学生也可从学习和观察方案改进和完成的思维过程中获益。
- 如果方案设计中或者完成后出现问题，可以在随后的流程中回顾分析设计当中的每个节点并发现问题所在。

整个流程分为3个基本阶段：（1）工程阶段；（2）设计阶段；（3）制作阶段。每个阶段均为面临不同挑战的特殊领域，且每个阶段的顺利完成都至关重要。第一阶段是工程阶段，土木工程师利用一些基本参数，例如，几何结构、材料的强度、重力、地球科学来确定设计构造在现场是否稳定可靠。第二阶段是设计阶段，设计师提出理论上可能达成目标功能的配置，且其设计还须符合材料特性及承载要求。除了材料的承载能力符合要求，材料的具体应用还必须保证与周边交互的安全性。因此，工程师需考虑设计结构所应对工作环境中潜在的，例如，风、潮汐振荡、地震方面的威胁。设计师考虑各实体部件的安置、装配成品方法以及物料消耗、制造工艺的可行性乃至外观的美观。第三阶段是制作阶段，同时符合设计原则以及工程原则的方案还必须在制造工艺上可行。工艺的可行性是设计及工程方案顺利落实的必要条件。

尽管外科医生的工作是解决临床组织重建的各种问题，但对工程师在项目推进过程中所采用的方法也有学习的必要。安全可控是手术与土木工程的共同目标，然而一般来说，外科医生在临床解决问题的方法与工程师却大为不同。在典型病例中，外科医生认为眼前临床问题的解决方法均可在过去治疗成功的案例中找出，也更倾向于使用过去熟悉的材料和方法进行组织修复。此方法在情况相似的患者间容易获得成功，然而，也有存在其他问题并导致治疗失败的可能。工作中也可能会遇外科医生认为患者的病情较为熟悉但其实则完全不然的情况，例如，外科医生为病情相同的不同患者采用相同材料进行治疗但却发生失败。同样在手术实施的具体步骤上也可能存在技术上的缺陷，从而导致治疗失败。随着各种各样复杂因素的累积，其发生问题的危险也进一步增大。

应用工程途径解决颌面外科问题可分为3个阶段：（1）生物学基础；（2）手术方案设计；（3）手术实施。基本的手术设计包括确定手术入路的相关指标，了解和明确成骨的相关要素，这对术区骨成形的顺利完成至关重要。

第一阶段为生物学基础阶段。了解决定骨成形或骨重建成功并长期稳定的相关指标有非常重要的意义。为达此目标，理解并认识骨段如何与患区周围硬组织完全愈合很有必要。为了保证骨重建效果的长期稳定，仅仅将骨段放置在相应缺损部位是远远不够的，新成形的骨组织必须与面部骨系统相连续并恢复面部外形。

第二阶段为手术方案设计阶段。在此阶段，各种设计及结构均需考量。对于面部硬组织缺损有多种方法进行重建，每种方案均需仔细分析同时明确各基础指标是否满足要求以确保方案可以顺利实施。设计方案中是否包含骨形成所需的基本要素？若按照术前设计方案实施治疗且患者术后痊愈，其功能、美观以及耐用的预期目标是否一定可以达到？

第三阶段为手术实施阶段。尽管设计方案的制订已经完成并且以模型及数字化虚拟化方式验证，但数字化方案还必须满足手术操作的可实施性，外科技术也必须具备将术前设计完全实施于患者的条件。在手术过程中任何对手术方案的临场调整都不能在影响治疗目标及预后的关键环节做妥协。相关方法的采用应可优化手术精度，使得手术结果更具可预见性以及降低手术风险。

在这一章节中，将利用1名患者的外科治疗实例来展示所有颌面部疾病治疗的常规方案。整个流程可分为3部分：（1）诊断以及模拟设计；（2）手术方案的制订；（3）外科技术。此外科治疗计划的3个阶段总体上可用来应对全部的颌面部缺损治疗。术前设计所应用的基本原理适用于各种颌面部缺损，无论病损范围涉及较小的牙槽嵴缺损或者颌面部的大范围缺损。按照此逻辑顺序所制订的治疗步骤对患者所有问题的治疗将可获得更成功以及更可预见的治疗效果。

诊断及模拟设计

总体治疗流程由思考和分析患者所呈现的颌面部畸形开始。术前评估也要更加严谨全面，临床明显可见的颌面部缺损，例如，牙齿、颌骨以及软组织缺损应首先考虑修复。

图11-1a、b （右）患者，女性，54岁，曾于1年前骑自行车摔倒致颜面部损伤。伴有颌骨骨折、牙脱位、颈椎骨折。因需紧急完成了颈椎骨折的临床治疗，颌骨骨折以及牙脱位仅进行了初步处理。

图11-1c （下左）由于下颌骨的骨块异位以及错位愈合，无法完成种植或者固定义齿修复。事故造成下颌前牙区部分骨缺失，创口由唇黏膜与口底黏膜缝合关闭。

图11-d （下中）外伤后右侧咬合为安氏Ⅰ类，但右下颌有Ⅲ类移动的趋势。

图11-e （下右）外伤后左侧咬合为安氏Ⅰ类。

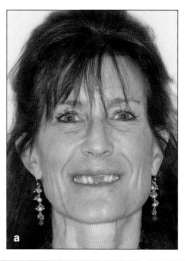
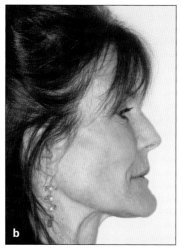

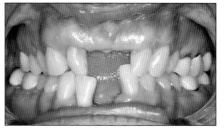
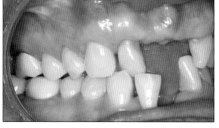
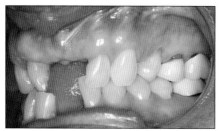

除颌面部组织缺损以外，神经肌肉系统的完整也须重点评估。由于成骨架构的成骨过程与神经肌肉相关功能关系密切，因此了解患者神经肌肉的功能状况至关重要。外伤患者的神经肌肉功能缺陷往往是创伤造成的。颜面部缺损及畸形仍在进展的患者往往伴有不同程度的神经肌肉功能缺陷，同时也是造成其面部结构性恢复不全的重要原因。以此患者为例，患者伴有神经系统传入传出双向传导障碍。其中下唇及下前牙感觉异常可能与下颌骨骨折有关，咬合感觉反馈缺失也进一步降低了全身神经肌肉系统对此区域的调控。另外，此患者的外伤还伴有颈椎骨折，并因此而导致一定程度的肌力下降。经过数月的恢复，患者的肌力降低有所好转。

神经损伤患者在此阶段的恢复中，采用神经再造术也是重要的治疗手段，但仍无法形成神经系统的再生而是部分的功能代偿。在治疗计划中需要特别注意的是神经再造术的远期代偿效果可能随时间推移而有所衰退，全麻或者正颌手术会对神经肌肉系统产生重要影响，其预后也更难掌控。其后果还可能体现为术后即刻的吞咽困难以及气道阻塞。另外，神经肌肉功能的受限还还可能会对骨愈合以及骨成形过程产生不良影响。这些相关指标在设计阶段也需作为重要因素予以充分考量。

病史及评估

在这篇病例分析中患者是因外伤导致的颌面部中重度畸形。患者，女性，54岁，骑自行车摔伤至颌面部及颈部损伤（图11-1a、b）。由于外伤导致短时失忆，因此事故发生时的情形未知。患者伴有颌骨骨折并且伴有上下颌的牙齿脱落，下颌骨中线处的粉碎性骨折导致正中联合处部分骨缺失。

颈椎骨骨折已完成外科手术固定治疗。由于颈部骨折导致的神经系统损伤更为紧急，因此颌骨骨折未完成同期骨折复位以及颌骨重建。经过一段时间的治疗以及恢复，患者逐渐对口内牙齿缺失以及咬合错乱的情况更加在意。在初次问诊时患者要求修复颌骨骨折处的错位愈合畸形以及缺失牙齿。

患者仍存在一定程度的运动肌无力。在事故中的颌面部撕裂伤包括组织的撕裂以及左侧上下唇肌肉的损伤，因此本次问诊追加了运动肌无力以及肌肉损伤的诊断。如果想成功完成颌骨以及牙列重建治疗，神经肌肉系统缺陷的不利因素也需重点考虑。肌活力以及运动对等平衡是其功能的基础，同时在重建骨的神经肌肉调控信号传导中也起重要作用。

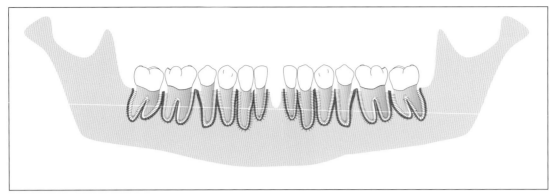

图11-2a　下颌中线处的组织缺损包括切牙区牙槽嵴以及中切牙缺失。

患者表示在受伤之前曾经有一口自然健康的牙齿。在患者陈述重建治疗要求时，下颌弓中线可见一处骨缺失（图11-1c）。修复下颌骨的缺损部位需要等量的骨组织移植，这也是本次重建治疗中最具挑战的问题。修复还需按照下颌骨与上颌的关系以及面部形态的自然匀称重新对位两段下颌骨并完成适宜的三维重建。颞下颌关节的位置是否得当也是将要面对的另一个复杂问题。不仅如此，下颌正中不连续骨缺损处骨块还持续受到下颌运动肌群强有力的牵拉。

另外，如果计划开展完善的颌骨重建治疗，则需完成下颌前牙区颌骨重建以便种植修复。下前牙区有两颗牙齿缺失，其中包括因外伤损坏而导致脱落的右侧下颌切牙。如果牙槽嵴重建可成功地完成，原缺损处还应重新引入和建立神经肌肉的附着及支配。对下颌骨宽度的修正将使得缺牙区的宽度增加，同时也会降低临牙对缺牙区新生牙槽嵴的支持。明确引入骨缺损处的神经肌肉支配也是治疗方案设计的难点之一。

患者下颌中线处可见牙龈缺失，且下唇黏膜与口底黏膜缝合后相连续。左右两侧下颌骨不在同一平面，上颌骨也因受到冲击致左侧上颌后移。即使没有明确证据表明左下颌骨后部骨折，但仍存在左半侧下颌骨后退。右侧咬合为安氏Ⅰ类，但右下颌有Ⅲ类骀移动的趋势（图11-1d），左侧为安氏Ⅰ类（图11-1e）。

下颌中线处骨缺损修复策略

下颌中线处的组织缺损包括切牙区牙槽嵴以及中切牙缺失（图11-2a），缺牙区余留牙槽突较薄无法提供种植体植入所需的空间。修复此处下颌骨所

缺失的宽度需应用更大范围的切口并形成不规则的术区创伤，采用Onlay植骨将可能导致术区创口无法愈合，同时鉴于术区缺乏神经肌肉调控信号传导及调控，对骨形成不利，也无法保证长期稳定以及良好的骨结合。

缺损区潜在的可利用的神经肌肉调控信号传导组织有牙周膜系统以及邻近的肌肉附着。在此病例中，再利用下颌联合处的颏舌肌附着是最佳选择（图11-2b），下颌骨不连续缺损部重建骨的覆盖及充盈依赖于颏部肌肉及附着对骨重建区的生理力学刺激。下颌中线处将实施的截骨术的概况见图11-2b，下颌中线处受损且过薄的牙槽突将在术中切除。术中按照von Eiselsberg[1]的操作步骤做下颌下缘水平向截骨以完成下颌骨宽度的矫正。同时受损伤的牙槽嵴部分也将被切除（图11-2c），下颌颏部颏舌肌附着处做部分游离块状截骨并保留肌腱的附着（图11-2d）。下颌骨也计划在中线处扩宽（图11-2e），可能会用到颌骨扩张器械。

当下颌骨中线扩宽完成后，半游离的块状骨可抬高并替代修复缺失的牙槽嵴（图11-2f）。带有颏舌肌附着的骨块在移动时需特殊保护舌侧的肌肉附着。

半游离骨块的上移恢复了下颌骨牙槽嵴的高度及宽度，同时被两端下颌骨夹在中间的骨块还可抵抗下颌骨前端扩展后的再度塌陷，术区半游离骨将以完整的牙龈覆盖。舌侧带有颏舌肌附着的半游离骨块可提供术区骨不连续处的神经肌肉调控信号传导。在制备半游离骨块时颏舌肌及颏舌骨肌的部分肌纤维将被在附着处分离或切断。这些肌纤维将会汇合并朝半游离骨块下方骨间隔内生长，并有可能为骨间隔内的再生骨提供神经肌肉调控信号传导从

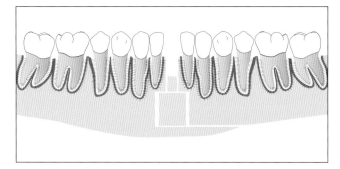

图11-2b　在此病例中，所采取的治疗策略是利用有神经肌肉附着的颏舌肌半游离骨块完成牙槽骨重建。术中切除下颌中切牙缺牙区薄且受损的牙槽突。做下颌下缘水平向截骨以纠正下颌宽度。

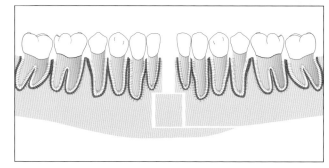

图11-2c　下前牙受损的牙槽嵴做部分修整及切除后由下方半游离骨瓣转移修复。

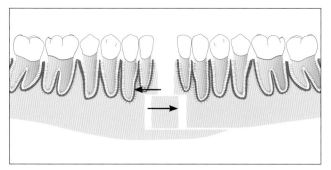

图11-2d　术中截骨形成一个舌侧带有颏舌肌附着的半游离骨块。

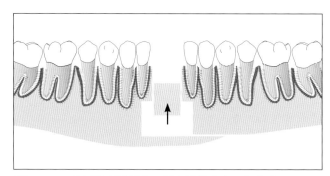

图11-2e　采用扩张器械在下颌中线处扩宽下颌宽度。

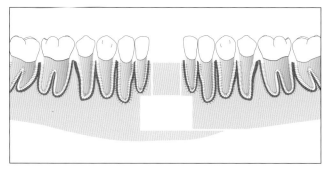

图11-2f　向上移动半游离骨块以修复下颌前牙区牙槽嵴的宽度及高度。

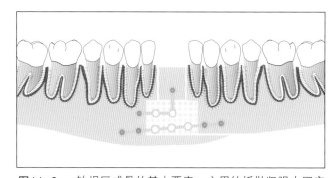

图11-2g　缺损区成骨的基本要素，应用钛板做坚强内固定保证骨段及骨块间稳定，放置rhBMP-2诱导细胞向骨间隔内迁移及趋化。

而促进成骨[2]。

重建区的成骨及改建需保证移植骨块有良好的机械稳定性以及周边或血液中良好的细胞来源。采用钛板坚强内固定以保证移植骨块的稳定（图11-2g），并放置rhBMP-2从而促进周边及血液循环中细胞向术区迁移和趋化。

模型外科分析

在复杂的面部畸形病例中，模型外科对如何移动骨块才能恢复至最佳状况有很大的价值。根据颌

面部损伤治疗设计的一般原则，首先将模型按照所记录的受伤时的骨折部位截开（图11-3a）。但这不是手术计划的模型外科设计，此步骤属于诊断分析的一部分且需在正式正畸治疗开始之前完成。

为了探究在合理的咬合状态下或者与上颌相对的协调的位置达到消除中线骨缺损的效果，需将𬌗架设置为双侧下颌模型均可沿各自髁状突转动的方式（图11-3b）。模拟和制作模型的方法及材料见图11-9。因为无论髁状突或下颌升支均未报告存在骨折，因此本次模拟应展现出患者外伤时骨块移位的

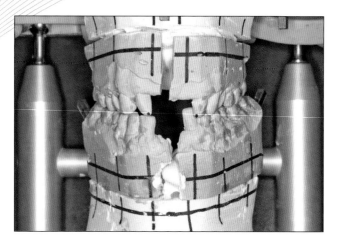

图11-3a 在外科模型上按照记录的骨折位置切割模型。

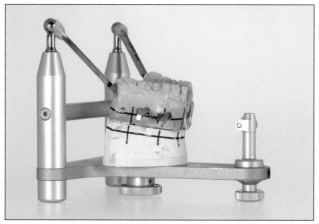

图11-3b 使用模型上沿髁球可旋转的下颌模型段模拟患者下颌骨中线区骨折后的两段骨段。

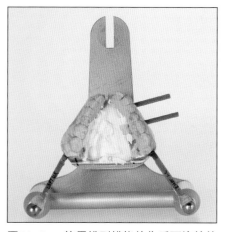

图11-3c 使用模型模拟外伤后可旋转的双侧下颌骨段，由方形黄铜管固定于同侧髁球的下颌模型段仅可沿髁球旋转。

状况。

在𬭩架向侧方旋转左右两段下颌骨，并在中线骨缺损处空出两颗下颌中切牙的空间（图11-3c）。之后将上颌模型在𬭩架上进行复位。本次模型外科分析发现仅仅扩张下颌中线联合处无法将上颌复位至患者受伤前咬合及美观的理想状态。

虽然记录中显示患者并无上颌骨骨折，但本次模型外科分析仍然将上颌模型截为两部分来进行咬合对位模拟。但切割上颌模型后发现仍无法将上下颌对位至患者外伤前的颌位。

第三种方法，从转动引导架松解左侧下颌段模型后前移此段模型，同时保持右侧下颌段模型由引导架固定。以此方式分割及移动下颌模型段，可在上颌模型保持完整的前提下复位至患者外伤前的咬合状态。外科完成以上几步骨段的移动需于下颌正中联合处扩张颌骨，并通过矢状截骨延长左下颌体部。以此个性化手术方案作为治疗计划，正畸医生

可依照个性化的截骨方案着手术前牙弓调整。

已存在神经肌肉损伤的患者的治疗过程中，可选择最小化二次损伤的治疗方案。术中不伤及下颌升支，避免下颌运动神经、肌肉以及感觉神经的损伤。双侧肌收缩不对等的患者其截骨区术后恢复往往不佳且更容易复发，术中不伤及下颌升支将降低患者术后气道不畅以及吞咽困难的风险。

在正畸治疗以及术前完成模型外科的模拟分析可进一步明确诊断。本次分析结果显示，患者如不接受左侧下颌升支延长术则无法将上颌复位至功能颌位（图11-4）。模型外科模拟分析中的发现使得患者的治疗方案得到进一步的改进，其诊断也更加确切。鉴于病历记录中并未记录患者存在左侧下颌骨骨折，那么其左侧下颌骨有可能在外伤前就存在高度不足的缺陷。另一种可能的情况是颞下颌关节发生了适应性的改建或是在事故中发生了关节损伤。考虑到患者存在神经肌肉功能缺陷，因此将不

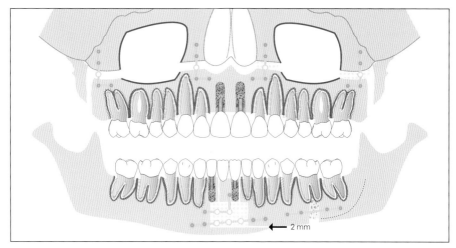

图11-4　颌骨畸形及重建方案图示。上颌Le Fort Ⅰ型截骨，下旋左侧上颌骨并于骨间隔处放置rhBMP-2诱导成骨。上前牙缺牙区植入两颗种植体并全冠修复。下颌通过多处截骨及带蒂半游离骨块转移恢复牙槽嵴宽度及高度。左侧下颌骨升支做矢状截骨恢复升支高度。(注意术后右侧下颌切牙因牙槽骨吸收及牙周组织退缩而拔除) 下颌前牙缺牙区由3颗种植体支持的桥体完成缺牙修复。

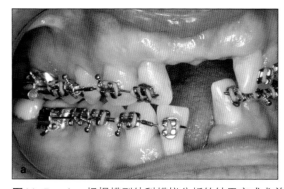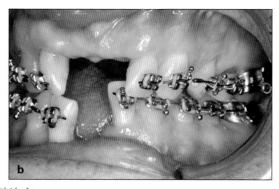

图11-5a、b　根据模型外科模拟分析的结果完成术前正畸治疗。

会对右侧下颌骨进行调整，这也使得下颌骨整体增加了一定程度的稳定性。同样，不损伤右侧下颌骨神经肌肉系统对下颌中线处以及升支的截骨区神经肌肉功能的支持有重要意义。

由于完成了术前模型外科的初步手术模拟及分析，并进一步明确了患者的诊断，因此个性化的术前正畸方案才得以提出。最终的治疗方案的提出是基于通过外科手术复位颌骨从而获得良好的咬合功能以及美观的最终目标。

治疗设计中需考虑患者存在外伤所致的潜在的神经肌肉损伤能否承受后续治疗，以及余留的神经肌肉能否支持和支配重建的颌骨。右侧下颌升支相对完整的神经肌肉结构在术区骨重建以及支持中同时发挥作用。事故发生时，与脱落下前牙关系密切的神经肌肉系统也合并缺失，此区域将采用舌侧附着有下颌舌骨肌的半游离骨块修复。

上颌的后退畸形将采取Le Fort Ⅰ型截骨，非对称下旋左侧上颌骨，并在骨缺损处填入骨成形材料。上中切牙缺牙区将由两颗种植体修复，因此上颌骨在术中须矫正至正确的咬合平面且中线无偏移。

下颌前牙区的颌骨错位愈合以及局部的骨缺损采用颌骨截骨扩张完成修复，牙槽突的缺损的重建由带颏舌肌附着的下颌联合部半游离骨移植完成。移植骨块需骨量充足以便后续种植修复治疗。左侧下颌高度不足的缺陷与外伤无关，患者可能在受伤前就存在左下颌骨的畸形，左侧颞下颌关节损伤也可能导致左下颌高度不足。左侧下颌骨升支矢状劈开内固定术可垂直向恢复患者的左侧下颌高度不足，但由此带来的手术创伤也限制了相关神经肌肉系统所支配的左下颌运动。术中应用骨形成蛋白类材料进行骨间隔的填充，从而促进骨段间的愈合。

正畸医生无法在没有外科治疗方案的情况下完

成术前正畸治疗。利用多次模型外科模拟和分析得到的方案是合理正畸方案制订的基础。当预想的方案可在𬌗架及模型上顺利模拟实现时，手术方案便可确定，后续的手术安排也可预约执行。在此病例中，正畸医生在术前即完成了患者上下牙列的术前正畸治疗（图11-5a、b）。

手术方案的制订

手术方案制订阶段的目标是制订出符合前期模型外科测量结果的个体化精确治疗方案。手术方案的制订需清晰明确以便在手术时能准确实施。尽管手术方案的具体实施属于手术阶段的工作，但截骨线以及骨块移动的基本方略在手术方案制订阶段便已开始。

为了使手术方案能更加积极有效，治疗方案必须易于被外科医生理解和参考，从而避免延长手术时间。导航以及测量的精度必须高于临床美观及功能的要求。术中骨块被复位并固定后，需应用导航对复位骨块的位置与术前设计方案进行对比验证。术中用来做参照的架子不应安置于可以运动的解剖结构，例如，下颌骨，正颌手术设计有特殊需要的情况除外。

诊断及模型分析阶段主要是明确患者解剖以及生理学上的缺陷，并以此提出纠正或者缓解的策略。术前设计阶段是根据患者美学及功能的个体化要求将模型分析阶段得出的大体重建策略进一步的提炼和总结。为求患者治疗效果的长期稳定，颌骨重建的治疗设计以及手术实施在保证一期骨愈合的基础上还需满足恢复功能及美观的个体化需求。如果治疗方案包括缺牙区的种植修复，那么方案中种植体植入位置以及修复体形态及颜色的设计需满足美观及功能要求。手术方案制订者的任务是根据模型外科分析的结果确定最合理稳定的𬌗关系，并制订出指导颌骨重建术中骨块移动及定位的具体实施方法。

本章节的目的是提出正颌模型外科的标准操作流程，𬌗板的制作以及适用于大多数情况的导航应用。模型外科的流程分为3个阶段：（1）准确地将分析模型转移固定至𬌗架并安装导航标记；（2）根据功能及美观要求在𬌗架上分割并校正模型的位置；

（3）根据校正后的模型位置以及𬌗关系制作术中𬌗板，用于指导手术以及固定骨块。

设计分析步骤的第一阶段以及第三阶段主要是在技工室由技工完成。最关键的时期为决策模型分割并校正模型的位置的第二阶段。此阶段的工作要求由具备丰富知识储备及临床经验的外科医生完成，因为在模拟过程中无法显示与正颌关系密切的神经血管。

第二阶段需要做的决策最多。上颌中切牙的排牙位置对最终的美学效果至关重要，且在最初的上颌模型分割复位时便已确定。将排牙及测量出的上中切牙的种植位点精确的记录于𬌗架上的上颌模型并放置手术指示标记。在随后的手术中这些标记将会被等位转移至患者颌面部。

在该病例中，诊断以及生物工程学设计（包括临床检查以及模型外科模拟分析手术设计）表明下颌的正颌治疗包括中线处的截骨扩张术以及左侧下颌升支的矢状截骨术两部分。上颌的正颌治疗仅需Le Fort Ⅰ型截骨术无须做上颌骨分段（图11-4）。

修整模型及上𬌗架

总体正颌方案的制订通常基于患者术前准备阶段的记录及资料，例如，正畸前的分析模型或者正畸治疗中的记录模型。具体分析步骤已经在前面详细阐明。基于CBCT影像学数据的计算机虚拟分析在制订治疗方案的过程中可起到重要的辅助作用。总之，当最终手术方案已经确定，尤其是术中需做分段截骨时模型外科分析最为适用。

最终手术方案的设定从模型外科分析开始，骨重建模式以及理论基础已在第9章中详细讨论。

应采取有效措施保证取模的精度，此外还需注意手术时口腔内的牙齿位置不能有移位，应与模型的牙位相一致。取模时口内牙弓粘接有固定的弓丝，且此弓丝在术前应保持原位不被移动。制取印模前须使用正畸蜡封闭弓丝以及托槽，以减小印模材料脱位时的阻力同时防止其变形。

上颌模型应尽可能按照术中上颌骨截骨位置的角度进行修整，在此病例中应按照Le Fort Ⅰ型截骨修整（图11-6a～c）。尽管跨过模拟截骨区的测量

图11-6a （右）修整外科诊断模型，制取印模前需使用正畸蜡封闭弓丝以及托槽。

图11-6b （最右）将上颌模型的基底面按尽可能接近截骨平面的角度完成打磨。

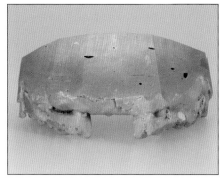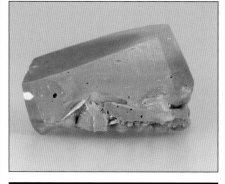

图11-6c （右）上颌模型所做的标志点在术中作用有限。只有可测量的距离跨过模拟截骨线两端标志点P（梨状孔边缘）及Z（颧弓支柱）时才有临床意义。

图11-6d （最右）Le Fort Ⅰ型截骨的颌骨标本显示出矫正骨块解剖标志位点的局限性。截骨范围不能超过P点，梨状孔边缘。截骨线若延伸至Z点，颧弓支柱之后则难以直视下操作。

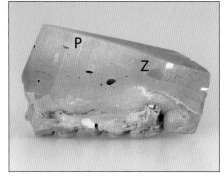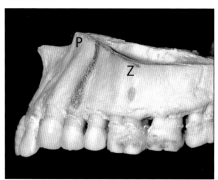

图11-7a （右）外科模型指示杆座安置于𬌗架的可拆卸模型固定板。

图11-7b （最右）3个外科模型指示杆座安置于𬌗架的可拆卸模型固定板。

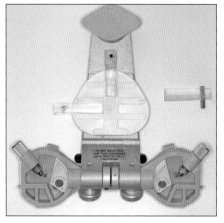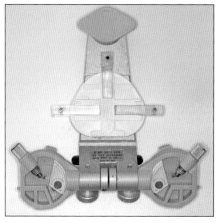

结果通常意义不大，但复位后可见的粗略偏差则起重要的提示作用。上颌模型上端尖牙根尖之上的部分是截骨锯放置的截骨部位，此处可清晰分辨出尖牙根尖的位置，以便余留出足够的骨量放置钛板，以及从梨状孔边缘上方进入。

上下颌间垂直距离由前至后逐渐减小，在模型外科手术模拟分析以及手术中均应关注此特征。在模型外科模拟截骨以及实施截骨术时，截骨线应尽可能低至翼上颌缝。这样可以降低截骨线周围组织以及翼板受损的风险。将研究模型基底部修整为前高后低。

图11-6d展示的是在颌骨标本上本完成的Le Fort Ⅰ型截骨，研究模型应按照此形状修整。在一侧截骨线的两端需注意两个重点解剖结构：截骨块移位的梨状孔边缘以及颧突支柱处。复杂的解剖结构以及受限的视野制约了标志点对术者在截骨术中的指引作用。术中过分依赖标志点截骨是最常见的截骨矫正失败的原因。

模型修整后，将模型外科指示杆安置于𬌗架的可拆卸的模型固位板上（图11-7a）。用至少3根指示杆确定出用来测量上颌模型移动的参考平面（图11-7b）。通过沟槽或者氰基丙烯酸盐粘接的方式将指示杆固定在𬌗架的模型固位板上。如上颌模型按计划截为数块，则需增加指示杆的数目，用以观察将在术中等效实施的各模型段的移动状况。

应用面弓将患者上颌骨与颞颌关节的空间位置关系尽可能接近的转移至𬌗架上（图11-8a）。在下

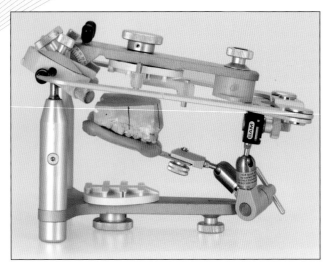

图11-8a　使用面弓将上颌模型转移至𬌗架。

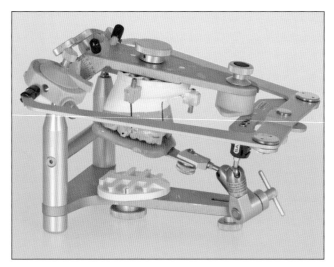

图11-8b　在研究模型基底部涂布少量分离剂后，将上颌模型用模型石膏固定于𬌗架。

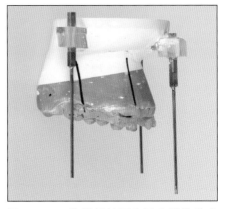

图11-8c　将指示针固定于上端的基座上。

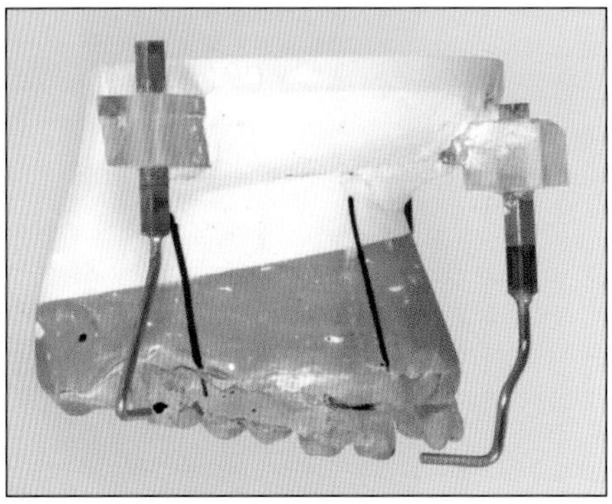

图11-8d　弯曲并修整指示针。

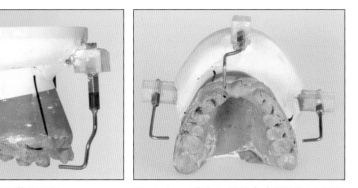

图11-8e　确定上颌的参考平面至少需要设置3根指示针。

颌截骨术不涉及下颌升支的正颌手术中面弓转移的作用非常重要。

　　在这些病例中，安置于模型牙列的旋转轴固定沿𬌗架髁球转动，由外耳道导向定位的下颌铰链轴面弓转移，其精度可满足术前设计的需求。

　　面弓转移的第二个目的是转移患者头部的姿势位。此步骤可将模型模拟头部的姿势位转移至𬌗架。在部分病例中，参照外耳道位置以及头部参考平面得到的面弓转移位置不唯一。在那些病例应用面弓记录和转移旋转轴固定侧的髁突位置中，在将进行下颌骨截骨的同侧用外耳道基座代替面弓。这使得患者头部姿势及中线得以转移至𬌗架，同时也可保留不做截骨的对侧下颌升支髁状突位置。

　　𬌗架模型固定座上涂抹石膏前，在研究模型背侧基座上涂少量分离剂，以便复位模型模拟手术时研究模型可与𬌗架固位基座分离。无须修整模型，模型

石膏可将上颌模型牢固黏附于𬌗架固定基座（图11-8b），同时也将指示杆基座一并固定。

　　在代表截骨线的研究模型与模型石膏的交界处做两条垂直线。研究模型前部的线为模拟Le Fort Ⅰ型截骨的标记线，示意进入梨状孔边缘的位置。后部的标记线示意为截骨线跨过颧弓支柱。从外科的角度来看，模型前后两条标记线之间的测量结果是唯一可指导术者在正颌手术中矫正复位骨块的信息。

　　前部标记线的前方代表鼻孔的位置。由于𬌗架模型基部无颌骨结构的模拟形态，所以在此区域无法完成测量。颧弓支柱后部的解剖结构位于深部软组织管状结构内，因此在此部位无法直视下操作。在精度以及视野受限的这些区域内完成的测量无法在上颌骨截骨术中起到精确的指导作用。

　　𬌗架上的3根指示针所记录的是最为重要的标志点（图11-8c），之后按照要求将指示针修整并弯曲

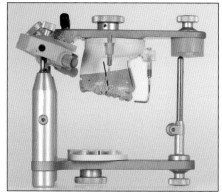

图11-8f　将上颌模型转移至𬌗架。

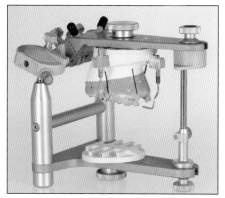

图11-8g　由于上颌中切牙缺失，前部指示针指向右侧上颌侧切牙。

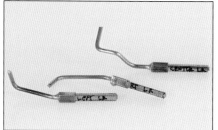

图11-8h　指示针被取下并在其表面作标注。

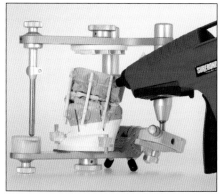

图11-8i　使用咬合纪录将下颌模型转移至𬌗架。

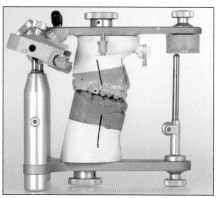

图11-8j　下颌模型用正畸石膏固定。

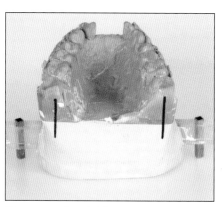

图11-8k　在上颌模型后面画出垂直指示线，用作上颌模型旋转复位时的参考。

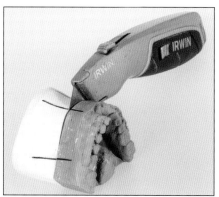

图11-8l　分离上颌模型。

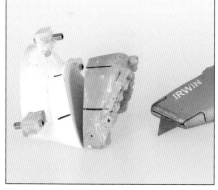

图11-8m　下颌模型以同样的方式从𬌗架固定基座上分离。

（图11-8d）。上颌切牙是最重要的标志点，因为其决定了中切牙最终修复体的位置，且切牙数量异常是非常明显的。上颌切牙的位置必须与需旋转复位的下颌骨段相对应，上颌切牙前部的突度与梨状孔底部的突度相适应。颌骨表面的突起部位对唇及面部起支撑作用，因此术中相关结构临床处理对患者的美观有重要的影响。

后部磨牙作为重要的解剖标记决定了咬合斜面

的方向，这些测量结果可直接或间接通过颌面部头架或者咬合板应用于正颌手术中。上颌参考平面由3根指示针确定（图11-8e）。

在此正颌病例中，上颌骨做整体矫正复位。为了保证随后完成的种植修复体对称，正颌术后右侧切牙需精准复位。侧切牙的位置及轴向决定了微笑时以及自然的面部表情所能看到的前牙总数（图11-8f、g）。当正颌方案需将上颌骨截断为数段后矫正

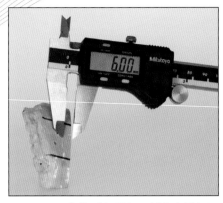

图11-8n 在模型上用卡尺刻出水平标记线。

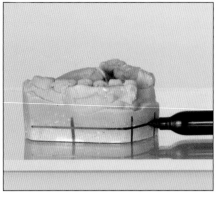

图11-8o 将马克笔放置于水平的台面并固定，转动模型时接触马克笔笔尖绘制水平标记线。

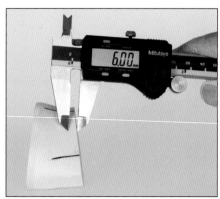

图11-8p 在𬌗架固定石膏基座上用卡尺刻出水平标记线。

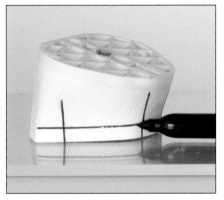

图11-8q 在模型固定石膏基座上用马克笔画出水平参考线。

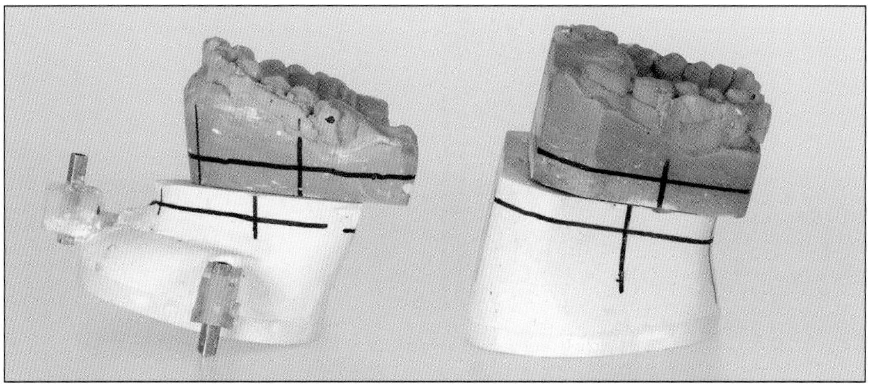

图11-8r 被标记好的模型可在𬌗架重新复位。

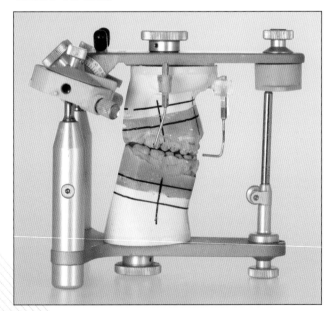

图11-8s 复位于𬌗架的研究模型将用作模拟正颌手术的骨段移动复位。

复位时，则需要设置更多的指示针来指导和验证各分割骨块的矫正位置。

研究模型、指示针以及𬌗架模型固定座可整体从

𬌗架上拆下和准确还原，因此研究模型还可在以后的随访及科研中参考使用。上颌模型可以从固定基座上分离拆除。指示针仍然为可靠的标记，指示针被移除并在其表面标做位置标注（图11-8h）。

使用咬合纪录将下颌模型转移至𬌗架（图11-8i），下颌模型用正畸石膏固定（图11-8j）。

上颌模型后面所标记的垂直指示线可用做上颌模型旋转复位时的参考（图11-8k）。

模型从𬌗架固定石膏分离，模拟分析术中的Le Fort Ⅰ型截骨（图11-8l）。由于模型的背面已涂布分离剂，因此用工具刀轻轻撬动即可从𬌗架分离模型。下颌模型也可以同样方式分离（图11-8m）。

在模型根部用卡尺划出水平线（图11-8n）选择6mm的宽度有两个理由：（1）两条线之间的距离为12mm，少于模型外科中将切断的总量；（2）更重要的是6mm为马克笔放平后的厚度。将马克笔放置于水平的台面并固定，转动模型时接触马克笔笔尖绘制水平标记线（图11-8o）。在模型用卡尺刻出

图11-9a （右）模拟下颌骨截骨延髁球旋转复位的通用器械。

图11-9b （最右）两个方形插销用于将此引导架固定于下颌模型段。

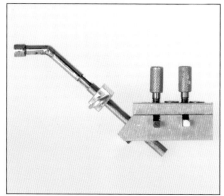

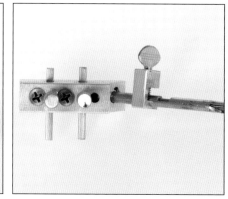

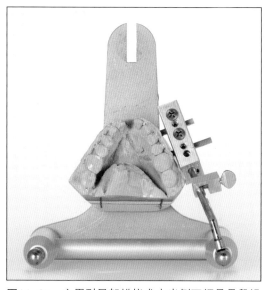

图11-9c 应用引导架模拟术中半侧下颌骨骨段沿右侧颞颌关节旋转复位。

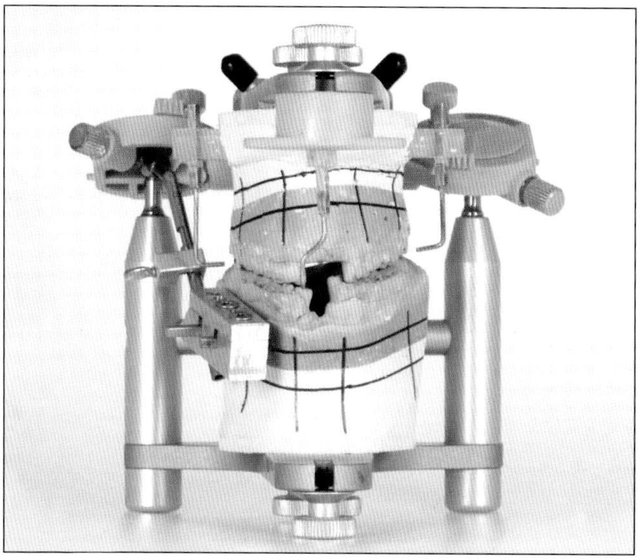

图11-9d 正颌手术计划的模型外科模拟设定。

图11-9e （右）引导架在模型上安装就位。

图11-9f （最右）引导架松开后下颌模型也可从𬱟架取下。

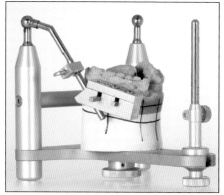

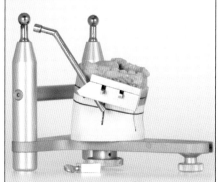

6mm宽的水平标记线（图11-8p）。在模型固定石膏基座上用马克笔画出水平参考线（图11-8q）。被标记好的模型可在𬱟架重新复位（图11-8r）。在𬱟架模型固位底座上涂抹少量的氰基丙烯酸盐粘接剂并将模型重新复位。

　　如果正颌治疗计划双侧下颌升支截骨，模拟手术过程的𬱟架相关设置已经完成，可进行模型的移动复位（图11-8s）。如果手术设计仅做单侧下颌升支截骨或不做升支截骨时则需增加另一个步骤。在下颌升支不做截骨的正颌手术中，截骨段在正中位沿着髁状突旋转移动，截骨段内的牙列也随骨段以髁状突为原点做旋转移动。下文将介绍模拟下颌骨段旋转移动的两种方法。在此病例报道中，通用型工具可适用于大多数情况并能够重复使用，另一种方

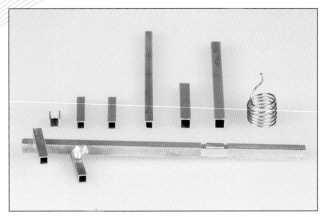

图11-10a 将黄铜质的方形管截成数段并组装成引导架(下)。引导架的主题由各部分套叠并固定而成，侧方嵌入至研究模型的部分通过焊接与支架主干稳固相连。

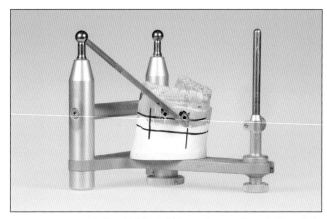

图11-10b 研究模型侧方需制备两个用于放置此装置的窝洞，并使用正畸树脂或者复合树脂将转移架连接部分粘接于模型的窝洞中。

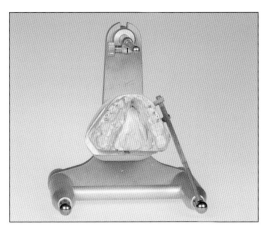

图11-10c 此装置可引导下颌研究模型在保持与髁球等半径的轨道内移动。

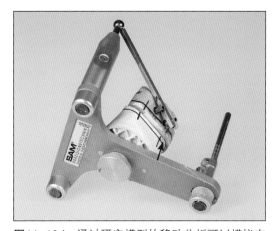

图11-10d 通过研究模型的移动分析可以模拟在不做右侧下颌截骨的情况下，下颌弓如何旋转。从𬌗架下方观察研究模型可见下颌模型沿髁球的旋转复位时，右侧下颌骨体将侧方移位（箭头）。

法所采用的髁导架由一次性普通材料个性化制作。

此引导架是由作者设计用以模拟截骨术中下颌石膏段沿髁球旋转复位时使用。图11-9a展示的是通用型模型引导旋转支架，两个方形插销用于将此引导架固定于下颌模型段（图11-9b），应用引导架模拟术中半侧下颌骨骨段沿右侧颞颌关节旋转复位（图11-9c），可在模型上分析手术方案实施后的效果（图11-9d）。当安装好引导架后，其后端与𬌗架髁球接触并可沿其表面旋转（图11-9e），从𬌗架取下模型前，需首先松开引导架与髁球接触的部位（图11-9f）。

或者正颌手术方案的术前模拟可以不使用通用型的髁球引导架，而使用利用数段黄铜质方形管套叠成型的髁球引导架，从而也能起到引导模

型段沿髁球复位的作用（K & S Engineering, Chicago），唯一制作要求是需要采用电焊来焊接各个方形管部件（图11-10a）。此方形管引导架模型端的伸出部分需固定于下颌研究模型侧方所制备的两窝洞内（图11-10b），并用正畸自凝树脂粘固，这样的装置可引导截断的模型段沿髁球旋转移动（图11-10c、d）。

通过模型外科模拟正颌手术

当模型复位前的各项准备工作完成后，可将研究模型从石膏底座上取下（图11-11a）。按照制订好的截骨方案，从中线处截断下颌研究模型（图11-11b），右侧下颌模型段以髁球为中心向侧方复位。下颌模型段根据上颌的标志点复位后，研究模型完

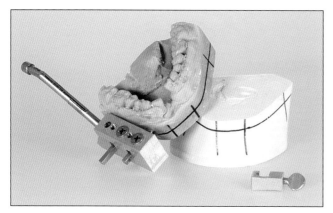

图11-11a 将模型与石膏底座分离。

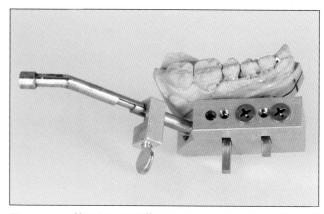

图11-11b 按照制订好的截骨方案，从中线处截断下颌研究模型。

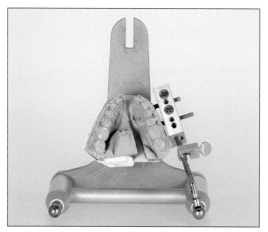

图11-11c 重新复位下颌模型段。

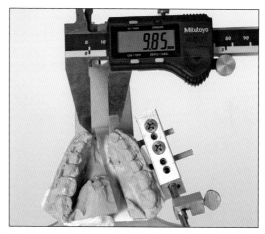

图11-11d 下颌中切牙区通过骨扩张获得两中切牙修复空间。

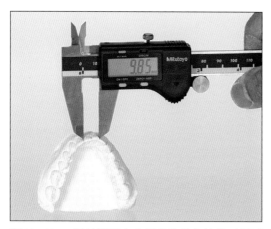

图11-11e 通过测量患者受外伤前存档模型得到缺失牙的宽度。

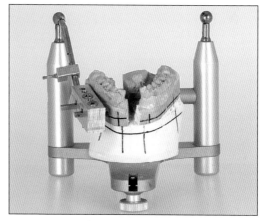

图11-11f 通过模型外科模拟下颌骨截骨术，可知计划骨重建的下前牙区的骨缺失量。

成模拟正颌手术的骨块对称调整（图11-11c）。

下颌正中部的骨扩展提供了下颌中切牙的种植修复空间（图11-11d），下颌中切牙的宽度通过测量患者外伤前的牙科模型获得（图11-11e）。外科模型可见下前牙区外伤后骨丢失严重，需通过外科

手段予以修复（图11-11f）。

模型复位的效果充分体现出模型外科模拟步骤的合理与否（图11-12a），预期可恢复的咬合功能也可进行详尽的评估，每段模型三维空间的移位也可清晰呈现。

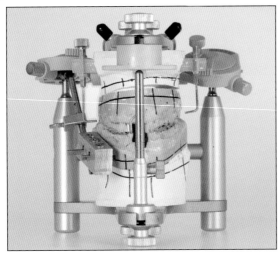

图11-12a　图示模型外科模拟分析结果。每块模型段的三维移动情况均在研究模型上显示，从美学修复角度来看最重要的一环为中线指示针引导的中线对正。

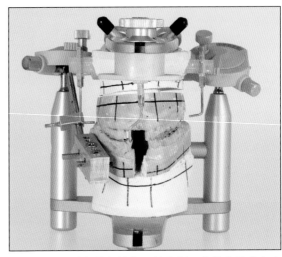

图11-12b　𬌗架前部的指示针在纠正中线偏移的各步骤中起至关重要的作用，下颌模型前部的缺损对恢复下颌宽度需转移修复的骨量。

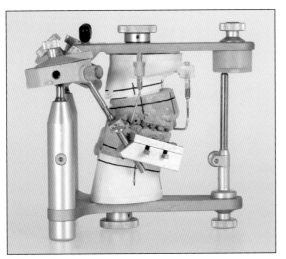

图11-12c　侧方观察研究模型可见右侧上颌侧切牙前移。

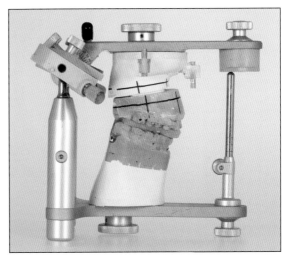

图11-12d　从研究模型右侧上颌观察，右侧上颌骨需轻度前移而不是大幅下移，上颌的前移将使得上颌后部与翼板间形成一个间隙。

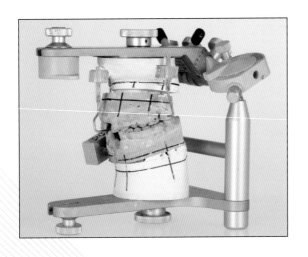

图11-12e　左侧上颌骨截骨段需前移，纠正外伤导致的上颌骨嵌入式移位。此步骤包括由钛板内固定的足量的左侧上颌骨下移以及截骨复位后骨间断的处理。

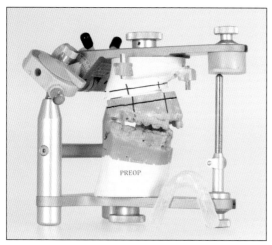

图11-13a　制作用以复位上颌骨的中间𬌗板。

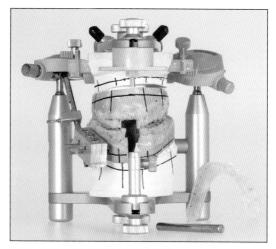

图11-13b　完成终末𬌗板的制作。

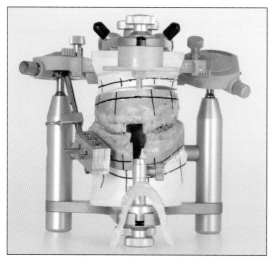

图11-13c　制作用以稳定和维持下颌宽度的舌侧𬌗板。在术后应用舌侧𬌗板而不是咬合板稳定下颌为直接观察及评估患者的咬合提供了可能。

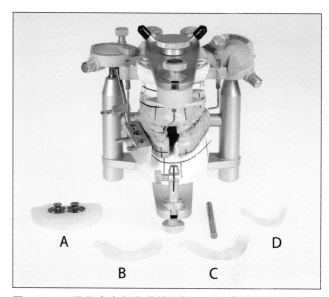

图11-14　图示术中所应用的导板。上颌截骨颌板（A）、中间颌板（B）、终末咬合𬌗板（C），以及终末舌侧𬌗板（D）。𬌗架上的铜质指示杆所标记的位点为经头架指示杆证实的骨块需净移动的距离。

从美学修复的角度来看，此次模型外科最重要的一步是确定中线并用指示针记录（图11-12b）。参考中线区的指示针位置发现，为保证美学修复效果，根据咬合功能，结合右侧颞下颌关节的位置和将来前缺牙区的种植位点，以及下颌中线区半游离截骨块的神经肌肉支持的不同状况分析，右侧上颌侧切牙需向侧方移动3mm。为将上颌骨复位至理想的位置，右侧上颌侧切牙的位置还必须前移4mm且同时保持无垂直向移动（图11-12c）。

从研究模型上颌右侧观察，右侧上颌骨需轻度前移而不是大幅下移（图11-12d），上颌的前移将使得上颌后部与翼板间形成一个间隙。左侧上颌骨截骨段需前移纠正外伤导致的上颌骨嵌入式移位（图11-12e），此步骤包括由钛板内固定的足量的左侧上颌骨下移以及截骨复位后骨间断的处理。

𬌗板的制作

图示制作用以复位上颌骨的中间𬌗板的情况（图11-13a）。上颌模型以未做前的下颌模型为基准进行再复位，以研究模型模拟截骨复位的上下颌关系制作终末𬌗板（图11-13b）。

图示制作用以稳定和维持下颌宽度的舌侧𬌗板的情况（图11-13c）。在术后应用舌侧𬌗板而不是咬合板稳定下颌为直接观察及评估患者的咬合提供了可

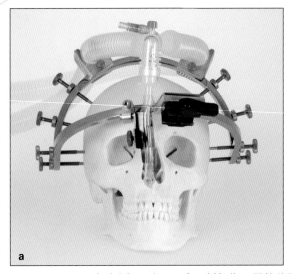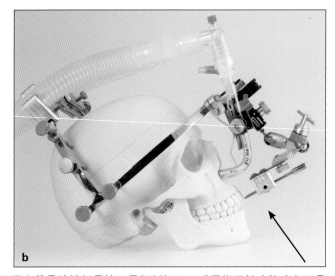

图11-15a、b　外科头架。这一配有可拆卸指示器的装置可用在截骨并松解骨块记录解剖标记。采用指示针（箭头）记录术前的重要解剖标志，例如，中切牙以及面部中线。其他的指示标记可用来记录殆平面斜度、下颌角的骨突或颧突以及颅脑部突起的位置。在截骨及骨块复位之前记录颌面部重要的解剖标记至关重要。

能，但术后患者采取佩戴殆板保持颌关系可能掩盖术中因骨块复位不准确或正中颌位存在偏差所导致的咬合问题。图11-14所示为术中所将采用的已制作完成的殆板。

外科技术

　　手术阶段的目标是将规划手术时所提出的手术设计以最准确及最安全的形式实施。术者的任务是在不损伤邻近解剖及生理结构的前提下实施截骨、复位骨块以及放置固定装置。最理想的状况是，手术的精度、安全性与术前设计方案一致，必须平衡好所有在手术阶段将影响手术精度以及安全性的因素。

　　手术方案必须包括将决定手术效果的具体所采用的技术手段，且其效果也需满足功能及美观的原则，能够在术中将前期模拟的截骨复位方案以准确且安全的方式实施于患者，在治疗方案包括多段截骨、上下颌联合正颌治疗以及种植修复时尤为重要。所提出的手术方案如果不能在术中实现则无任何价值。

　　术中实时导航需辅助术者评估如何复位截骨块，这一数字化资源在为术者提供重建骨结构的准确性信息中至关重要。这一技术必须具备在手术完成及全麻苏醒之前评估手术效果的数字化功能。

　　在诊断分析阶段所得出的治疗计划可达到示例中恢复患者美观及功能的治疗目标（图11-4）。已提出的治疗方案中包括成骨及长期稳定的相关要素；考虑到患者存在外伤所致的神经肌肉损伤；所设计的截骨方案包括应对及解决术后恢复可能遇到问题的策略。设计阶段的内容是将手术的总体规划演变为外科的具体实施步骤，手术计划包括术者所需的辅助手术实施的测量结果以及新型辅助工具，应用头架辅助的导航技术对设计方案实施具有很大帮助（见第9章）。

头架辅助的外科导航

　　外科医生携带作为手术计划中的研究模型进入手术室。殆架研究模型的指示器标记出预期模型段复位前后移动的重要标记，头架辅助的指示器需与殆架的指示针相吻合，用以验证已完成的上颌骨复位与预期设计有无差别。应用制作好的整套殆板引导接下来的下颌以及下颌骨段的复位（图11-14）。

　　为了在手术中建立一个不会变形的参考框架，手术中采用了特殊设计的头架（图11-15a、b）。此装置配有可拆卸的机械指示器，用以记录未改变的截骨前重要解剖标志，采用固定在头架上的单独指示针记录术前的重要解剖标志，例如，中切牙以

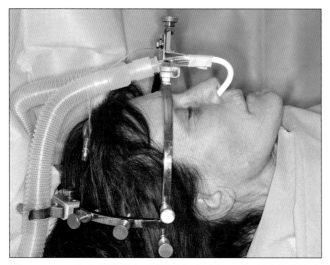

图11-16a 全麻后将头架安置于患者头部，麻醉用呼吸管牢固固定于安全的位置。

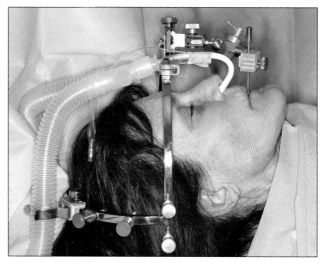

图11-16b 用固定于头架的单独指示针记录中切牙的位置。

及面部中线。其他的指示标记可用来记录𬌗平面斜度、下颌角的骨突或颧突，或是颅脑部突起的位置。在截骨及骨块复位之前记录颌面部重要的解剖标记至关重要。

头架的第二个作用是用来固定麻醉用的呼吸管，全麻的安全管理要求保护术中气管插管的安全性。另外，对气管不合理的牵张力将导致鼻部软组织的变形和损伤以及鼻孔部皮肤及黏膜的溃疡。由气管牵拉导致的术中鼻子位置偏移还将使得面部软组织变形及褶皱，从而影响面部对称情况的评估。

利用头架设立一个在手术操作中稳定且不会移位的参照点，在使用器械截骨时，指示器将被卸下并妥善保存，这样的设计将保证手术时手术入路不被阻挡。

第一步是在患者头部安装头架（图11-16a），这一装置将用作手术参考系统，其参数的设置需基于术前模拟截骨复位的测量结果，因此，安装应务必保证坚固。头架在患者的发际线处用穿皮针固定，并将全麻呼吸管牢固固定于头架上。

指示器与头架的安装平台嵌合相连，且在万向关节的辅助下能够快捷的摆放指示针的位置（图11-16b），头架上指示针的位置应与外科模拟设计中所标记的𬌗架指示针一致。头架系统的使用可将基于𬌗架的外科模拟测量结果直接转移至具体的外科操作

当中。

术中的截骨与复位

头架辅助的导航技术的应用对确保此类伴有严重创伤后颌面部畸形的病例精确的截骨复位至关重要。在上颌骨侧方用外科骨锯做Le Fort Ⅰ型水平截骨（图11-17a），用骨凿将截骨线向中线延伸劈开鼻腔外侧壁，用鼻中隔凿将鼻中隔从上颌嵴凿断并分离，向后方延长上颌侧方截骨线至翼上颌联合。翼上颌联合部不直接使用器械进行分离，使用上颌骨分离器械（Biomet）牢固夹持上颌骨并快速完成松解分离。

上颌骨分离器械的部件包含可固定树脂颌板的底座（图11-17b），将𬌗板与上颌牙列咬合面完全契合。分离及抬起鼻黏膜后，将分离器上带防滑卡的鼻柱自左右鼻孔伸入鼻腔。用螺钉将上颌骨分离器与上颌骨紧密固定，将上颌骨固定于𬌗板与下方的鼻柱之间。安装在上颌骨分离器上的水平及垂直金属杆将用来提供将上颌骨从翼突内侧板上松解及分离的杠杆力。转动分离器上的杠杆，扩开截骨线，扭转力沿截骨线向后传导并离断翼突内侧板与上颌后部的联合（图11-17c）。

用扩展钳向下方分离松解的上颌骨以显露其后方完整的翼突内侧板（图11-17d）。操作中避免

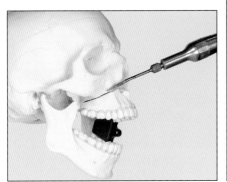

图11-17a 使用外科锯完成截骨。

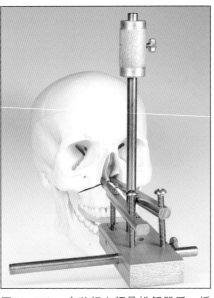

图11-17b 安装好上颌骨松解器后，撬开截骨缝并离断翼上颌连接。

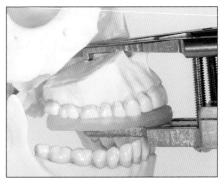

图11-17c 将上颌骨向下方松解并使其从翼突内侧板分离。

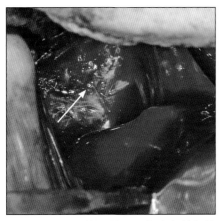

图11-17d 用扩展钳向下方分离松解的上颌骨后，其后方完整的翼突内侧板（箭头）便可显露。

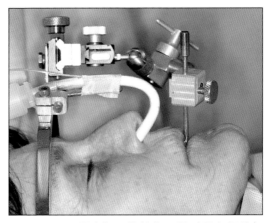

图11-17e 用头架固位的指示器引导上颌骨复位。在固定骨块之前，需应用复位针调整及验证上颌骨及牙弓的位置。

对翼突内侧板的损伤非常重要，其结构为颅底连接下颌骨主要神经肌肉系统的起点，维持翼突内侧板神经肌肉系统的完整性可保证此区域快速且可期的骨愈合。翼突内侧板的骨折可能引起术中大量的出血，松解上颌骨时翼突上方形成的不规则骨片可能损伤视神经或插入颅底。

中间𬌗板就位后，上颌骨被抬起且移动过程中的骨阻碍被去除。在指示针安装于头架后，可核准与验证骨块复位是否符合术前设计（图11-17e）。当确认上颌骨块复位无误时，用钛板将骨块固定。

在右侧，前移的上颌骨在截骨处形成骨台阶但仍保持紧密的骨接触（图11-18a）。术区复位后的

状况需与术前模拟设计的方案相对比验证，当验证颌骨复位准确后，用两块钛板固定复位的右侧上颌骨。

如果术中截骨复位的情况与术前模拟方案存在偏差，仍需以头架上指示针的位置为准来确定上颌复位的位置。术中对截骨术区的测量结果无法引导上颌骨可靠复位（见第9章）。在颌骨复位时截骨线处所发现的较小的误差可能造成中切牙位置的明显偏差，应用跨过上颌骨截骨区的标记引导骨块移动是正颌术中导致骨块严重复位偏差的主要原因。

骨块固定后，应用rhBMP-2处理后的胶原海绵填盖右侧上颌骨截骨缝以及皮质骨剥脱的部位（图11-18b）。尽管可认为此区域的骨段将自然愈合，

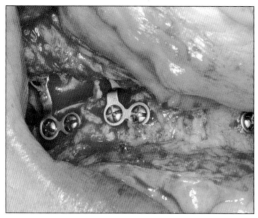

图11-18a 在右侧，前移的上颌骨在截骨处形成骨台阶但仍保持紧密的骨接触。

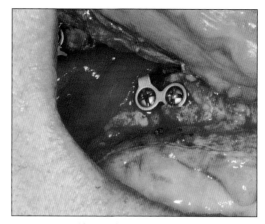

图11-18b 放置含有rhBMP-2的胶原海绵。

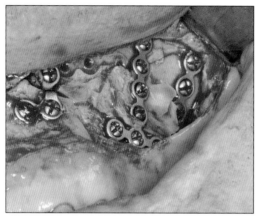

图11-19a 左侧上颌骨按计划复位后在截骨线处形成了一个较大的间隙，利用自体骨移植充填覆盖此间隙并用T形钛板固定骨块。

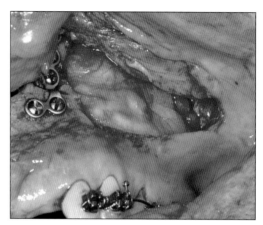

图11-19b 在左侧上颌放置外侧放置含有rhBMP-2的胶原海绵。

但植入的rhBMP-2骨诱导材料将可以加快上颌骨外侧的成骨。由于手术设计保留了右侧下颌骨升支的完整，免除了其截断后的游离旋转，因此右侧下颌骨垂直高度始终保持稳定。加快右侧上颌截骨区的愈合将对维持下方复位的左侧上颌骨的稳定性有积极作用。

左侧上颌骨需向下方以及前方复位，这也造成了左侧上颌骨截骨线处的骨不连续以及较大的骨间隙。验证及调整上颌骨复位的位置后，用钛板内固定维持骨块的初期稳定，骨间隙内以局部的自体移植骨充填覆盖（图11-19a）。

自体骨移植是为了稳定植骨区rhBMP-2类材料从而防止其误落入上颌窦内。

左侧上下颌正颌治疗后复发的风险最大，上颌骨的前下方复位天然稳定性较差，未经过截骨术纠

正左下颌升支长度缺陷是复发风险增大的主要原因。在模拟和设计方案中通过以下方案解决此问题：（1）不做右侧下颌骨升支截骨；（2）免除可能与截骨相关的右侧下颌神经肌肉系统损伤；（3）保持右侧上颌骨截骨复位后骨块的紧密接触。

将含有rhBMP-2的胶原海绵填塞及覆盖在左侧上颌骨截骨复位后的皮质骨缺失处以促进愈合（图11-19b）。如此，上颌窦侧壁将不仅仅为薄层或刃状成骨；相反，在上颌骨外侧将形成骨量充足的新骨，这部分新骨最终将进一步改建成正常上颌骨的外形。在初期愈合阶段，所增加的骨量有助于维持截骨区骨块的稳定以及防止复发。

在去除前次手术植入的钛板后，术中无法获得除缺失骨量以外的其他信息（图11-20a）。若计划种植修复缺失牙，则需完成缺牙区垂直骨缺损的骨

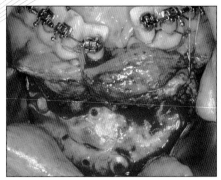

图11-20a 拆除外伤后紧急放置的颌骨内固定的钛板,显露出下颌骨前牙区大范围的骨破坏。

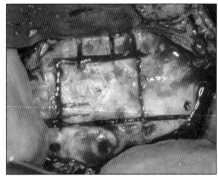

图11-20b (上左)在术区按照设计好的骨缺损区解决方案做半游离骨块的截骨线。利用截骨获得的小块圆角矩形半游离骨块修复牙槽嵴切除后的骨缺损。治疗方案为切除骨缺损区形态不佳牙槽嵴并替换为有血供的半游离骨块,而不采用植骨法完成骨缺损区的骨增量。形成的新骨来源为供区大块圆角矩形骨块,此骨块天然较牙槽突厚,更适宜之后的种植体植入。与其骨量同样重要的是骨块舌侧皮质骨的颏舌肌的肌肉附着,此肌肉附着将促进和调节移植骨块生理及解剖结构的形成,并可传导神经肌肉调控信号至骨缺损处。下颌骨下方做水平截骨并向左延伸由左侧下颌下缘穿出,从而形成扩宽下颌必要的游离下颌骨段。水平向的骨切开使得扩宽下颌时不会形成较大的骨间隙。

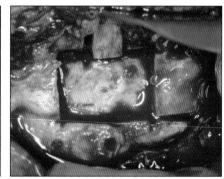

图11-20c (上右)切除右下颌受损的牙槽嵴。

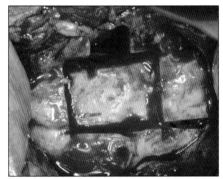

图11-20d 松解下颌中线区的半游离骨块。

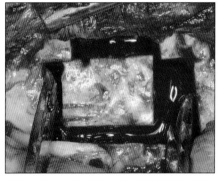

图11-20e 使用神经外科用扩张器施加下颌扩弓力,逐步进行下颌扩宽。在扩宽下颌的每一步中,需重点保护颌骨上方黏膜的完整以及血供。

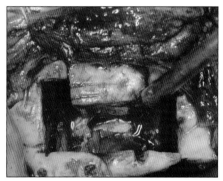

图11-20f 向上复位松解的半游离骨块。

重建。而恢复患者外伤前的下颌宽度及连续性,需通过中线区截骨术半游离骨块的移植完成。

在术区按照设计好的骨缺损区解决方案做半游离骨块的截骨线(图11-20b),利用截骨获得的小块圆角矩形半游离骨块修复牙槽嵴切除后的骨缺损。治疗方案为切除骨缺损区形态不佳牙槽嵴并替换为有血供的半游离骨块,而不采用植骨法完成骨缺损区的骨增量。

形成的新骨来源为供区大块圆角矩形骨块,此骨块天然较牙槽突厚,更适宜之后的种植体植入。与其骨量同样重要的是骨块舌侧皮质骨的颏舌肌的

肌肉附着,此肌肉附着将促进和调节移植骨块生理及解剖结构的形成,并可传导神经肌肉调控信号至骨缺损处。

下颌骨下方做水平截骨并向左延伸由左侧下颌下缘穿出,从而形成扩宽下颌必要的游离下颌骨段。水平向的骨切开使得扩宽下颌时不会形成较大的骨间隙。

切除右侧下颌受损的牙槽嵴(图11-20c),操作中避免造成附着黏膜及牙龈的穿孔。游离松解下颌中线处骨量充足的半游离骨块时,需保护附着于其舌侧皮质骨的颏舌肌(图11-20d)。完成下颌下

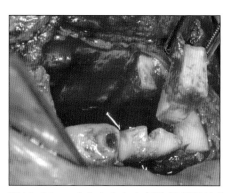

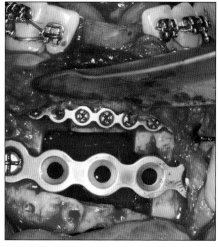

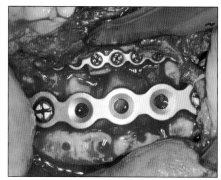

图11-20g （上左）向上复位松解骨块修复缺失的牙槽嵴高度，上端携带有颏舌肌附着的半游离骨块将神经肌肉的信号传导转移至牙槽突的水平，这将给下前牙区成骨困难的组织环境输入重要的神经肌肉调控信号。完成下颌骨中部的扩宽后，左右半侧下颌骨段下方仅余留少量的骨接触。

图11-20i 在骨缺损区放置含有rhBMP-2的胶原海绵用以诱导细胞进入。

图11-20h （上右）使用肽骨板稳定断端。

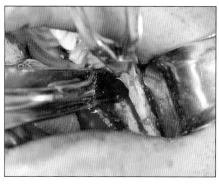

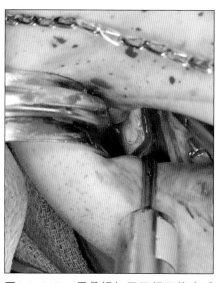

图11-21a 左侧下颌骨升支截骨术中，注意处理下牙槽神经时操作要轻柔，如此可降低神经损伤造成的下牙以及下唇感觉障碍并发症发生的可能性。

图11-21b 用骨锯切开下颌下缘皮质骨。用特殊的上端刃电动骨锯离断下颌骨体下缘的皮质骨。

缘处截骨并在下颌中部断开下颌骨。

　　使用神经外科用扩张器施加下颌扩弓力（图11-20e），逐步进行下颌扩宽。在扩宽下颌的每一步中，需重点保护颌骨上方黏膜的完整以及血供。当完成下颌骨扩弓后，在牙槽嵴缺损处向上复位松解的半游离骨块（图11-20f）。

　　用骨量充足的半游离骨块修复被切除的小部分牙槽嵴，进而明显地增加了牙槽嵴的宽度（图11-20g），骨块的向上复位同时也修复了缺失的牙槽嵴

高度。上端携带有颏舌肌附着的半游离骨块将神经肌肉的信号传导转移至牙槽突的水平，这将给下前牙区成骨困难的组织环境输入重要的神经肌肉调控信号。

　　完成下颌骨中部的扩宽后，左右半侧下颌骨段下方仅余留少量的骨接触。用两个钛板固定下颌骨前部的截骨断端（图11-20h），用2.7mm系统的钛板（Stryker Leibinger）固定两侧下颌骨段的主要部分，用1.7mm系统的钛板（Stryker Leibinger）维持

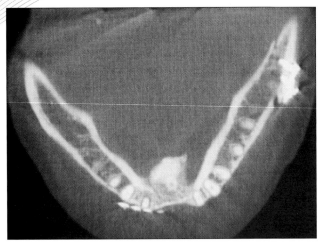

图11-22　术后两个月，如放射检查所示，在颏舌骨肌附着区可见活跃的骨改建与骨形成。

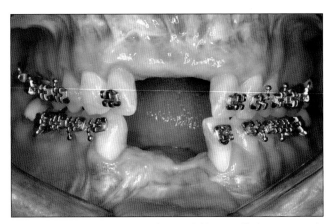

图11-23　术后10个月，右侧下颌侧切牙已拔除，用于固定骨块的钛板也已拆除。

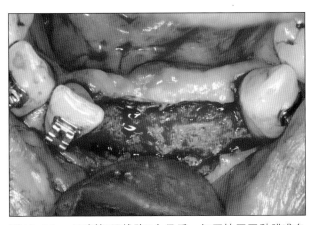

图11-24a　下侧切牙拔除7个月后，切开缺牙区黏膜准备植入种植体。

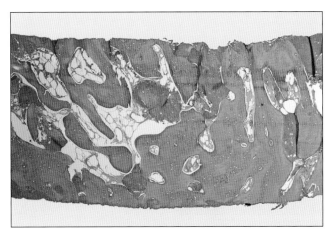

图11-24b　种植手术时送检的骨组织活检显示rhBMP-2植骨后，新骨的生长已跨越下颌骨中线骨缺损区（HE染色，×40）。

半游离骨块的固位及稳定。于下颌牙弓舌侧放置树脂颌板维持其牙弓水平的稳定。

在骨缺损区放置含有骨形成蛋白的胶原海绵用以诱导细胞进入（图11-20i），分层缝合严密关闭创口。

完成中线处下颌扩弓后，通过左侧下颌升支矢状劈开的方式延长下颌骨体。保留骨重建区神经肌肉的调节功能对每个患者都很重要，对术前就存在神经功能损伤的颌骨重建患者而言，保留此部分功能则更为重要。注意下牙槽神经有关的外科处理动作要轻柔，降低神经损伤造成的下牙以及下唇感觉障碍并发症发生的可能性。

使用特制的下牙槽神经牵引器牵拉隔离下牙槽神经，在下牙槽神经血管束前部水平扩展截骨线并从舌侧皮质骨穿出（图11-21a）。使用小型锯切开下颌升支上端的皮质骨以及下颌骨体部的后段，用特殊的上端刃电动骨锯离断下颌骨体下缘的皮质骨（图11-21b）。

治疗结果

下颌前牙区带颏舌肌附着的半游离骨块的上移，以及由此形成的骨间断缺损被新生骨完全填充（图11-22）。在愈合的早期阶段，新生骨向舌侧呈突起状。

术后10个月，用于固定骨块的钛板已拆除（图11-23）。由于术后右侧下颌侧切牙存在持续进展的

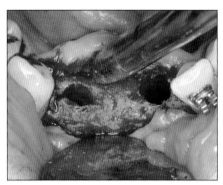
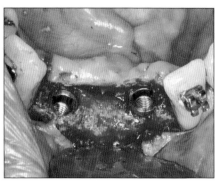
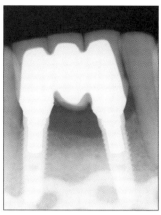

图11-24c　两种植窝洞已制备完成。

图11-24d　植入两颗3.8mm×13mm（Camlog）种植体。

图11-24e　经过一段时间的骨结合，两颗种植体上方由三单位固定桥体完成修复。

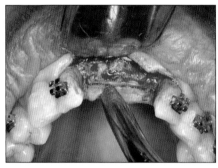
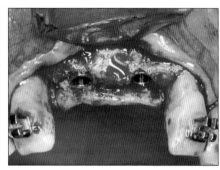
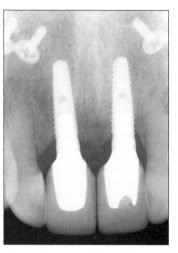

图11-25a　上前牙缺牙区黏膜切开翻瓣后待植体植入。

图11-25b　植入两颗3.8mm×13mm种植体用以修复上颌中切牙。

图11-25c　上颌切牙缺牙区植入两颗3.8mm×13mm植体，两颗种植体上方分别由单冠完成上颌中切牙的修复。

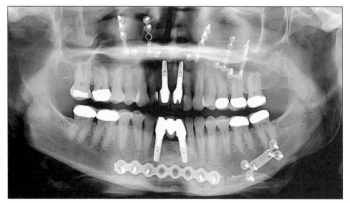

图11-26　重建治疗完成后的全景片示手术完全按照术前的规划设计完成（图11-4）。

牙周退缩以及牙槽骨吸收，故也已被一并拔除。

　　下颌侧切牙拔除7个月后，切开缺牙区黏膜准备植入种植体（图11-24a）。从上移骨块下方的骨腔内切取部分骨组织并送活检，验证是否有新生骨形成。活检结果表明骨腔内有健康骨发生及形成（图11-24b）。为两颗植体在牙槽嵴制备种植窝洞（图11-24c），之后植入3.8mm×13mm植体（图11-24d）。经过一段时间的骨结合时期，两颗植体上方

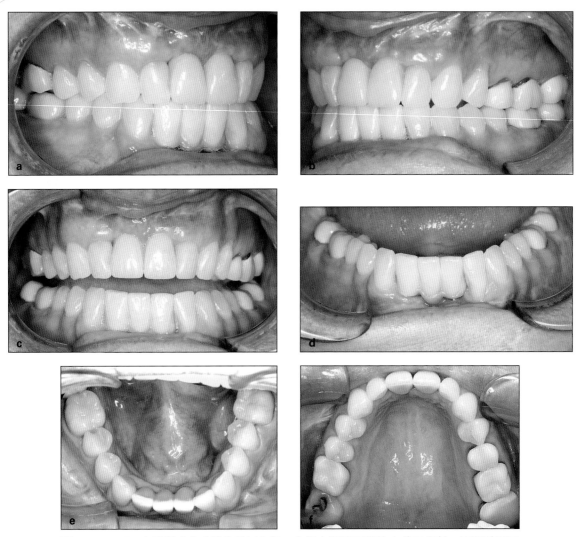

图11-27a~f 上下颌咬合功能均得以恢复。上颌中切牙区植体由单冠修复，下颌前牙区植体由三单位桥体修复。

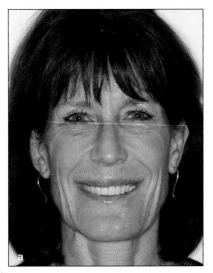
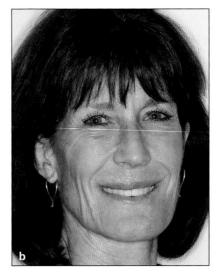

图11-28a、b 患者颌面部的美观状况以及牙齿的咬合功能均得到了良好恢复。

由三单位固定桥体完成修复（图11-24e）。

上颌切牙缺牙区也同样植入两颗3.8mm×13mm植体，两颗种植体则分别由单冠完成上端修复（图11-25a~c）。

重建治疗完成后的全景片示手术完全按照术前的规划设计完成（图11-26），上下颌牙弓咬合功能以及美观的修复效果俱佳（图11-27a~f）。通过仔细的术前设计以及手术实施、正畸治疗和修复治疗，患者的颌面部功能及美观均得以修复（图11-28a、b）。

结论

介绍此病例的目的是为了详细地阐明手术设计以及手术实施的具体步骤，而不只是在理论层面上讨论治疗方案。此章节作为技术指导为医生在病例评估、治疗方案设计以及具体手术实施中提供帮助。有经验的外科医生可以安全地省略掉其中的一些治疗步骤。

认识到以缜密而富有逻辑的顺序着手处理每个病例的益处非常重要。处理此例患者的面部畸形还是很复杂的，因为治疗过程包括多个治疗阶段以及多项模型和相关工具的模拟操作，治疗的失误或妥协可能源自任何相关因素。精心的术前设计、手术规划以及手术实施——基于𬌗架指示器以及术中以头架标记为准的颌骨复位，确保了手术结果的圆满达成。

如同本病例，当进行术前设计时，患者伴有感觉及运动缺陷的状况应得到足够的重视。由于患者受损部位存在神经肌肉调控功能损伤，因此相应区域的愈合能力也会下降。考虑到患者的这些功能缺陷，在其接受全麻手术后，还可能出现呼吸以及吞咽困难。

在典型的外伤后颌面部重建病例中，截骨手术的治疗设计是以颌骨骨折的状况为指引来纠正颌骨错位愈合的。如果治疗目标是将患者恢复至创伤前的状态，部分医生将会简单地使用电锯沿骨创伤处截断颌骨并重新复位颌骨骨块至功能位。然而，在这个病例中，临床评估以及模型外科分析的结果表明此患者需接受更为复杂的手术。术前模型外科诊断分析可采集到患者病史资料中影像学资料未显示出的组织缺损。根据术前模型外科分析的结果也进一步完善了手术计划，以模型外科验证的系统术前设计对正确和合理指导术前正畸治疗有重要意义。

术中联合使用𬌗板以及基于头架的导航使得颌骨得以精准复位，当颞颌关节不稳定的患者接受正颌治疗时，此项技术的应用尤为重要。如想要最终的种植修复可达到预期的美学目标，上下颌骨的复位也必须严格精准。传统以𬌗板为基础的正颌治疗只能提供在三维空间中误差不小于3mm的颌骨位置信息。在一些病例中，还可能出现6mm甚至更多的偏差。如果在此病例中出现了这些方面的误差，那么将导致最终美学修复的失败。如果想要手术精度满足术后种植修复的要求，那么应用以头架为基础的导航将十分必要。

参考文献

[1] von Eiselsberg A. Über Plastik bei Ektropium des Unterkiefers. Wien Klin Wochenschr 1906;19:1505.
[2] Harvold EP. The theoretical basis for the treatment of hemifacial microsomia. In: Harvold EP, Vargervik K, Chierici G (eds). Treatment of Hemifacial Microsomia. New York: Alan R. Liss, 1983:1–11.